临床常见疾病治疗与检验学诊断

主　编　丁　超　徐　蕙　王　静　刘艳平　种敏敏　张　颖

上海科学技术文献出版社

图书在版编目（CIP）数据

临床常见疾病治疗与检验学诊断 / 丁超等主编．
上海 ：上海科学技术文献出版社，2024．-- ISBN 978-7-5439-9184-2

Ⅰ．R4

中国国家版本馆 CIP 数据核字第 2024BX0152 号

责任编辑：王　珺

临床常见疾病治疗与检验学诊断
LINCHUANG CHANGJIAN JIBING ZHILIAO YU JIANYANXUE ZHENDUAN
丁　超　徐　蕙　王　静　刘艳平　种敏敏　张　颖　主　编
出版发行：上海科学技术文献出版社
地　　址：上海市长乐路746号
邮政编码：200040
经　　销：全国新华书店
印　　刷：北京兰星球彩色印刷有限公司
开　　本：787*1092　1/16
印　　张：24
字　　数：32万字
版　　次：2024年7月第1版　2024年7月第1次印刷
书　　号：ISBN 978-7-5439-9184-2
定　　价：148.00元
http://www.sstlp.com

《临床常见疾病治疗与检验学诊断》

编委会

主　编

丁　超　枣庄市台儿庄区邳庄镇卫生院

徐　蕙　枣庄市妇幼保健院

王　静　滕州市中心人民医院

刘艳平　滕州市第一人民医院

种敏敏　枣庄市薛城区陶庄镇中心卫生院

张　颖　枣庄市立医院

副主编

吴军华　枣庄市中医医院

李成旭　枣庄市疾病预防控制中心

郑海波　滕州市中心人民医院

王　臻　枣庄市立医院

王宜海　枣庄市立医院

郝玉贵　枣庄市立医院

前　言

在医学的广阔天地里，临床常见疾病的诊断与治疗是每一位医务工作者必须掌握的基本技能，而检验学作为现代医学的重要组成部分，为疾病的精准诊断提供了强有力的支持。鉴于此，《临床常见疾病治疗与检验学诊断》一书应运而生，旨在为读者提供一个全面、系统且实用的学习平台，助力临床实践与医学教育的深度融合。

本书从基本概念出发，深入浅出地剖析了临床常见疾病的复杂面貌。每一种疾病，无论其发病率高低，均被赋予了同等的重视，从发病机制这一疾病发生的根源讲起，逐步展开至临床表现——那些直接或间接反映疾病本质的症状与体征。这一过程不仅帮助读者建立对疾病的宏观认识，更为后续的病情分析奠定了坚实的基础。

病情分析部分，本书注重逻辑推理与临床思维的结合，引导读者学会如何根据患者的具体情况，综合分析症状、体征及病史信息，从而做出初步判断。这一过程是连接理论与实践的桥梁，对于提升临床决策能力至关重要。

检验学诊断章节，则是本书的一大亮点。随着医学科技的飞速发展，各类检验技术已成为疾病诊断不可或缺的手段。本书详尽介绍了各类检验项目的原理、适应症、标本采集要求及结果解读，使读者能够准确理解检验报告，有效利用检验数据辅助诊断，进一步提高诊断的准确性和效率。

治疗要点部分，则紧扣临床实际，基于最新的治疗指南和研究成果，为每种疾病提供了科学合理的治疗方案，包括药物治疗、非药物治疗、康复措施及预防策略等，旨在为临床医师提供直接可行的治疗建议，促进患者康复。

《临床常见疾病治疗与检验学诊断》一书，以其条理清晰、简明扼要的特点，确保了内容的易读性与实用性。无论是住院医师、实习医师，还是基层医务工作者，乃至高等医学院校的学生，都能从中受益，快速掌握临床常见疾病的诊疗精髓，提升个人专业技能，更好地服务于患者，推动医疗卫生事业的发展。

目　录

第一章　消化系统常见疾病的治疗

第一节　急性单纯性胃炎

【病因及发病机理】

一、感染因素　进食被细菌或其毒素污染的食物。常见的致病细菌有沙门氏菌属副溶血弧菌（嗜盐菌）幽门螺杆菌，以及某些流感病毒和肠道病毒等。毒素中以金黄色葡萄球菌毒素为最常见。沙门氏菌属常在肉及蛋中生长。副溶血弧菌主要在蟹、鱼、螺、海蜇等海产品咸菜中，天热久置的饭菜，奶、肉食适宜于葡萄球菌繁殖及肠毒素的产生。

二、理化因素　物理因素如进食过热、过冷粗糙的食物，X 线照射等。化学因素如烈酒咖啡、浓茶、香料及某些药品均可损伤胃黏膜，引起炎症性改变。

三、其他　暴饮暴食、过度疲劳、受凉等使机体抵抗力下降或胃黏膜屏障遭受破坏，易于受以上因素侵袭而发病。

【病理】

胃黏膜呈急性炎症改变，黏膜显著充血、水肿、黏液分泌过多，白色或黄色渗出物附着于表面，可伴点状出血和黏膜糜烂，黏膜中有中性粒细胞浸润。

【临床表现】

发病急，常于进污染食物后数小时至 24 小时发病。主要症状为上腹部不适、腹痛、恶心、呕吐、吐物为酸臭的食物，呕吐剧烈时可吐出胆汁，甚至血性液体。如同时合并肠炎，可出现脐周绞痛，腹泻大便呈糊状或黄色水样便，不带脓血，一日数次至十数次。可伴有发冷发热、脱水、电解质紊乱，酸中毒，甚至休克，体征可有上腹或脐周轻压痛，肠鸣音亢进。一般患者病程短，3～5 天即可治愈。

【实验室检查】

多数患者白细胞在正常范围内或轻度增高，沙门氏菌属感染者可轻度减少。呕吐物或可疑食物培养可能发现致病菌，血培养阴性。

【诊断】

一、病史　有暴饮暴食、进不洁食物、酗酒或刺激性药物史。

二、临床表现　发病急、突然出现上腹部不适、恶心、呕吐、腹痛或伴腹泻，黄色水样便。

三、实验室检查　血象基本正常、呕吐物或可疑食物细菌培养，可证实致病菌。

如致病的毒性食物明确或食者集体发病，诊断为食物中毒。

【鉴别诊断】

一、急性腐蚀性胃炎　有服强酸（硫酸、盐酸、硝酸）、强碱（氢氧化钠、氢氧化钾）或来苏水等历史。服后引起消化道灼伤、出现口腔、咽喉、胸骨后及上腹部剧烈疼痛，伴吞咽疼痛，咽下困难，频繁恶心、呕吐。严重者可呕血，呕出带血的黏膜腐片，可发生虚脱、休克或引起食管、胃穿孔的症状，口腔、咽喉可出现接触处的炎症，充血、水肿、糜烂、坏死黏膜剥脱、溃疡或可见到黑色、白色痂。

二、急性阑尾炎　本病早期可出现上腹痛、恶心、呕吐、但随着病情的进展，疼痛逐渐转向右下腹，且有固定的压痛及反跳痛，多伴有发热、白细胞增高、中性粒细胞明显增多。

三、胆囊炎、胆石症　有反复发作的腹痛、常以右上腹为主，可放射至右肩、 背部。查体时注意巩膜、皮肤黄疸。右上腹压痛、墨菲征阳性，或可触到肿大的胆囊。血胆红素定量、尿三胆检测有助于诊断。

四、其他 大叶性肺炎、心肌梗死等发病初期可有不同程度的腹痛、恶心、呕吐。如详细询问病史、体格检查及必要的辅助检查，不难鉴别。

【治疗】

一、一般治疗 祛除病因，卧床休息，给予清淡易消化之流食，呕吐严重者禁食。

二、纠正水电解质紊乱 口服葡萄糖盐水或补液盐（ORS）

配方成分：葡萄糖 22 克

氯化钠	3.5 克
碳酸氢钠	2.5 克
氯化钾	1.5 克
饮用水	1000 毫升

一般服 1000ml，呕吐严重或脱水者应给予静脉补液，用生理盐水或平衡盐与 5%葡萄糖液按 2：1 或 3：1 的比例配合静脉滴注。

三、抗菌治疗 由细菌引起者口服链霉素 0.5g，4 次 / 日或小檗碱 0.3g，3 次 / 日；伴腹泻者可用吡哌酸或庆大霉素。

四、对症治疗 腹痛明显者可用解痉剂颠茄片 8mg，每日 3 次或普鲁苯辛 15mg，每日 3 次或阿托品 0.5mg，皮下或肌肉注射；呕吐可用甲氧氯普胺 10mg，每日 3 次或吗丁啉 10mg，每日 3 次；亦可针刺足三里和内关，有镇痛，止吐效果。

第二节 消化性溃疡

消化性溃疡，因溃疡的形成和发展与胃液中胃酸和胃蛋白酶的消化作用有关，故由此而得名。它发生在与胃酸接触的部位如胃和十二指肠，也可发生于食管下段，胃空肠吻合口附近及 Meckel 憩室。约 95－99%的消化溃疡发生在胃或十二指肠，故又分别称为胃溃疡或十二指肠溃疡。

胃溃疡和十二指肠溃疡在发病情况、发病机理、临床表现和治疗等方面存在若干不同点但这些差异是否足以把两者区分为两个独立的疾病，尚有争论。鉴于两者有不少共性，诸如溃疡的形成均由于自身消化，病理基本类似，临床表现、并发症和治疗上亦多雷同，因此一并论述、同时提出其各有关特点。

【发病率】

消化性溃疡是一种常见病。流行病学调查表明，人口中约有10%在其一生中患过本病。本病发病率在不同时期、不同国家、存在着差异。同一国家的不同地区也有差别。其原因尚未完全阐明。可能与种族、遗传、地理环境气候以及饮食习惯等因素有关。

临床上、十二指肠溃疡较胃溃疡多见，据我国资料，二者之比约为3：1。但据较大的胃镜资料和尸检资料统计，两者的差别并不显著。本病男性较多，男女之比为3－4：1。发病年龄以青壮年为最高（21－50岁约占70%），60－70岁以上老年人初次发病的也不在少数。胃溃疡患者的平均发病年龄比十二指肠溃疡患者约大10年。

【病因及发病机理】

消化性溃疡的发病机理较为复杂，迄今尚未完全阐明。概括起来，本病是胃、十二指肠局部黏膜损害（致溃疡）因素和黏膜保护（黏膜屏障）因素之间失去平衡所致，当损害因素增强和（或）保护因素削弱时，就可出现溃疡，这是溃疡发生的基本原理。

目前认为消化性溃疡是一种多病因疾病。各种与发病有关的因素如胃酸、胃蛋白酶、感染、遗传、体质、环境、饮食、生活习惯、神经精神因素等，通过不同途径或机制，导致上述侵袭作用增强和或防护机制减弱，均可促发溃疡发生。

一、胃酸及胃蛋白酶的侵袭作用及影响因素

胃酸一胃蛋白酶的侵袭作用，尤其是胃酸的作用，在溃疡形成中占主要地位。实验及临床证明，持续性胃酸分泌过多，可以引起消化性溃疡，胃酸分泌与下列因素有关：

（一）壁细胞群总数（ParietalcellmassPCM）胃酸是由壁细胞所分泌，壁细胞群总数（PCM）与胃酸分泌量密切相关。临床上通过测定最大胃酸排泌量（MAO）可大致反映PCM的数量。通过对小面积胃黏膜壁细胞直接计数或测定MAO推算，正常女性的PCM约8亿、男性约10亿，相当于MAO18－22mmol/小时。PCM增多，胃酸分泌随之增高，故PCM增多是溃疡发病的重要因素之一。十二指肠溃疡患者手术切除胃标本PCM直接计数表明，PCM平均数可增至19亿，较正常人增加一倍左右，临床测定MAO也增高至25～42mmol/小时。胃溃疡患者PCM数及MAO测定则增高不明显，可正常或稍低，PCM增多与遗传及体质因素有关，亦可能因壁细胞长期遭受兴奋刺激所致。

壁细胞膜具有毒蕈碱样（M）、胃泌素（G）、组胺（H2）等三种受体，相应的兴奋刺激是：①副交感神经兴奋时产生的乙酰胆碱；②胃泌素细胞（G细胞）分泌的胃泌素；③邻近的肥大细胞产生的组胺，这些刺激的增加，都是重要的致溃疡因素。

（二）胃泌素（Gastrin）和胃窦部滞留胃运动障碍可使食物在胃窦部滞留，刺激G细胞分泌胃泌素，促进胃酸分泌，结果引起胃溃疡，这是部分胃溃疡发病机理之一。幽门成形术加迷走神经切断后易发生胃溃疡，就基于此理。此外，在复合性溃疡中，十二指肠溃疡常先胃溃疡而出现，因为慢性十二指肠溃疡所致幽门的功能性或器质性痉挛、狭窄，可使食物在胃窦部滞留，而后引起胃溃疡。

（三）神经精神因素在病因调查中发现，持续、过度的精神紧张、劳累、

情绪激动等神经精神因素常是十二指肠溃疡的发生和复发的重要因素，有关精神因素可通过下列两个途径来影响胃的功能：①自主神经系统：迷走神经反射使胃酸分泌增多，胃运动加强，交感神经兴奋则使胃黏膜血管收缩而缺血，胃运动减弱；②内分泌系统：通过下丘脑－垂体－肾上腺轴而使皮质酮释放促进胃酸分泌而减少胃黏液分泌。

（四）幽门螺杆菌（Campylobacterpylori）最近不少学者提出幽门螺杆菌（C、P）系致消化性溃疡的重要因素之一。在胃及十二指肠溃疡相邻近之黏膜中常可检出幽门螺杆菌。目前此菌虽无形成溃疡的直接证据，但通过临床观察其所致黏膜炎症及抗生素药物治疗有效，说明可能间接参与溃疡的发生。

二、削弱黏膜的保护因素

（一）黏液一黏膜屏障的破坏正常情况下，胃黏膜由其上皮分泌的黏液所覆盖，黏液与完整的上皮细胞膜的脂蛋白层及细胞间连接形成一道防线，称为黏液一黏膜屏障，具有以下主功能：①润滑黏膜不受食物的机械磨损；②阻碍胃腔内 H^+反弥散入黏膜；③上皮细胞分泌 HCO^{3-}，可扩散入黏液，能中和胃腔中反弥散的H+，从而使黏膜表面之pH保持在7左右，这样维持胃腔与黏膜间一个酸度阶差；④保持黏膜内外的电位差。这个屏障可被过多的胃酸、乙醇、阿司匹林等非甾体消炎药或十二指肠反流液所破坏，于是H+反弥散进入黏膜，引起上皮细胞的破坏和黏膜炎症，为溃疡形成创造条件。

十二指肠球部黏膜也具有这种屏障，黏液和 HCO^{3-}主要由Brunner腺分泌。在十二指肠溃疡患者这种分泌减少；另外，胆汁和胰液中的 $HCOHCO^{3-}$也减少，故不能充分地中和由胃进入十二指肠的胃酸，从而增加了十二指肠的酸负荷，终致十二指肠溃疡形成。

（二）黏膜的血运循环和上皮细胞更新胃、十二指肠黏膜的良好血运循环和上皮细胞更新是保持黏膜的完整所必需。黏膜层有丰富的微循环网，受黏膜下层广泛的动脉系统及相互媾通的动、静脉丛所灌溉，以清除代谢废物和提供必要的营养物质，从而保证上皮细胞更新必需的条件。正常的胃、十二指肠黏膜细胞更新很快，3～5天就全部更新一次，如若血运循环发生障碍，黏膜缺血坏死，而细胞之再生更新跟不上，则在胃酸－胃蛋白酶的作用下就有可能形成溃疡，在解剖上，胃、十二指肠小弯侧黏膜下血管丛的侧支循环较大弯侧为少，如在胃角附近的胃肌，尤其是斜有束特别发达，于收缩时容易关闭黏膜下层的血管，使该处局部黏膜缺血坏死，可能是胃溃疡好发于胃角附近的原因之一。

（三）前列腺素的缺乏胃和十二指肠黏膜的内生前列腺素主要是PGE，具有促进胃黏膜上皮细胞分泌黏液与HCO^{3-}，加强黏膜血运循环和蛋白质合成等作用，是增强黏膜上皮细胞更新，维持黏膜完整的一个重要保护因素，非甾体消炎药能抑制前列腺素的合成，被认为是该类药物引起的黏膜损害的机理之一。部分消化性溃疡患者在其溃疡旁黏膜内有前列腺素缺乏的证据，因此，内生前列腺素合成障碍可能是溃疡形成的机理之一。

三、其他因素

（一）遗传不少调查显示胃溃疡及十二指肠溃疡患者的亲属中，本病发病率高于一般人群。O型血人群的十二指肠溃疡或幽门区胃溃疡发病率高于其他血型，根据唾液、胃液等体液中有无血型抗原物质ABH区分。正常人75～80％为分泌ABH物质者，20～25％为非分泌者，后者的消化性溃疡发病率高于前者，属O型而不分泌ABH血型物质者的十二指肠溃疡发病率更高，达其他型的两倍。血型和是否分泌ABH血型物质是由两个不同等位基因遗传的，故其表现起相加作用。以上事实提示消化性溃疡的发生与遗传因素有关，我国尚未有支持上述理论的研究报道。

（二）饮食、药物、吸烟的影响食物和饮料对胃黏膜及其屏障可以有物理性（过热、粗糙等）或化学性（如过酸、辛辣、酒精等）损害作用，另一些食物（如咖啡）则刺激胃酸分泌，长期饮食时间不规律可破坏胃酸分泌调节的规律性，这些都可能成为消化性溃疡及复发因素。

多种药物，如阿司匹林、吲哚美辛、利血平、肾上腺皮质激素等，如前所述或通过削弱黏膜屏障，或增加胃酸分泌等各种机理可促进溃疡发生。

在吸烟的人群中，消化性溃疡发病率显著高于不吸烟者，其溃疡愈合过程延缓，复发率显著增高，以上与吸烟量及时间呈正相关性。可能与吸烟（尼古丁）引起胃黏膜血管收缩，降低幽门括约肌张力、使胆汁及胰液返流增加，从而削弱胃黏液及黏膜屏障，并抑制胰腺分泌碱性胰液，减少十二指肠内中和胃酸能力等有关。

（三）全身性疾病的影响肝硬化、门腔静脉吻合手术后，肺气肿、类风湿性关节炎、高血钙（如甲状旁腺机能亢进）等患者中十二指肠溃疡发病率高于一般人群，在临床工作中应注意。

综上所述，胃酸－胃蛋白酶的侵袭作用增强和胃黏膜防护机制的削弱是本病的根本环节。任何影响这两者平衡关系的因素，都可能是本病发病及复发的原因。但胃和十二指肠溃疡发病机理也有所不同，胃溃疡的发生主要是防护机制的削弱，如幽门功能的失调、胆汁及肠液的返流，胃黏液及黏膜屏障破坏等。十二指肠溃疡的发病则与胃酸－胃蛋白酶侵袭力量增强关系密切，表现在壁细胞群总数增大、神经内分泌功能紊乱导致胃酸分泌持续增多等。应该指出，各因素在发病中往往不是单独起作用，同一因素也可能参与不同的发病环节，各因素往往是互相联系或综合作用，例如神经精神因素及内分泌调节紊乱既可影响胃酸分泌增多，又可削弱黏膜屏障。另外，患者的个体特异性，可有不同的起主要作用的发病因素。因此在临床工作中必须结合病史和检查资料，探索各个患者发病的有关因素，才能更有针对性地指导预防及治疗。

【病理】

胃溃疡多位于与泌酸区毗邻的胃小弯侧及幽门前区，有时也可发生在小弯上端或贲门，偶见于大弯，亦可位于幽门管。十二指肠溃疡多位于球部，前壁较后壁常见，偶位于球部以下十二指肠乳头以上，称球后溃疡。

溃疡一般为单发，少数可有2个以上，称多发性溃疡，十二指肠前后壁有一对溃疡者，称对吻溃疡。胃和十二指肠同时有溃疡者称为复合性溃疡。

十二指肠溃疡直径一般小于1.0厘米，胃溃疡小于2.5厘米，大于3厘米者，称巨大溃疡。

典型溃疡呈圆形或椭圆形，边缘整齐，急性活动期充血水肿明显，有炎细胞浸润及肉芽形成。溃疡深度不一。浅者仅达黏膜肌层，深者亦可达肌层，溃疡底部洁净，覆有灰白渗出物，溃疡进一步发展，基底部的血管，特别是动脉受侵袭时，可并发出血，甚至大量出血。当溃疡向深层侵袭可穿透浆膜引起穿孔。前壁穿孔引起急性腹膜炎，后壁穿孔多与邻近组织器官先有粘连或穿入邻近脏器如胰、肝、横结肠等，称为穿透性溃疡。溃疡愈合过程中（称愈合期），边缘充血，水肿减轻，上皮细胞再生，溃疡逐渐缩小变浅，溃疡完全愈合，一般需4—8周，最短者2周左右，最长者12周以上。愈合后常留有瘢痕（称瘢痕期），瘢痕区内血管壁增厚或有血栓形成，易于复发。瘢痕收缩或与浆膜及周围组织粘连可引起病变部位畸形及幽门狭窄。

【临床表现】

多数消化性溃疡患者具有典型临床表现。症状主要特点是：慢性、周期性、节律性上腹痛，体征不明显。部分患者（约10－15%）平时缺乏典型临床表现。而以大出血、急性穿孔为其首发症状。少数特殊类型溃疡其临床表现又各有特点。以下分别论述各临床表现。

一、典型症状

（一）上腹痛、慢性、周期性节律性上腹痛是典型消化性溃疡的主要症状。

疼痛产生的机理与下列因素有关：①溃疡及其周围组织的炎症病变可提高局部内脏感受器的敏感性，使痛阈降低；②局部肌张力增高或痉挛；③胃酸对溃疡面的刺激。溃疡疼痛的特点是：①慢性经过，除少数发病后就医较早的患者外，多数病程已长达几年、十几年或更长时间。②周期性：除少数（约 10%—15%）患者在第一次发作后不再复发，大多数反复发作，病程中出现发作期与缓解期互相交替。反映了溃疡急性活动期、逐渐愈合、形成瘢痕的溃疡周期的反复过程。发作期可达数周甚至数月，缓解期可长至数月或几年。发作频率及发作与缓解期维持时间，因患者的个体差异及溃疡的发展情况和治疗效果及巩固疗效的措施而异。发作可能与下列诱因有关：季节（秋天或冬天发作最多，其次是春季）、精神紧张、情绪波动、饮食不调或服用与发病有关的药物等，少数也可无明显诱因。③节律性：溃疡疼痛与胃酸刺激有关，临床上疼痛与饮食之间具有典型规律的节律性。胃溃疡疼痛多在餐后半小时出现，持续 1—2 小时，逐渐消失，直至下次进餐后重复上述规律。十二指肠溃疡疼痛多在餐后 2—3 小时出现，持续至下次进餐，进食或服用制酸剂后完全缓解。腹痛一般在午餐或晚餐前及晚间睡前或半夜出现，空腹痛夜间痛。胃溃疡位于幽门管处或同时并存十二指肠溃疡时，其疼痛节律可与十二指肠溃疡相同。当疼痛节律性发生变化时，应考虑病情发展加剧，或出现并发症。④疼痛的部位：胃溃疡疼痛多位于剑突下正中或偏左，十二指肠溃疡位于上腹正中或偏右。疼痛范围一般较局限，局部有压痛。内脏疼痛定位模糊，不能以疼痛部位确定溃疡部位。若溃疡深达浆膜层或为穿透性溃疡时，疼痛因穿透部位不同可分别放散至胸部、左上腹、右上腹或背部。⑤疼痛的性质与程度：溃疡疼痛的程度不一，其性质视患者的痛阈和个体差异而定。可描述为饥饿样不适感、钝痛、嗳气、压迫感、灼痛或剧痛和刺痛等。

（二）其它胃肠道症状及全身症状嗳气、反酸、胸骨后烧灼感、流涎、恶心、呕吐、便秘等可单独或伴疼痛出现。反酸及胸骨后烧灼感是由于贲门松弛，流涎（泛清水）是迷走神经兴奋增高的表现，恶心、呕吐多反映溃疡具有较高活动程度。频繁呕吐宿食，提示幽门梗阻。便秘较多见与结肠功能紊乱有关。部分患者有失眠、多汗等自主神经功能紊乱症状。本病活动期可有上腹部压痛，缓解期无明显体征。

二、特殊类型溃疡的临床表现

（一）巨大溃疡疼痛常严重而顽固，范围较广泛，伴体重减轻，低蛋白血症（与溃疡面蛋白渗出有关），大出血及穿孔较常见。内科治疗无效者比例较高。

（二）球后溃疡约占十二指肠溃疡的5%，症状与典型的十二指肠溃疡相同，但疼痛更严重而顽固，夜间痛和背部放射更多见，出血率比一般球部溃疡高约3倍。球后溃疡常易漏诊，对有典型而严重的十二指肠溃疡表现的患者，经钡餐透视及内镜检查未发现球部溃疡时，应注意观察十二指肠降段，防止漏诊。

（三）幽门管溃疡症状极似十二指肠溃疡，伴有高胃酸分泌。疼痛的节律性常不典型，餐后立即出现疼痛，持续时间长。恶心、呕吐多见，易出现幽门梗阻。内科治疗效果差。

【实验室检查】

一、X线钡餐检查

是重要方法之一。特别是钡气双重对比造影及十二指肠低张造影术的应用，进一步提高了诊断的准确性。溃疡的X线征象有直接和间接两种，龛影是溃疡的征象，胃溃疡多在小弯侧突出腔外，球部前后壁溃疡的龛影常呈圆形密度增加的钡影，周围环绕月晕样浅影或透明区，有时可见皱襞集中征象。间接征象多系溃疡周围的炎症、痉挛或瘢痕引起，钡餐检查时可见局部变形、激惹、痉挛性切迹及局部压痛点，间接征象特异性有限，十二指肠炎或周围器官（如胆囊）炎症，也可引起上述间接征象，临床应注意鉴别。

二、内镜检查

纤维及电子胃、十二指肠镜不仅可清晰、直接观察胃、十二指肠黏膜变化及溃疡大小、形态，还可直视下刷取细胞或钳取组织作病理检查。对消化性溃疡可作出准确诊断及良性恶性溃疡的鉴别诊断，此外，还能动态观察溃疡的活动期及愈合过程。观察药物治疗效果等。

内镜下溃疡可分为三个时期：1、活动期（ActiveStage）：溃疡呈圆或椭圆形凹陷，底部平整，覆白色或黄白色厚苔，边缘光整，溃疡边缘充血水肿呈红晕环绕，但黏膜平滑，炎症消退后可见周围皱襞集中。2、愈合期（Healingstage）：溃疡缩小、变浅，周围充血水肿红晕消退，皱襞集中，底部渗出减少，表面为灰白薄苔。3、疤痕期（ScarringStage）：底部薄白苔消失，溃疡面为疤痕愈合的红色上皮，以后可不留痕迹或遗留白色疤痕及皱襞集中示溃疡完全愈合，以上三种尚可分为 A1、A2；H1、H2 及 S1、S2 等亚型。

三、胃液分析

胃溃疡患者的胃酸分泌正常或稍低于正常，十二指肠溃疡患者则多增高以夜间及空腹时更明显。一般胃液分析结果不能真正反映胃黏膜泌酸能力，现多用五肽胃泌素或增大组胺胃酸分泌试验，分别测定基础胃酸排泌量（BAO）及最大胃酸和高峰排泌量（MAO 和 PAO）。对下述情况有很大诊断或参考价值：①排除胃泌素瘤所致消化性溃疡，如 BAO 超过 15mmol/小时，MAO 超过 60mmol/小时，或 BAO / MAO 比值大于 60%，提示胃泌素瘤的诊断。②区别胃溃疡是良性或恶性，参考 MAO 结果，如系真性胃酸缺乏，应高度怀疑瘤性溃疡。③症状典型，MAO 超过 40mmol/小时，提示活动性十二指肠溃疡。

四、粪便隐血检查

溃疡活动期，粪隐血试验阳性，经积极治疗，多在 1～2 周内阴转。

【诊断】

依据本病慢性病程，周期性发作及节律性上腹痛等典型表现，一般可作出初步诊断。但消化性溃疡的确定诊断，尤其是症状不典型者，需通过钡餐X线和／或内镜检查才能建立。

【鉴别诊断】

一、功能性消化不良（非溃疡性消化不良NUD）

功能性消化不良（functionaldyspepsia）是指有消化不良症状而无溃疡或其他器质性疾病如慢性胃炎，十二指肠炎或胆道疾病者。此症颇常见，多见于年轻妇女。有时症状酷似十二指肠溃疡但X线及胃镜检查却无溃疡发现。可有胃肌张力减退，表现为餐后上腹饱胀不适，嗳气、反酸、恶心和无食欲，服用制酸剂不能缓解，但服用甲氧氯普胺或吗丁啉后可获改善。患者常有神经官能症表现，诸如焦虑失眠、神经紧张、情绪低落、忧郁等，也可伴有肠道易激综合征，表现为结肠痉挛性腹痛或无痛性腹泻，心理治疗或镇静安定剂有时奏效。

二、慢性胃、十二指肠炎

常有慢性无规律性上腹痛，胃镜检查示慢性胃窦炎和十二指肠球炎但无溃疡，是主要的诊断和鉴别手段。

三、胃泌素瘤

亦称Zolinger-Ellison综合征，是胰腺非β细胞瘤分泌大量胃泌素所致，特点是高胃泌素血症，高胃酸分泌，和多发性、难治性消化性溃疡。肿瘤往往很小（＜1cm）生长慢，半数恶性。因胃泌素过度刺激而使壁细胞增生，分泌大量胃酸，使上消化道包括空肠上段经常浴于高酸环境，导致多发性溃疡，以位于不典型部位（球后十二指肠降段和横段甚或空肠远段）为其特点。此种溃疡非常难治，常规胃手术后多见复发，且易并发出血，穿孔和梗阻。约1／4－1／3病例伴腹泻。诊断要点是：①基础胃酸分泌过度，常＞15mmol/h，BAO／

MA060%；②X 线检查常示非典型位置的溃疡。特别是多发性溃疡。伴胃内大量胃液和增粗的胃黏膜皱襞；③难治性溃疡，常规胃手术不奏效，术后易复发；④伴腹泻；⑤血清胃泌素＞500ng/L（正常＜100ng/L）。最近报道用 H2－受体拮抗剂有效，但疗效不巩固，常须切除肿瘤或作全胃切除术。

四、胃癌

胃溃疡与溃疡型胃癌之区别极为重要，但有时比较困难。一些溃疡型胃癌在早期，其形态和临床表现可酷似良性溃疡，甚至治疗后可暂愈合（假愈），故有主张对所有胃溃疡患者都应进行胃镜检查，在溃疡边缘作多点活检，明确溃疡的性质。胃恶性溃疡与良性溃疡的鉴别诊断归纳于表 2－3－1。表中所指均为典型表现，且恶性溃疡已非早期，其中的一些差别是相对的，最重要的鉴别方法还在于 X 线钡餐和胃镜检查。（表 1－1 ）

表 1－1 胃溃疡与胃癌溃疡的鉴别

	胃溃疡	胃癌溃疡
年龄	青中年居多	多见于中年以上
病史	较长	较短
临床表现	周期性节律性胃痛 食欲一般良好 全身表现轻	呈进行性发展 食欲减退 全身表现（如消瘦）明显
粪便隐血	可阳性，治疗后阴转	持续阳性
胃液分析	胃酸正常或偏低，但无真性缺乏	缺酸者较多
X 线	龛影直径＜2.5cm，壁光滑，位	龛影常＞2.5cm，边不整，位于胃腔轮廓

钡餐检查	于胃腔轮廓之外；龛影周围胃壁柔软，可呈星状聚合症	之内；龛影周围胃壁强直，呈结节状，向溃疡聚集的皱襞有融合中断现象
胃镜检查	溃疡圆呈椭圆形，底平滑，边光滑，白或灰白苔，溃疡周围黏膜柔软，可见皱襞向溃疡集中	溃疡形状不规则，底凸凹不平，边缘结节隆起，污秽苔，溃疡周围因癌性浸润而增厚，强直，可有结节、糜烂，易出血
内科治疗反应	良好	差

五、钩虫病

钩虫可引起十二指肠炎，发生出血，甚至出现黑粪，症状可酷似消化性溃疡。胃镜检查在十二指肠可见到寄生的钩虫和出血点。凡来自农村而有消化不良症候者，应常规作粪检寻找钩虫卵，驱虫治疗有效，可与十二指肠溃疡鉴别。

六、胃黏膜脱垂症

本症可有上腹痛，由于脱垂间歇出现症状亦可呈间歇性。一般上腹疼痛并无溃疡的节律性或夜间痛，制酸剂不能缓解，但可因体位（左侧卧位或床脚抬高）所缓解。诊断主要依靠X线钡餐检查示十二指肠球部有“蕈样”或“伞状”缺损阴影。

七、胆囊炎及胆石症

本病中年女性较多见，也可引起慢性、复发性上腹痛，有时误诊为消化性溃疡。疼痛一般缺乏溃疡的节律性，往往因进食而发作，如有典型胆绞痛，Murphy征阳性，急性发作时常有发热及黄疸，胆囊造影，B超及ERCP（内镜逆行胆胰管造影）检查可以确诊。

【治疗】

消化性溃疡治疗的目标是消除症状，促进愈合，预防复发及防治并发症。治疗原则需注意整体治疗与局部治疗相结合，发作期治疗与巩固治疗相结合。具体措施包括：

一、一般治疗

将本病的基本知识介绍给患者，使其了解本病的发病诱因及规律，增强其对治疗的信心，积极配合治疗，建立规律的生活制度，避免发病与复发诱因。

大多数轻症患者可在门诊治疗，发作或活动期及症状较重或有并发症者需休息或住院治疗。

饮食要定时，进食不宜太快，避免过饱过饥，一般不必严格食谱，但应避免粗糙、过冷过热和刺激性大的食物如香料、浓茶、咖啡等。急性活动期症状严重的患者可给流质或软食，进食次数不必过多，一般患者及症状缓解后可从软食逐步过渡到正常饮食。

戒酒及戒烟亦为治疗的一部分。饮酒能促进胃酸分泌和破坏胃黏膜屏障，对溃疡不利。吸烟能延迟溃疡的愈合。烟叶中所含物质（尼古丁）能降低幽门括约肌张力，促进胆汁反流也具有抑制胰泌素分泌 HCO^{3-} 的作用；长期吸烟还能加强迷走神经张力，促进胃酸分泌。

应禁用能损伤胃黏膜的非甾体炎药如阿司匹林、吲哚美辛，保泰松等。

精神紧张、情绪波动时可用安定药如四氢帕马丁、氯氮、安定或多塞平等，以稳定情绪，解除焦虑，但不宜长期服用。

二、药物治疗

（一）减少损害因素的药物

1、抗酸剂能结合或中和胃酸，减少氢离子的逆向弥散并降低胃蛋白酶的活性，缓解疼痛，促进溃疡愈合。

常用的抗酸剂有可溶性和不可溶性两类。可溶性抗酸药主要为碳酸氢钠，该药止痛效果快，但易被消化道吸收，长期和大量服用可引起钠潴留和代谢性碱中毒，并在胃内产生 CO_2 有引起继发性胃酸增高的缺点，故临床上不单独使用。不溶性抗酸剂有碳酸钙（0.5～1.0 每日 3 次）、新氧化镁（0.5～1.0 每日 3～4 次）、氢氧化镁（15%10～20 毫升每日 3 次）氢氧化铝（0.5～1.5 每日 3～4 次）或凝胶剂（10～15ml 每日 3～4 次）、碱式碳酸铋（0.5～1.0 每日 3～4 次）等。碳酸钙本身是不溶性的，但与胃酸起中和反应后变成水溶性氯化钙。用量多时可引起高钙血症，久服还可引起肾功能损害，用药中应定期检查血钙、肾功能，一般不长期服用，有肾功能损害或老年人不宜用。中药乌贼骨、珍珠粉主要成分也是碳酸钙类。上述不溶性抗酸剂，一些可致便秘（如铋剂）一些可致腹泻（如镁剂），故常将两种或多种联合或制成复方制剂使用，以增加治疗效果，减少副作用。常用复方制剂有：复方氢氧化铝、铝镁合剂、胃疡宁、乐得胃、MylantaⅡ，复方钙铋镁等。

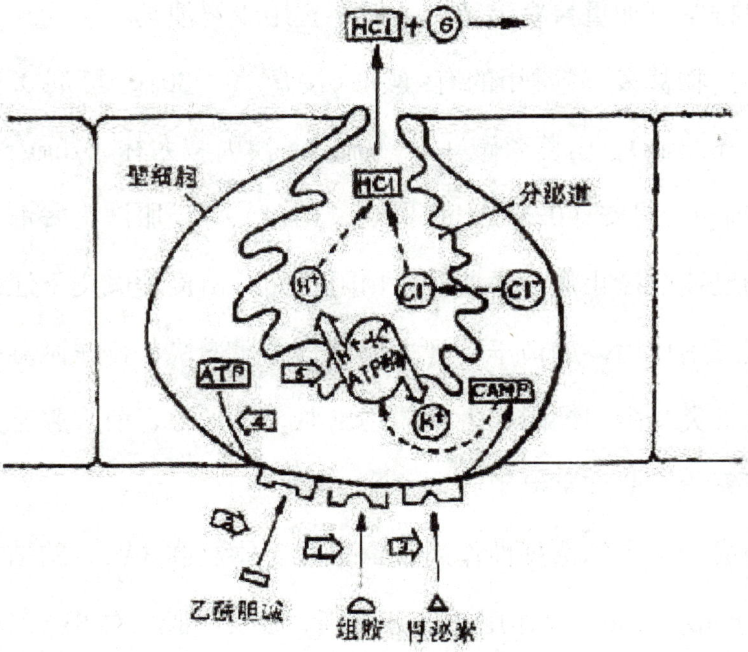

图 1— 1 阻断壁细胞分泌胃酸之各类药物和制酸剂的作用环节

1. H_2—受体拮抗剂 2. 抗胆碱能药物 3. 抗胃泌素药物 4、前列腺素

5、阳离子泵（H+-K+-ATP 酶）阻断剂 6、碱性药物

中和胃酸的作用决定于药物颗粒的大小及在胃液中的溶解速度，颗粒越小溶解越快，中和作用越大。因此，药物剂型的效能以液体如凝胶、溶液最佳，粉剂次之，片剂又次之，后者宜嚼碎服用。

服药时间，根据胃酸分泌及酸度测定结果，以餐后一小时及睡前给药最佳。对大多数一日三餐的患者，适用子曰 4 次疗法。如症状未能控制，可增加给药次数（缩短给药间隔）而不需增加每次的剂量。疗程一般服 6－8 周或痛消失后再服两周。

2、胃酸分泌抑制剂

（1）抗胆碱能药这类药物能抑制迷走神经及壁细胞乙酰胆碱受体，从而抑制胃酸分泌，解除平滑肌和血管痉挛，有利于止痛及改善局部营养，还能延缓胃排空作用，有利于延长制酸药物和食物的中和胃酸作用，适用于十二指肠溃疡。但延缓胃排空可加重胃窦潴留，一般不宜用于胃溃疡

抗胆碱能药物甚多，较常用的有：颠茄（浸膏 10～30mg，酊剂 0.5～1.0ml）、阿托品（0.3～0.5mg）、山莨菪碱（5～10mg），溴丙胺太林（15mg～45mg），格隆溴铵（1～2mg），胃安（0.5mg）和胃欢（15mg）等。服法为餐前 1 小时及睡前各一次。为迅速解痉止痛，必要时可用阿托品、山莨菪碱皮下注射。上述药物均有不同程度副作用，如口干、视力模糊、心律增快、排尿困难等。禁忌证有：反流性食管炎、幽门梗阻、近期溃疡出血、青光眼、前列腺肥大等。在手术前及 X 线钡餐检查前亦宜停用。

近年来合成一种新的选择性作用于毒蕈碱受体亚群（M2）的拮抗剂，称为哌仑西平（Pirenzepine）仅作用于外分泌腺、眼及膀胱、对 M1 受体（平滑肌、心肌）作用极小。小剂量使用则选择性阻断壁细胞 M2 受体，抑胃酸分泌而无上述副作用，认为是较好的治疗药物，哌仑西平的剂量与用法：每日 100 毫克，

分别于早、午餐前服 25mg，睡前服 50 毫克，四周为一疗程。

（2）组胺 H2 受体拮抗剂能与壁细胞 H2 受体竞争结合，阻断组胺兴奋壁细胞的泌酸作用，是强有力的胃酸分泌抑制剂。目前常用的有两种：西咪替丁（Cemitidine）每日剂量 1000mg（三次餐后各 200mg，睡前 400mg）目前多主张 400mg 每日 2 次或 800mg 每日 1 次，4～6 周为一疗程。为巩固疗效、防止复发，可每晚睡前 400mg，维持 6～12 个月。副作用发生率不到 5%，有头痛头昏、嗜睡、男性乳房发育、粒细胞减少、皮疹、转氨酶升高等，停药后可以恢复。另一药物为雷尼替丁（Ranitidine）其作用优于西咪替丁，只需 150mg 每日二次，或 300mg 每晚一次，疗程 4－6 周，治愈率很高。副作用比甲氰米胍少见。新合成的法莫替丁（famotidine）作用更强而持久，每日服 40mg。

（3）亚砜咪唑（Omeragole）商品名奥美拉唑，是新近合成的一种最强的抑制胃酸分泌治疗消化性溃疡的有效药物。其作用为抑制壁细胞分泌面的 H＋－K＋ATP 酶，即质子泵，从而阻断了胃酸的分泌。作用强、持续时间长。用法：20－40mg，每天 1 次，2－4 周一疗程。据报道治愈率可达 78－94%。

（4）丙谷胺（Proglumide）是异谷氨酸的衍生物，有抑制胃酸分泌作用，本药分子结构与胃泌素末端相似，故认为其抑制胃酸作用主要是竞争阻断壁细胞的胃泌素受体，但也有认为是影响壁细胞代谢的结果。其抑制胃酸作用不及 H_2 受体拮抗剂。用法：200～400mg，每日 3～4 次口服。4～6 周一疗程。本药对胃溃疡的作用优于十二指肠溃疡。

（5）前列腺素 E2（PGE2）合成剂 15～15 双甲基 PGE2 甲酯和 16～16 双甲基 PGE2 甲酯，内服可以抑制基础胃酸分泌和胃泌素所引起的胃液分泌。可能是直接作用于壁细胞抑制 CAMP 的结果。同时还有抑制胃蛋白酶分泌，刺激胃黏液分泌和对胃黏膜细胞的“保护”作用，有报道治疗消化性溃疡有良好效果，但价格昂贵目前难于推广。

（二）加强保护因素的药物

（1）硫糖铝（sucralfate,ulcermin）是一种八硫酸蔗糖的氢氧化铝盐，在酸性环境下有些分子的氢氧化铝根可离子化而与硫酸蔗糖复合离子分离，后者可聚合成不溶性带负电的胶体，能与溃疡面带正电的蛋白渗出物相结合，形成一保护膜覆盖溃疡面，促进溃疡愈合。硫糖铝还具有吸附胆汁酸和胃蛋白酶的作用，最近资料还发现其促进内生前列腺素的合成，并能吸附表皮生长因子（EGF）使之在溃疡处浓集。本药对十二指肠溃疡和胃溃疡均有较好的疗效。餐前服可与溃疡面相接触，如用片剂，应咀嚼成糊状后用温水吞服，剂量每次 1g，每日 4－5 次。

（2）三钾二枸橼络合铋（tripotassiumdicitrao-bismuthate，TDB，商品名 Denol）在酸性环境下，可络合蛋白质形成一层保护膜覆盖溃疡面而促进其愈合。近年发现具有较强的抑制幽门螺杆菌的作用。有液体和片剂两种剂型，以液体为优。一般剂量为 5ml，用温水在饭前吞服，日服 3 次，睡前一次。此药不吸收，铋可使粪便呈黑色，副反应少。

（3）甘珀酸（carbenoxolone）是中药甘草的衍生物，有促进黏液分泌，胃黏膜更新，分泌 HCO^{-3} 和防止 H^{+} 逆弥散的作用。对胃溃疡颇有效。甘珀酸有醛固酮样的作用，能排钾潴钠可出现浮肿、高血压、低钾性碱中毒及低血钾性肌病等。合并有高血压、心脏病、肾病者不宜使用，剂量为 50～100mg，每日 3 次，4～6 周为一疗程。

（三）抗菌治疗由于幽门螺杆菌与消化性溃疡的发病可能有关，TDB 所含之铋具有杀灭幽门螺杆菌的作用，也可加服抗菌剂如四环素、链霉素、庆大霉素、呋喃唑酮等。可提高溃疡的治愈率，降低复发率。

（四）其它甲氧氯普胺、吗丁啉，能促进胃排空和增加胃黏膜血流量，增强幽门括约肌张力，防止胆汁反流，适用于胃溃疡，剂量为 10mg，每日 3～4

次，餐前半个小时或睡前服，本药不宜与抗胆碱药物同用。甲氧氯普胺的副作用有，嗜睡、锥体外系综合征等。

三、中医疗法

祖国医学认为本病属于“胃脘痛”范畴，按辩论施治，可分为①脾胃虚寒型，治则为温脾健胃、益气健中，代表方为黄芪建中汤加减；②肝郁气滞型，治则为疏肝理气和胃止痛，代表方为柴胡疏肝散加减；③胃阴不足型，治则为滋养胃阴，代表方为一贯煎或麦冬汤加减；④血瘀型，治则为化瘀通络，代表方为失笑散加减。

四、手术治疗

绝大多数消化性溃疡经内科治疗后可以愈合，因此决定手术应取慎重态度。一般手术指征为：经过严格内科治疗不愈的顽固性溃疡，胃溃疡疑似恶变者或有严重并发症内科治疗不能奏效者 。

【并发症及处理】

一、大出血

是消化性溃疡最常见的并发症，出血量＞1000ml 约见于 10～25％的患者，溃疡出血是急性上消化道出血的最常见原因，在国内 5,191 例急性上消化道出血的病因分析中占 48.7％。患者多有反复发作病史，约 10～15％患者从无溃疡病史，而以大量出血为首发症状。典型病例出血前 1～2 周常有上腹痛加剧，出血后疼痛减轻或消失。可能与出血后溃疡局部肿胀炎症现象减轻及溃疡创面被血痂覆盖与胃酸隔离有关。但亦有毫无出血先兆者。

临床表现主要为呕血与黑粪。溃疡一次出血 60ml 以上即可出现黑粪，呕血则与出血部位、出血量和出血速度有关。胃溃疡一次出血量较多（250～300ml）时可出现呕血，如出血速度慢或出血量少量，也可仅有黑粪，球部溃疡伴呕血者一般较少见，但出血量大或速度快致血流反流入胃，也可出现呕血。总之多数患者仅有黑粪，而无呕血，有呕血者一般均有黑粪。

全身症状取决于出血量和出血速度，及患者的反应性。如一次出血60－100ml时则仅出现黑粪，而无全身症状。出血量＜500ml，由于循环代偿，或有轻度头昏、面色略苍白、脉搏多正常或稍速，血压多无变化。继续出血则可发生晕厥或休克，红细胞、血红蛋白、血球容积等在出血后数小时内常无变化，约6～12小时后血液稀释而下降。出血性休克控制后可有低热（38.5℃以下），持续3～5天或粪便转黄后降至正常。出血量多时，可出现轻度肠源性氮质血症，血尿素氮升高，但大多不超过140mmol/L。

溃疡出血的诊断，一般不难。对于明显溃疡病史或诊断不易确立者，如病情允许应争取在24－48小时内进行急症纤维胃镜检查，以便及时明确诊断，以确定治疗措施。内镜诊断准确率可达90％以上，胃镜下溃疡出血不难与急性胃黏膜病变，食管胃底静脉曲张，胃癌等所致上消化道出血相鉴别。

溃疡大出血必须紧急处理。原则为迅速止血及补充血容量。具体措施包括：

（一）一般治疗绝对卧床休息，必要时给予小量镇静剂如安定等。加强护理，密切观察患者症状、呕血及黑粪的数量、血压与脉搏、尿量等。定期复查血红蛋白、血球压积、尿素氮等。除大量呕血外，一般不必禁食，可给全流食，以中和胃酸，减轻胃饥饿性收缩以利止血。

（二）止血措施一般性止血剂如氨甲苯酸或酚磺乙胺可以应用，但效果不肯定。白药（0.5每日3次）口服，去甲肾上腺素8mg加入冷盐水100～200ml口服或胃管内灌注，有一定效果。H2受体拮抗剂甲氰咪哌（每日0.8～1.2g）肌肉注射或静脉滴注或雷尼替丁都有较好的疗效。内镜下直接喷洒止血剂如1～5％孟氏（Monsell）溶液（碱式硫酸亚铁溶液）以及内镜下高频电凝及激光止血等有较好的疗效。

（三）补充血容量 立即配血，静脉输液，先补生理盐水，5％葡萄糖盐水，葡萄糖酐或其他血浆代用品，如出血量较多，应及早输血。

（四）外科手术 如内科治疗无效，应急症手术，手术指征参考外科学讲义。

二、幽门梗阻

十二指肠球部或幽门溃疡可引起反射性幽门痉挛或溃疡周围组织水肿、炎症等均可导致不同程度的暂时性幽门梗阻。经内科治疗随溃疡的好转而消失，称为功能性（内科性）幽门梗阻，如溃疡反复发作愈合后遗留瘢痕或粘连造成持久性幽门狭窄，称为器质性（外科性）幽门梗阻。

患者多有长期溃疡发作史。并发幽门梗阻后，上腹痛失去节律性，餐后加重，有时为绞痛或饱胀不适，嗳气反酸，呕吐最为突出，多于晚餐后明显，吐物量大，有酸臭味并含有发酵的隔夜宿食，吐后上腹疼痛缓解。体征有上腹膨胀、胃型、蠕动波及震水音。可有营养不良、失水、电解质紊乱（大量H＋CI－K＋离子丢失），及代谢性碱中毒，严重者可合并肾前性氮质血症。

幽门梗阻诊断不难，但需与胃癌等引起的幽门梗阻鉴别，洗胃后钡餐检查及纤维胃镜检查可资鉴别。

治疗包括：①纠正失水、电解质紊乱及代谢性碱中毒，根据情况每日静脉输复方氯化钠及10%葡萄糖（1：2）液2000～3000ml，有低血钠，低血钾、低血氯者应注意补充。明显代谢性碱中毒者可缓慢地以2%氯化铵溶液200～400ml加入500～1000ml5%葡萄糖生理盐水静滴（肝肾功能差者忌用）。注意补充热量并适量给水解蛋白、复方氨基酸等。②胃管减压：插入胃管抽尽胃内潴留物，每晚睡前用生理盐水洗胃一次，并测定胃内潴留量，以了解胃排空情况。经过3～5天抽吸洗胃，若病情显著好转，则提示幽门梗阻为功能性。此后可给流质食物，少量多餐，逐渐增加流食量，并给抗酸药物等治疗，但禁用抗胆碱能药物。③手术治疗经1－2周上述治疗未见好转者，提示梗阻为器质性，应外科手术治疗。

三、穿孔

急性穿孔是消化性溃疡最严重的并发症之一，发生率一般在1—2%左右，据住院患者统计，急性穿孔占溃疡住院患者18%。

溃疡深达浆膜层时，可突然穿透而发生急性穿孔，以胃窦小弯及十二指肠球部前壁溃疡多见。部分患者有饱餐、粗糙食物、腹压增加等诱因。溃疡急性穿孔后，胃、十二指肠内容物流入腹腔，导致急性弥漫性腹膜炎。临床表现为突然出现严重腹痛，始于上腹逐渐延至脐周，有时胃肠内容物沿肠系膜根部流向右下腹，致右下腹痛酷似急性阑尾炎穿孔。数小时后出现腹膜刺激征，多数患者有气腹征，部分患者伴有休克症状。需与其他急腹症鉴别，确诊后常需紧急手术治疗 。

溃疡穿孔往往不大，其过程介于急慢性穿孔之间者，称为亚急性穿孔，临床症状不如急性穿孔剧烈，一般只引起局限性腹膜炎，经中西医结合非手术疗法，可以痊愈 。

十二指肠球部后壁及部分胃窦后壁或小弯溃疡浸及浆膜层时，常与周围脏器或组织粘连然后才发生穿透，多穿入邻近脏器如胰腺等处，其发展呈慢性过程，称慢性穿透性溃疡，与急性穿孔不同，一般无急腹症表现，患者溃疡疼痛节律性消失，但较剧烈且顽固，常放散至背部，内科治疗难以奏效，需考虑手术治疗。

四、癌变

少数胃溃疡可发生癌变，一般认为发生率很低，不超过2～3%。以下几点应提高警惕：①经积极内科治疗症状不见好转，或溃疡迁延不愈者；②无并发症而疼痛节律性消失，对原有治疗有效药物失效；③体重减轻；④粪便潜血试验持续阳性者，有上述情况者，应进一步X线钡气双重造影及胃镜复查胃黏膜活检以排除早期癌变。如仍不能作出结论应严密随访观察，直至溃疡愈合。

【预后】

一、复发率

消化性溃疡易复发，大量资料表示 5 年内复发率可达 50～70%，十二指肠溃疡复发率比胃溃疡更高。复发诱因与某些发病因素相似，如吸烟、饮酒、精神紧张、劳累饮食不当某些药物都可能是复发诱因。

二、病死率和死亡原因

本病是一种良性慢性过程，预后良好。病死率约 1.07～3.5%，死亡原因主要是严重大出血或急性穿孔等并发症，尤其是老年的患者预后较差，由于诊断治疗的进展，国内外报道本病死亡率都显著降低。

此外，胃手术后发生残胃癌的可能性较一般人群高出一倍左右。残胃之所以易发生癌肿是由于：①幽门切除后，胆汁易反流至残胃，引起炎症，而在此基础上易发生癌肿；②胃窦切除后胃泌素分泌大为减少，影响到胃黏膜上皮的营养；③腔内细菌因酸减少而易繁殖，使胃内亚硝胺含量增加。

【预防】

注意精神情绪，锻炼身体，增强体质。养成良好的生活饮食习惯，节制烟酒，避免暴饮暴食及刺激性药物，食物，注意生活规律，劳逸结合，避免各种诱发因素。

第三节　胃肠神经官能症

胃肠神经官能症，又称胃肠道功能紊乱，是一组胃肠综合征的总称，系高级神经活动障碍导致自主神经系统功能失常，主要为胃肠的运动与分泌机能失调，无组织学器质性病理改变，不包括其他系统疾病引起的胃肠道功能紊乱。临床表现主要为胃肠道的症状，可伴有其他官能性症状。本病相当常见，以青壮年为多。

【病因及发病机理】

本病的发病机理迄今尚无统一认识。精神因素为本病发生的主要诱因，如情绪紧张、焦虑、生活与工作上的困难、烦恼、意外不幸等，均可干扰高级神经的正常活动，进而引起胃肠道的功能障碍。暗示或自我暗示是重要的发病因素，例如由于某种草率的诊断意见、无关紧要的化验结果或医生的举止和表情不当而造成的所谓医源性疾病，以及患者因亲友患严重疾病如胃肠道癌肿而产生的自我暗示均可引起本症。此外胃肠道器质性疾病痊愈后，少数可后遗胃肠神经官能症。饮食失调，经常服用泻药或灌肠，亦可构成不良刺激，促进本病的发生与发展。

【临床表现】

由于个体对外界刺激的耐受程度和反应形式不同，从而表现类型各异。本病起病多缓慢，病程多缠绵日久，症状复杂，呈持续性或反复发作性，病情轻重可因暗示而增减，临床表现以胃肠道症状为主，多伴有心悸、气短、胸闷、面红、失眠、焦虑、注意力涣散、健忘、神经过敏、手足多汗、多尿、头痛等自主神经不平衡的表现。

以下分述几种胃肠道功能紊乱：

一、胃神经官能症

（一）神经性呕吐　多见于女性。患者往往在进食后不久突然发生呕吐，一般无明显恶心，呕吐不费力，呕吐量不多，且不影响食欲和食量，常边呕边进食，因此多数无明显营养障碍。神经性呕吐可伴有癔症的色彩，如夸张，做作、易受暗示、突然发作，间歇期完全正常，因此也称为癔症呕吐。此外，呕吐有条件反射性因素，印象不良的刺激物如某些食物、药物，甚至某些特定的情景，也能引起呕吐。

（二）神经性嗳气　患者有反复发作的连续性嗳气，致使不自觉地吞入大量空气而使症状更为明显，导致频频暖气，常有癔症色彩，当众发作。

（三）神经性厌食　多为女性，主要为厌食或拒食，严重者有体重减轻。患者多数自觉良好，行动活泼敏捷，有时又自相矛盾地对食物甚感兴趣，甚至贪食饱餐，而后又偷偷呕掉。患者因长期少食，体重减轻可达原有体重的40%～60%以致恶病质的程度。患者常有神经内分泌失调，表现为闭经、低血压、心动过缓、体温过低、饥饿感丧失等。

二、肠神经官能症　又称激惹综合征。为胃肠道最常见的功能性疾病。以肠道症状为主，患者常有腹痛、腹胀、肠鸣、腹泻和便秘等症状。过去称此为结肠功能紊乱、结肠痉挛、结肠过敏、痉挛性结肠炎、粘液性结肠炎、情绪性腹泻等，现渐倾向于统称为肠激惹综合征（Irritable bowel syndrome）。实际上，本征肠道功能紊乱，并没有炎性病变，而且功能紊乱也不限于结肠。

（一）以结肠运动障碍为主　较多见。患者有阵发性肠绞痛，主要位于左下腹，痛时可扪及痉挛的肠曲，此由于降结肠或乙状结肠痉挛所致；疼痛如位于左肋缘下腋前线附近，并放射至剑突下及左上臂，此为高位或过长的结肠脾曲痉挛所致。腹痛的发作和持续时间虽不很规则，但多数在早餐后发作，表示胃结肠反射亢进，熟睡时极少见。腹痛常因进食或冷饮而加重，在排便、排气、灌肠后减轻。腹痛常伴有腹胀、排便不畅感或排便次数增加，粪便可稀可干。结肠持续痉挛时，推进性蠕动减弱，则引起痛性便秘，这一情况可称为痉挛性结肠。

（二）以结肠分泌功能障碍为主　少见。患者腹痛不明显，但有经常或间歇性腹泻，粪便呈糊状，含大量黏液，有时粪质很少，粪便镜检大致正常，这种类型也称黏液性腹泻。也可有上述两型的混合型，即便秘与腹泻间歇交替出现。

（三）以小肠功能障碍为主　主要发现为水样腹泻，伴有脐周不适或阵发性疼痛和肠鸣亢进，常可因情绪波动而激发。

本症的病理生理尚不清楚。测定结肠平滑肌电活动时，提示患者的肠肌有某种内在的不正常，而组织学上未发现异常；描记结肠内压力时发现情绪等改变能影响自主神经功能，而使结肠运动和分泌失调。

虽然腹痛和腹泻等症状严重地影响劳动和生活，但患者一般情况良好，无体重减轻。

【诊断及鉴别诊断】

患者除有上腹不适、腹痛、嗳气、恶心、便秘或腹泻等消化不良症状外，且有自主神经不平衡的表现，如心悸、失眠等，特别是症状常随情绪变化而波动，暗示治疗而缓解，提示本症的可能性。进一步胃肠道X线检查，显示整个胃肠道的运动加速，结肠袋加深，张力增强，有时因结肠痉挛，降结肠以下呈线样阴影。结肠镜检结肠黏膜无明显异常。

必须强调指出，诊断胃肠道功能紊乱要十分慎重，在作出诊断之前必须排除器质性疾病尤其是胃肠道的恶性病变。本症的多数患者情绪紧张，就医时倾诉繁多，滔滔不绝，有的将症状写在纸上，唯恐遗漏。医生首先应耐心地听取和分析患者的陈述与患者亲友提供的情况，仔细进行体格检查与实验室检查。根据不同情况采取X线、内镜检查、胃液分析与粪便化验等手段。必要时应行超声、CT等检查以排除肝、胆、胰等腹腔脏器病变。对于新近发病的老年患者，尤应进行周到细致的检查，以防漏诊其他严重的器质性疾病。初步诊断为胃肠道功能紊乱之后，还需密切随访，经过较长时间观察才能肯定诊断。

本病应与各种器质性胃病、器质性肠病及各种内脏病变（肝、胆、胰）等进行鉴别。

神经性呕吐须与慢性胃病、妊娠呕吐、尿毒症等鉴别，还应着重与颅内占位性病变，特别是脑瘤鉴别；神经性厌食须与胃癌、早期妊娠反应、垂体或肾上腺皮质功能减退鉴别。肠激惹综合征与早期溃疡性结肠炎、克罗恩病、结肠癌及痢疾等鉴别，还须与甲状腺功能亢进、吸收不良综合征等鉴别。

【治疗】

关键在于取得患者的高度信任与配合。医务人员需以认真负责的态度，耐心细致地解释工作，必要时可将有关的辅助检查，向患者提示，使其确信无器质性疾病，并对本病起病原因、疾病性质以及良好的预后等有所了解，以解除其思想顾虑，调动主观能动性，树立对疾病治愈的信心。其次应行各种有效的综合性治疗，包括暗示治疗，以调整皮层与内脏功能。

一、一般治疗　除非患者一般情况很差，无需卧床休息，可参加适量的劳动和工作。生活要有规律，经常参加适当的文娱活动，对平日体育活动较少的患者应强调体育锻炼，以增强体质，加速神经功能的恢复。饮食以少渣、易消化食物为主，避免刺激性饮食和浓烈的调味品。神经性厌食患者须住院治疗，并逐渐培养正常饮食习惯。凡严重营养不良、消化与吸收功能减退、鼻胃管进食又引起腹泻的患者，需要静脉输入营养液。以便秘为主的肠激惹综合征患者多食纤维蔬菜往往有治疗效果。

二、药物治疗

（一）调节神经功能，改善睡眠。根据病情，可选用下述药物与方法。

镇静剂　可给予氯氮、安定、氯丙嗪、苯巴比妥、甲丙氨酯或谷维素等。

伴有精神抑郁的患者可酌用抗抑郁药，如异戊巴比妥林（amitriptyline）开始 25mg 每日三次，每日最大剂量为 150mg。

（二）解痉止痛　抗胆碱能药物可使平滑肌松弛，有解痉止痛作用；如颠茄制剂、阿托品、普鲁本辛等。此外，可试用盐酸双环维林（Dicyclomine hydrochloride）20 毫克，餐前 1 小时和睡前服。

（三）神经性呕吐　可用维生素 B610～20 毫克，每日三次或 100 毫克加入

50%葡萄糖 40 毫升静脉注射。呕吐剧烈酌情给予氯丙嗪、异丙嗪、吗丁啉等。病情较重者可采取用鼻饲，即将鼻饲管放入十二指肠，用牛奶等高营养流质持续点滴 3～7 天，以后可暂停鼻饲管，改用口服，如仍有呕吐，可以再继续鼻饲治疗。

（四）肠神经官能症

1、便秘　可予滑润剂如液状石蜡、氧化镁、羟嗪和植物黏液性物质。

2、腹泻　可用复方地芬诺酯 1～2 片，每日 2～3 片，或 0.25%奴夫卡因 100～200 毫升灌肠，一日一次。洛哌丁胺 1 粒，每日 2～3 次。

三、中医中药治疗　中药按辨证。神经性呕吐可用小半夏加茯苓汤加减。神经性嗳气用旋复代赭汤加减。情绪性腹泻可选用止泻药方或附子理中汤合四神丸加减。

其他尚可采用针灸、理疗等。

【预后】

胃肠道功能紊乱经治疗后好转，仍有复发机会，一般不会严重影响全身情况。严重营养不良呈恶病质的神经性厌食患者预后较差。

第二章　循环系统常见疾病的治疗

第一节　猝死

猝死系一临床综合征。指平素看来健康或病情已基本恢复或稳定者，突然发生意想不到的非人为死亡。大多数发生在急性发病后即刻至一小时内，最长不超过 6 小时者，主要由于原发性心室颤动，心室停搏或电机械分离，导致心脏突然停止有效收缩功能者。

【病因】

一、冠心病　是心性猝死中最常见的病因。有多支冠状动脉严重受累，小冠状动脉有弥漫性的增生性病变，冠状动脉内有新鲜血栓形成，急性心肌梗死的最早 1 小时内，或有精神诱发因素；如过度紧张，悲伤、恐惧等情况时均有较高的猝死发病率。男性多于女性，30－39 岁、40－49 岁年龄组发病率也较高

二、心肌炎　病变除有心肌细胞水肿、坏死外，侵犯传导系统可引起严重心律失常，侵犯冠状动脉引起管腔狭窄和缺血，重症心肌炎时可有心肌弥漫性病变，导致心源性休克和猝死。

三、原发性心肌病　有心肌肥大、心肌纤维增生、疤痕形成，病变以侵犯心室为主，也可累及心脏传导系统，室性心律失常发生率高，且本病易发生心衰，洋地黄应用较多，由于心肌变性、疤痕等改变，对洋地黄耐受性减低，易发生洋地黄中毒性心律失常，至多源性室性前期收缩、室速、室颤致猝死。

肥厚型心肌病半数以上猝死发生于 20 岁以前，但亦可发生于任何年龄，室间隔肥厚≥25mm 者猝死的危险性增加。

四、风湿性心脏病　主动脉瓣狭窄病人约 25%可致猝死，可能与冠状动脉

供血不足致室颤，心脏传导阻滞、心脑缺血综合征有关。

五、QT间期延长综合征　包括先天性耳聋、QT间期延长、晕厥发作，易发生猝死。继发性者常见原因为低血钾、奎尼丁、胺碘酮药物影响、QT间期延长，致易损期延长，室性期前收缩落在易损期易折返形成扭转性室性心动过速。

六、二尖瓣脱垂综合征　是由于二尖瓣本身或/和腱索、乳头肌病变造成二尖瓣的一叶或两叶脱垂，形成二尖瓣关闭不全，并产生相应的收缩期杂音－喀喇音所构成的临床综合征，因心肌应激性增加，常引起快速心律失常，如短阵房颤或室速，约1%发生猝死，猝死前常有以下预兆，出现室性期前收缩、T波异常、收缩晚期或全收缩期杂音、晕厥发作，多数情况死于室速或室颤。

七、先天性心脏病－冠状动脉畸形　如左冠状动脉起源于右侧冠状窦或与右冠状动脉相连。法乐氏四联症状术前严重肺动脉瓣狭窄时可猝死。

八、预激综合征合并心房颤动　当旁道不应期越短，发生房颤时就越有可能转变为恶性心律失常－室颤而猝死。

九、病态窦房结综合征　多因冠状病、心肌炎、心肌病、引起窦房结动脉缺血、退行性变、致窦房结缺血、坏死、纤维化。严重缓慢心律失常可导致心室颤动。

【病理】

一、冠心病猝死的心脏组织学变化　大致分三类

（一）慢性病变　包括心肌疤痕形成，可有网状、树枝状、片状和星状等形态、此外肌间小动脉内膜增厚也少见，尤其多见于伴高血压的病例。

（二）急性心肌梗死　Rissenan指出猝死者中半数有早期心肌梗死，Lie提出近年来尸检证实猝死伴急性心肌梗死者约为10%—30%。

（三）梗死前病变　包括①显著的微循环障碍如小动脉扩张、瘀血、出血和水肿，小动脉痉挛致微血栓形成。②肌原纤维收缩紊乱性病变，其中最常见

者为波浪状变性，此种变化特点是肌纤维变细拉长，形成平行排列的波浪状，另一种变化为肌原纤维变性及心肌断裂。

二、肺动脉栓塞　是引起猝死的典型心血管疾患，由于较大的栓子机械地阻塞肺动脉及其较大分支，引起右心功能不全和冠脉灌流不足，同时肺栓塞引起迷走神经兴奋，以致肺动脉、冠状动脉和支气管动脉平滑肌均发生痉挛而加重窒息和心肌缺血。另外由儿茶酚胺和五羟色胺大量释放，更促进血管痉挛和心肌缺血。

【发病机理】

一、心肌梗死和猝死　在冠心病猝死病例中大多数冠状动脉可有较严重的病变，急性尤其是陈旧性心肌梗死的检出率都较高，此类心肌的代偿功能已处于衰竭边缘，此时如出现某种诱因如过度疲劳、精神紧张、大量儿茶酚胺释放使心肌耗氧量增加，就会突然使需血和供血不相适应，导致急性循环衰竭、猝死、这样的情况在冠心病猝死中多见。

二、代谢功能紊乱和猝死　此类患者既往常无明显心脏病史或临床症状，其心肌也无明显的损伤和坏死，冠状动脉偶有轻度硬化，但由于这种轻度病变的存在使动脉敏感性增高，易因各种诱因引起反射性持续痉挛。①由于痉挛缺血引起应激性的心内、外儿茶酚胺大量释放，心肌内大量 Ca2＋内流，从而明显加强了肌原纤维丝的滑动，导致心肌内 ATP 大量消耗和肌原纤维痉挛性，不同步性收缩以致室颤；在形态学上表现为波浪状变性、收缩带形成，以至心肌断裂。②冠状动脉痉挛心肌严重缺血后，心肌灌注良好区域与缺血区的代谢产生显著差异，表现缺血区乳酸堆积，局部酸中毒，K＋外流，缺血区心肌细胞内缺钾、膜电位降低，当降到－60mv 时，快 Na＋通道失活，而慢通道激活 Ca2＋内流，这种反应使缺血区心肌细胞的极化速度远远慢于正常的速度，心电活动延缓；在缺血心肌和健康心肌之间，以及缺血程度不同的心肌之间，发生断续的不同步的电活动，如邻近部位已复及时，缺血区仍处于激活状态，结果邻近心肌激活，造成重复频繁的折返激动，使自律性已增高的缺血心肌区形成局部小块的室颤，进而直接引起整个心室颤动，或者这种缺血区与邻近组织区的快速反复折返，引起频发室性期前收缩、室速以至室颤。有人称“心脏自身电杀”或“心电不稳定”“心电衰竭”。

变异型心绞痛、冠状动脉闭塞后再次灌注，冠状动脉痉挛消失后再灌注，心肌侧支循环建立而冠状动脉再灌注时，均可因此机制产生室颤或猝死。

三、血小板微血栓形成和猝死　Haxerem 在猝死组心肌中发现小动脉和小静脉内多数血小板微栓形成，尤以瞬间死亡组多见，认为在急性应激性过程中血小板凝集形成大量微血栓，后者影响心肌微循环，引起心肌缺血功能紊乱而猝死。有人证实血小板合成及释放的血栓素 A2（Thromboxane A2）具有强烈的促凝血和收缩血管作用，并可加重心肌缺血和坏死。正常血管内膜能合成前列环素 PGI2，它具有血栓素 A2 的相反作用，是强烈的血小板凝集抑制剂，并具有扩张冠状动脉的作用，目前认为继发于某些动因使正常冠状动脉这一收缩和舒张的平衡失调，如动脉粥样硬化时，动脉内膜合成 PGI2 减少，对抗血栓素 A2 作用减弱、血管收缩、心肌缺血、促进血小板黏附和聚集，造成血管内膜反应微血栓形成。这种微栓形成也可见于动脉大量注射儿茶酚胺时，证明儿茶酚胺是血小板的诱导剂，可使血小板脱颗粒而凝集，这就使痉挛性收缩的心肌缺血加重。

四、传导系统病变和猝死　引起传导系统病变因素有：①急性坏死和炎细胞浸润；见于心肌梗死、心肌炎或心肌病等。②传导纤维萎缩、纤维化等见于慢性冠心病、原发性双束支纤维化或严重的主动脉瓣和二尖瓣瓣膜病等。③传导系统的供血动脉发生硬化闭塞，见于冠心病、多动脉炎等。④传导系统异位、发育不良和变性见于先天性心脏畸形和婴儿心脏性猝死。⑤病因不明的传导系统周围神经组织的退行性变，见于 QT 间期延长综合征。当传导系统病变发展到足以引起重度完全性房室传导阻滞时，可使心室节律不稳，易因各种原因而引起室颤。

五、非心律失常性心脏性猝死　又称“电机械分离”①前负荷减少；见于心脏或主动脉破裂。②后负荷过重；如肺动脉栓塞引起急性流出道受阻。③泵衰竭或交感神经反射性抑制，如大片心肌梗死或严重心肌病时均可引起机械分离。

【临床表现】

猝死发生前可无任何先兆，部分病人在猝死前有精神刺激和／或情绪波动，有些出现心前区闷痛，并可伴有呼吸困难、心悸、极度疲乏感，或表现为急性心肌梗死伴有室性期前收缩。猝死发生时，心脏丧失有效收缩 4－15 秒即可有昏厥和抽搐，呼吸迅速减慢，变浅，以至停止。心音消失，血压测不到，脉搏不能触及，皮肤出现发绀，瞳孔散大，对光反应消失。死前有些病人可发出异常鼾声，但有些可在睡眠中安静死去。如及时进行心电图检查，可出现以下三种表现：①室颤（或扑动）波形。②心室停搏，心电图直线或仅有心房波。③心电机械分离，心电图呈缓慢畸形的 QRS 波，但不产生有效的心肌机械性收缩。

【诊断】

猝死心搏骤停的诊断，可根据以下几项临床表现：①突然发作昏厥或抽搐。②先出现喘息样呼吸困难伴发绀，随后呼吸停止。③大动脉搏动消失，④心音消失。⑤瞳孔散大。作出诊断。

【猝死的抢救】

一旦做出猝死的诊断、应立即进行抢救。

一、心肺复苏

（一）叩击心前区　在心前区用拳叩击三下，对刚发生心脏停搏病人，部分可复跳，如不复跳，可立即进行胸外心脏按压。

（二）胸外心脏按压　病人仰卧于硬板床或地上，术者以左手掌根部置于病人胸骨的下半段的 2 / 3 处，将右手掌放在左手背上，双手有节奏地按压，借助身体下压的力量，有节奏地每分钟按压 60－70 次，避免用力过大引起肋骨骨折。

（三）口对口人工呼吸　术者一手托起病人颈部，使头部尽量后仰，保持呼吸道通畅；另一手捏住病人鼻孔，深呼吸后对准病人的口用力吹出，每分钟 12 次（每按压心脏 4－5 次，作口对口人工呼吸 1 次）。

（四）心电图检查及建立静脉通道　心电图检查以明确心律失常情况，做对症治疗。

1. 室颤的治疗　①体外非同步直流电除颤，一般用 300WS（瓦秒）。②药物除颤；盐酸普鲁卡因 300mg，或利多卡因 100－200mg 加肾上腺素 1mg 心脏内注入，亦可加用阿托品 1mg。未能除颤者，应继续心脏按压，并可改用溴苄胺 250mg 溶于 5%葡萄糖液 40ml，静脉注射（5min）。亦可反复应用普鲁卡因胺。

2. 心室停搏和心室自主心律　可心脏内注射肾上腺素 1mg 或异丙肾上腺素 0.3～0.5mg，继续心脏按压。

以上治疗无效者可用人工心脏起搏。

（五）纠正酸中毒　在心脏按压同时，应较快地静脉推注 5%碳酸氢钠 100ml，根据血气分析结果再给予碱性药物。

（六）呼吸兴奋剂　当自主呼吸恢复时，可给予呼吸兴奋剂如山梗菜碱、可拉明等。

二、心肺复苏后的处理

（一）心律、血压、心动的恢复

1. 心律失常的处理　对出现反复心室停搏或心室率异常缓慢，或反复发作室性心动过速或室颤者应及时治疗。阵发性室性心动过速可先用同步直流电转复；药物治疗可首选利多卡因、普鲁卡因胺静脉推注，心律恢复后可静脉滴注维持。严重窦性心动过缓伴发心搏骤停可用阿托品或异丙基肾上腺素，药物治疗无效时，可用人工心脏起搏。具体剂量、方法参见心律失常调节。

2. 低血压的处理　复苏后发生低血压原因很多，如严重酸中毒、血容量不足、心肌收缩无力、呼吸功能不全等，针对不同原因进行治疗。对低血压本身可静脉滴注间羟胺或多巴胺或并用氢化可的松。

3. 心力衰竭的处理　注意病人心脏功能。心性猝死病人常原有心脏病心力衰竭，在复苏过程心力衰竭加重或发生肺水肿，可根据病情及有无服用洋地黄制剂情况，给予西地兰或地高辛，剂量和用法参见心力衰竭节。

（二）肺部感染的防治　要保持呼吸道通畅，呼吸道分泌物的清除，预防肺部感染，有肺部感染迹象应给予抗生素治疗。

（三）脑缺氧的防治　为减轻心脏停搏对脑组织的损害，应尽早防治脑水肿。具体方法：应争取尽早（在 5 分钟内）用冰帽保护大脑，做选择性的头部降温。如病人神志不清可给予人工冬眠，保持低温、维持循环。保护心、脑、肾、防止脑水肿的发生。同时可给予脱水疗法，心搏恢复后即静脉推注 20%甘露醇 250ml 和地塞米松 5～10mg 以后可每 8 小时一次，三天或脑水肿好转后调整用药。

（四）肾功能不全的防治　尽快纠正休克或低血压，纠正酸中毒，早期应用利尿脱水剂如：甘露醇、呋塞米等。

【预防】

一、心性猝死危险因素的预测

冠心病的危险因素有：高胆固醇血症　高血压、吸烟、糖尿病、肥胖以及休息时心电图 ST 段下移。猝死的发生常是心室颤动，因此，推断心律失常为猝死的危险因素。用 Holter 心电图监测发生猝死者 90％都有室性期前收缩。

（一）室性期前收缩分级的临床意义 Lown 将室性期前收缩分为五级

0 级：无室性期前收缩

1 级：室性期前收缩＜30 次 / 小时

2 级：室性期前收缩＞30 次 / 小时

3 级：多源性室性期前收缩

4 级 A 连续出现成对的室性期前收缩

4 级 B 连续出现 3 个以上室性期前收缩（即短阵室性心动过速）

5 级 R 骑跨 T 波的室性期前收缩

Ruberman 等监测有复杂室性期前收缩（3、4、5 级）病人猝死危险性比没有这种心律失常者大三倍。有人观察 2035 例急性心肌梗死伴室性期前收缩患者，其头三年内的死亡率较无室性期前收缩者高。室性期前收缩越多，猝死的危险性越大。

（二）冠心病多发病变，狭窄程度重（＞70％），呈明显心肌缺血状态，猝死发生率高。

（三）不稳定型心绞痛，心绞痛期间有室性期前收缩出现。

（四）电生理检查时出现反复室性搏动，为心电不稳定性的敏感指标，如可诱发持续性室性心动过速，则发生猝死的机会增多。

（五）左心室功能不全，舒张末压增高，心排血指数减低，射血分数减低，EF＜40％。亦可表现为节段性或多个节段功能不全或广泛性心脏搏动减低或乳头肌功能不全。发生猝死的机会较多。

（六）心室晚电位检查阳性 Simson 报告 66 例，无室性心动过速者晚电位阳性率 7％，而有室性心动过速者阳性率达 92％。

（七）Q－T 间期延长合并室性期前收缩，特别是有 R 骑跨 T 波的室性期前收缩者。

（八）预激综合征，旁路不应期短＜250ms 或并有心房颤动者。

（九）能使室颤阈值降低的某些因素如大量吸烟或血压显著升高者。

二 、心性猝死的预防措施

（一)抗心律失常药物的应用　大多数心性猝死由原发性心室颤动所引起，因此，积极处理和预防室性心律失常是一个合理的途径，但是，经过临床心血管医生大量的观察研究，发现长期使用抗心律失常药的患者并未显示猝死率减低；而且，大多数抗心律失常药均可有致心律失常作用，因此，不主张不经选择对室性心律失常患者使用抗心律失常药。

目前，多数学者认为应该①通过心电生理试验检出有猝死危险的患者，例如这类病人可诱发心室颤动或持续性室性心动过速。②通过心电生理药物试验选用对该患者的心律失常有效的抗心律失常药，并观察该药是否有致心律失常的作用。

（二）冠心病心性猝死的预防

1. Β-受体阻滞剂的应用　在欧洲 1970 年某研究中心指出β－受体阻滞剂能降低肌梗死的病死率,大型有对照组的临床试验观察急性心肌梗死后服用β-受体阻滞剂者，其一年内存活率比对照组增加。多数学者提倡长期应用，因β-受体阻滞剂可降低心肌耗氧量，缩小心肌梗死面积，同时，具有膜稳定性，减少室性心律失常的发生。

2. 冠状动脉腔内形成术或冠状动脉旁路手术，对有严重冠状动脉狭窄导致心肌缺血病例，行冠状动脉腔内成形术，应用球囊扩张狭窄部位，使冠状动脉供血明显改善。对左主干冠状动脉狭窄或三支以上冠状动脉严重狭窄以及急性心肌梗死后并发室壁瘤的患者行冠状动脉旁路手术及室壁瘤切除，可降低心性猝死的发生率。

3.植入体内埋藏式的自动心脏除颤器　这是一种新的方法，初步取得效果，当发生室性心动过速或心室颤动时，自动心脏除颤器的电极可根据感知的心电，发出25焦耳的电能进行电复律，这样既可治疗室颤又可达到防止猝死的目的。

第二节　原发性高血压病

原发性高血压病是内科常见病多发病之一，据1979年我国普查资料高血压发病率为3%—9%，与欧美多数国家发病率10－20％相比，发病率相对较低。1982年全国人口普查表明，我国有高血压患者约5000万人，有明显的北高南低的地区差别。病因不明的高血压者称原发性高血压或继发性高血压。1979年我国采用1979年世界卫生组织建议的血压判别标准：①正常血压，收缩压≤18.64Kpa(140mmHg)，舒张压≤12.1Kpa(90mmHg)。②成年人高血压，收缩压≥21.3Kpa(160mmHg)，舒张压≥12.65Kpa(95mmHg)。③临界高血压，指血压介于上述二者之间，收缩压18.8～21.2Kpa(141－159mmHg)。舒张压12.12～12.52Kpa（91～94mmHg）之间者。

【病因】

高血压病因不明，与发病有关的因素有

（1）年龄　发病率有随年龄增长而增高的趋势，40岁以上者发病率高。

（2）食盐　摄入食盐多者，高血压发病率高，有认为食盐＜2g/日，几乎不发生高血压；3～4g／日，高血压发病率3％，4～15g／日，发病率15％，＞20g/日发病率30％。

（3）体重　肥胖者发病率高。

（4）遗传　大约半数高血压患者有家族史，可能与遗传性肾排钠缺陷有关。

（5）环境与职业 有噪音的工作环境，过度紧张的脑力劳动均易发生高血压，城市中的高压发病率高于农村。

【发病机理】

高血压的发病机理不详，主要学说有：

一、交感肾上腺素能系统功能亢进学说　交感肾上腺素能系统与高血压发病之间关系的研究，极受重视。高血压患者血浆儿茶酚胺显著高于正常人，去甲肾上腺素的升高较肾上腺素更明显。临界高血压交感神经活性明显增强，而稳定性高血压可能由于维持机制和各种反馈机制参与，将其与高血压的关系掩盖，故交感神经活性对高血压始动机制作用大于维持机制，并发现在血压未明显升高前，心肌细胞及血管平滑肌细胞较易肥大、增生和有关酶学变化，提示并非完全是血压升高的结果，可能是交感神经活性增强所致。长期过度紧张或精神创伤，致交感神经肾上腺素能系统功能亢进，血管痉挛收缩，血压升高。

二、肾原学说　肾小球旁细胞分泌肾素。肾素可将血管紧张素原分解为血管紧张素Ⅰ，再经肺循环中转化酶的作用，转变为血管紧张素Ⅱ。血管紧张素Ⅱ作用于中枢，增加交感神经冲动发放或直接收缩血管。也刺激肾上腺分泌醛固酮，引起水钠潴留。肾素－血管紧张素－醛固酮系统，可调节细胞外液及血管阻力，血管紧张肽及醛固酮是决定血压的重要因素。肾缺血时肾小球旁细胞血流灌注压低，肾素分泌增多，使血压升高。

三、心钠素学说　实验发现心房、肾脏和血管均含有心钠素，其主要生理效应是利尿，排钠、扩张血管、降低血压，并增加营养心肌血流量。可抑制血管紧张素促醛固酮的作用，并对抗儿茶酚胺的缩血管作用。高血压病患者血浆心钠素明显降低，高血压越重，心钠素越低，提示高血压的发生和维持，可能与心钠素不足有关。

四、离子学说　细胞膜离子转运与高血压的关系，已成为80年代高血压研究最新进展之一，它标志着高血压发病机理的研究已深入到细胞分子水平。高血压病患者的红细胞、白细胞和淋巴细胞内的钠高于正常。实验高血压大鼠心血管组织的钠含量也高于正常对照组。说明细胞钠改变不仅见于血细胞，也见于血管平滑肌细胞，血细胞钠的变化与血压呈正相关。高血压病早期有高血压家族史的正常血压者，细胞内钠也增多，提示细胞钠变化不是血压升高的后果，可能与原发性高血压某些遗传因素有关，Dewardener 提出高血压发病的钠泵抑制学说，高血压病有遗传性肾排钠障碍，当摄钠量增多时，排钠障碍加重，为了排泄潴留的钠，机体释放钠转运抑制因子，它抑制肾小管细胞膜钠泵，促进排钠。同时也抑制了小动脉平滑肌细胞钠泵，导致血压升高。钠泵抑制导致血压升高的可能机制有①血管平滑肌细胞膜部分去极化　对加压物质的敏感性提高。②细胞钠增高，通过 $Na1^{+}$—$Ca2^{+}$交换，使细胞内游离钙增多。③交感神经末梢去甲肾上腺素摄取减少，释放增加。高血压病患者可能存在不同的离子转运缺陷，部分表现为钠泵抑制，与血浆内源性类洋地黄物质增加有关。钠泵转运障碍。使细胞内 Na1+浓度升高。部分患者为钙代谢异常，质膜对钙通透性增高，或 $Ca2^{+}$转运能力降低，细胞内钙浓度升高，血管平滑肌张力增高，导致血压升高。

近年来，对胰岛素抵抗与高血压的关系引起人们的重视。

【临床表现】

按起病缓急和病程进展，可分为缓进型和急进型，以缓进型多见。

一、缓进型高血压

（一）早期表现　早期多无症状，偶尔体检时发现血压增高，或在精神紧张，情绪激动或劳累后感头晕、头痛、眼花、耳鸣、失眠、乏力、注意力不集中等症状，可能系高级精神功能失调所致。早期血压仅暂时升高，随病程进展血压持续升高，脏器受累。

（二）脑部表现　头痛、头晕常见，可能由于高血压引起颈外动脉扩张、膨胀及搏动增强所致。周围小动脉发生暂时性强烈痉挛，导致血压急骤升高可致高血压危象。多由于情绪激动，过度疲劳，气候变化或停用降压药而诱发。血压急骤升高。〉26.16Kpa(200/120mmHg)，剧烈头痛、视力模糊，心悸气促，面色苍白，耳鸣，眩晕，多汗并可出现急性心、脑、肾功能不全，应迅速降压治疗。若血压突然升高引起急性脑循环功能障碍，致使脑血管痉挛，脑水肿，颅内压增高者称高血压脑病，呈亚急性发作，从发病到症状明显约需 24～48 小时，发病机制可能由于平均动脉压＞21.3Kpa（160mmHg）时引起脑血管调节功能障碍，致脑血管痉挛，脑水肿或斑点状出血。高血压脑病也可见于各种继发性高血压、以急性肾炎较多见。剧烈头痛、视力障碍、恶心、呕吐、抽搐、昏迷、一过性偏瘫、失语等。眼底可见小动脉痉挛、视神经盘水肿、出血及渗出物等。脑脊液压力升高，经降压治疗 1～2 小时后，头痛与意识障碍可明显好转。

（三）心脏表现　高血压病患者血浆儿茶酚胺浓度升高，去甲肾上腺素可诱导心肌蛋白合成，致心肌肥厚。室间隔对去甲肾上腺素的敏感性较右心室和左室后壁为高，可能为室间隔增厚早于左室后壁的原因之一。长期血压升高，左心室收缩负荷过度，也是心肌肥厚的原因。心肌肥厚和合并心脏扩张则形成高血压性心脏病。早期，心功能代偿，症状不明显，后期，心功能失代偿，发生心力衰竭。体检发现心尖冲动呈抬举性，心浊音界向左下扩大。主动脉瓣听诊区第二心音亢进，心尖区吹风性收缩期杂音系由于左心室扩大相对性二尖瓣关闭不全，或由于伴存的心肌缺血，乳头肌功能不全所致，主动脉瓣听诊区吹风性收缩期杂音，反映主动脉扩张和相对性主动脉瓣狭窄。少数在主动脉瓣听诊区可闻及泼水样舒张期杂音，此系主动脉扩张，主动脉瓣相对关闭不全所致，出现心力衰竭时，可听到病理性第三心音及／或病理性第四心音，肺动脉瓣区第二心音增强，肺底部水泡音，心电图左心室肥厚及劳损，可有各种类型的心律失常。有时出现 ST 段下降，这并不是冠心病所引起，应注意鉴别。X 线检查，左心室肥厚扩张，主动脉弓延长弯曲。超声心动图检查阳性率高于心电图和 X 线检查，且能发现早期改变。如早期的左心房扩大，室间隔增厚。高血压性心脏病的典型改变是左心室壁增厚。可伴有左心室及左心房扩张。临界高血压患者，可有室间隔增厚及左房扩大。

（四）肾脏表现　长期高血压致肾小动脉硬化。肾功能减退时，可引起夜尿，多尿、尿中含蛋白、管形及红细胞。尿浓缩功能低下，酚红排泄及尿素廓清障碍。出现氮质血症及尿毒症。

（五）动脉改变　持续的血压升高，可引起胸主动脉扩张和屈曲延长。当主动脉内膜破裂时，血液外渗可形成主动脉夹层动脉瘤。是原发性高血压病少见而严重的并发症之一。原发性高血压病促进主动脉粥样硬化，可进而形成主动脉瘤。下肢动脉粥样硬化，可引起间歇性跛行，并存糖尿病病变严重者可造成肢体坏疽。

（六）眼底改变　眼底改变的发生率与年龄、病程、血压水平、心脏及肾脏改变有平行关系。眼底改变分四级。早期视网膜动脉痉挛，动脉变细，属眼底改变Ⅰ级。以后发展为视网膜动脉狭窄硬化，　动静脉交叉压迫，属Ⅱ级改变。眼底出血或棉絮状渗出属Ⅲ级。视神经盘水肿为Ⅳ级改变。

二、急进型高血压　急进型高血压，也称恶性高血压，占高血压病的 1%，可由缓进型突然转变而来，也可起病即为恶性型，其病理特征是全身细小动脉，尤其是肾脏的细小动脉的变化，以纤维素性坏死为主并有显著内膜增厚，导致增殖性内膜炎。这种改变的病理基础是血压升高。恶性高血压可发生在任何年龄，但以 30～40 岁为最多见。血压明显升高，舒张压多在 17.3Kpa（130mmHg）以上，有乏力，口渴、多尿等症状。视力迅速减退，眼底有视网膜出血及渗出，常有双侧视神经盘水肿。迅速出现蛋白尿，血尿及肾功能不全。也可发生心力衰竭，高血压脑病和高血压危象，病程进展迅速多死于尿毒症。恶性高血压的诊断，可分为两组：A 组应具备四个条件，①舒张压持续在 17.3Kpa（130mmHg）以上。②眼底改变四级。③急剧进展的肾功能障碍（在六个月发展到肾功能衰竭）。④血压及肾功能恶化的同时，大多有脑部症状及心力衰竭。B 组①舒张压 16Kpa(120－130mmHg)。②眼底三级。③肾功能障碍。其余条件同 A 组。

【原发性高血压病分期】

第一期　血压达确诊高血压水平，临床无心、脑、肾损害征象。

第二期　血压达确诊高血压水平，并有下列一项者①体检、X 线、心电图或超声心动图示左心室扩大。②眼底检查，眼底动脉普遍或局部狭窄。③蛋白尿或血浆肌酐浓度轻度增高。

第三期　血压达确诊高血压水平，并有下列一项者；①脑出血或高血压脑病。②心力衰竭。③肾功能衰竭。④眼底出血或渗出，伴或不伴有视神经盘水肿。⑤心绞痛，心肌梗死，脑血栓形成。

【诊断及鉴别诊断】

一、确定有无高血压　测量血压应在安静情况下进行，一般取坐位，测右上肢血压，必要时应同时测量左上 肢及下肢血压。应反复测量数次，直至血压测值相对稳定为准。舒张压应声音消失为准。若声音持续不消，可采用音值，并加以注明。有时检查者由于精神紧张或情绪激动，可能出现暂时性加压反应，血压升高应连续数日多次测血压，有两次以上血压升高，方可谓高血压。

二、鉴别高血压的原因　凡遇到高血压患者，应详细询问病史，全面系统检查，以排除症状性高血压。

（一）肾脏疾病　肾脏疾病引起的高血压，称肾性高血压。是症状性高血压中最常见的一种，其中包括肾实质病变及肾动脉狭窄。

1. 肾实质病变　肾小球肾炎、肾盂肾炎、多囊肾、肾结核、肾结石等造成肾损害，引起肾缺血，导致高血压。①急性肾炎多见于青少年，起病前有链球菌感染史、有水肿、血尿、蛋白尿。眼底检查可见视网膜动脉痉挛。②慢性肾炎与晚期高血压病合并肾功能损害者，有时不易鉴别，年龄较轻，有急性肾炎史或反复浮肿史，蛋白尿出现在高血压之前，明显贫血，血浆蛋白降低，氮质血症，血压增高相对较轻等，多系慢性肾炎。③慢性肾盂肾炎，女性多见，有尿路感染史。尿中有蛋白、红细胞、脓细胞、尿细菌培养阳性，支持慢性肾盂肾炎。④多囊肾常有家族史，肾区扪及肿大肾脏，超声检查可明确诊断。

2. 肾动脉狭窄　单侧或双侧，年轻人多由于大动脉炎引起的，50 岁以上年长者，多系肾动脉粥样硬化，肾动脉狭窄性高血压有如下临床表现：①病史较短，②突然发生明显的高血压，或原有高血压突然加重，③无高血压家族史，④降压药物疗效不佳，⑤上腹部或腰部脊肋区可闻及血管杂音，⑥腰部外伤史，进一步检查可做静脉肾盂造影，放射性核素肾图，肾静脉肾素活性测定，确诊依靠肾动脉造影。

（二）内分泌疾病

1. 嗜铬细胞瘤　90％发生在肾上腺髓质，其余发生在交感神经节及体内其他部位的嗜铬组织。由于瘤细胞分泌儿茶酚胺，可引起血压高和代谢紊乱，表现为阵发性或持续性伴阵发加重的高血压。血压升高急剧、头痛剧烈、心悸、气促、多汗、面色苍白、心动过速、血糖升高、恶心、乏力，持续数分钟或数天，发作间歇，血压可正常。血压增高期测定尿中肾上腺素，去甲肾上腺素或其代谢产物 3-甲基-4 羟苦杏仁酸（VMA），如显著增高，提示嗜铬细胞瘤。血压增高期间可做酚妥拉明降压试验。用酚妥拉明 5mg，葡萄糖液 90ml 稀释，收缩压下降超过 4.66Kpa(35mmHg)，舒张压下降超过 3.33Kpa(25mmHg)，且能维持 3～5 分钟者为阳性。正常人及高血压病患者，使用酚妥拉明后血压下降一般不超过 4Kpa(30mmHg)。发作间歇，血压正常者，可做组胺激发试验，用磷酸组胺

0.01～0.02mg 静脉注射，如无反应，可增加剂量。注射后，每分钟测血压一次，连续 15 分钟。本病患者于注射后 2 分钟内血压即可升高。如收缩压上升大于原来水平 8Kpa（60mmHg）以上，舒张压升高大于 5.3Kpa(40mmHg)，并持续 5 分钟以上者为阳性，提示有本病可能，也可做胰高血糖素试验，早晨禁食，静脉注射胰高血糖素 1mg，以后每分钟测血压一次，连续 15 分钟，判断标准与组织试验相同。本方法副作用少，假阳性少。静脉肾盂造影和腹膜后充气造影可显示肿瘤部位。B 超检查或计算机断层扫描（CT）有确定诊断和肿瘤定位的价值。

2. 原发性醛固酮增多症　本病多见于成年女性，有长期血压升高伴以顽固性低血钾。由于肾上腺皮质增生或肿瘤分泌醛固酮增多，而引起高血压，肾脏大量排钾而发生低血钾。神经肌肉功能障碍，阵发性或持续性肌肉软弱无力或麻痹。长期大量失钾可导致肾小管空泡样变性，肾浓缩功能障碍，出现多尿、夜尿、烦渴、多饮。血钾≤33.24mmol/24h(12ug/24h)，17 羟类固醇正常，血浆肾素活性降低，螺内酯试验阳性，肾上腺扫描或 CT 检查，可发现肾上腺区占位性病变，给本病的诊断提供了客观证据。

3. 皮质醇增多症　由于肾上腺皮质增生或肿瘤，分泌糖皮质激素过多，水钠潴留而致血压升高，向心性肥胖、满月脸、多毛、皮肤细薄及紫纹、血糖升高。有以下特殊表现，一般诊断不难，要确诊本病，尚需进一步证明皮质醇分泌过多或失去其正常的昼夜节律，即晨间分泌高于正常，晚上及午夜的分泌不低于正常或高于午后的分泌水平。24 小时尿中 17 羟类固醇及 17 酮类固醇增多，地塞米松抑制试验及促肾上腺皮质激素兴奋试验阳性，部分增生型病例的 X 线颅骨检查可见蝶胺扩大。也可用肾周围充气造影，以辅助诊断。

（三)妊娠毒血症　发生于妊娠后期 3－4 个月或分娩期及产后 48 小时内。以高血压，水肿和蛋白尿为特征。重者抽搐、昏迷。若妊娠早期就发现血压增高，则可能是高血压病或继发性高血压合并妊娠。多有高血压病史，尿蛋白较轻，可资鉴别。但高血压病患者，在妊娠过程中，常可有高血压和尿改变的恶化，也有统计表明高血压病患者合并妊娠时，大约30%，发生妊娠毒血症，诊断时可以考虑。

（四）血管病变　先天性主动脉缩窄，多见于青少年，男性多于女性。临床表现为上肢血压高，下肢血压降低，形成反常的上高下低现象。由于下肢血供不足，可有下肢乏力、肢冷。主动脉听诊区及肩胛间部可闻血管杂音，胸部X线片可显示肋骨因受肋间侧支循环动脉侵蚀而造成的切迹。主动脉造影可明确诊断。多发性大动脉炎是主动脉及其分支的非特异性炎症，可致病变血管管腔狭窄。若病变波及主动脉，也可出现上肢血压高而下肢低。若病变波及肾动脉，则致肾血管性高血压，狭窄血管的相应部位，可闻血管杂音，血管造影可明确诊断。

（五）颅脑疾病　颅内肿瘤、脑炎、颅脑创伤等引起颅内压增高者，均可引起高血压，由于有神经系统的表现，一般不难诊断。

【治疗】

原发性高血压病是一种慢性病，容易复发，应坚持长期合理治疗，使血压稳定于近乎正常水平，方能避免高血压对脏器的进一步损害。至于血压高到什么程度才需要治疗？用何种方法较好？对这些问题，目前还没有统一的意见。如临界高血压，是否需要治疗？目前多数人认为，临界高血压可产生靶器官损害，应予重视，对临界高血压患者，应追踪随访半年，观察血压变化，若血压趋于正常，则不予治疗。若血压转变为确诊高血压水平，应予治疗。对于那些仍波动于临界高血压水平者，可先用非药物。若治疗无效，再选用药物治疗。

一、一般治疗

高血压发病与中枢神经功能紊乱有关，应注意劳逸结合，保证充足睡眠，避免过度精神紧张，防止体力过劳。进行适当的体育锻炼，如散步、体操、太极拳、气功等。血压显著升高，症状多或有并发症的患者，应根据病情和工作性质，适当减轻工作加强休息。饮食宜清淡，少进食盐及胆固醇多的食物，多吃含钾含镁多的食物。食量以不使体重超重为度，应戒烟、避免过量饮酒。精神紧张睡眠不佳者可选用镇静剂，如安定、氯氮、甲丙氨酯、苯巴比妥等。

二、降压药物治疗

（一）血管紧张素转换酶抑制剂　目前应用较多者为卡托普利（Captopril）。作用机制，抑制血管紧张素Ⅰ向血管紧张素Ⅱ转变，抑制缓激肽的分解，抑制醛固酮的合成，减少儿茶酚胺的分泌，扩张血管，降低血压。由于醛固醇分泌减少，防止了水钠潴留。也可促进前列腺素的合成，扩张血管。还有抗心律失常作用。可用于各期高血压，剂量6.25mg－25mg口服，一日三次。本品的降压作用可通过限制钠盐摄入而增强。如合并使用利尿剂，降压作用可明显增强。副作用：低热、皮疹、瘙痒、眩晕、白细胞减少，原有肾功不全者可加重肾功不全。依那普利（Enalapril,MK－421）的降压机制；降低血浆中血管紧张素Ⅱ浓度，增强缓激肽的降压作用，降低交感神经张力。特大剂量时可直接干扰交感神经介质的传递。用法5mg，口服，每日二次，可每周增加剂量一次，直到最大剂量40mg/日或有效为止。口服后1－2小时开始出现降压作用，4－6小时达最高峰。有效后逐渐减量，每天一次维持疗效。沙拉新（Saralasin）是血管紧张素Ⅱ拮抗剂，对血管紧张素Ⅱ有竞争性拮抗作用。对血管紧张素Ⅱ增高引起的高血压有降压作用，也可用于恶性高血压。对低肾素型及正常肾素型高血压，不但不降压，反而能升高血压，这是因为本品是血管紧张素Ⅱ的类似物，对血管紧张肽Ⅱ受体有一定的内在兴奋作用。

（二）钙通道阻滞剂：是一组化学结构不同，作用机制也不尽相同的药物。由于抑制钙离子通过细胞膜上钙通道的内流，因而称为钙通道拮抗剂。钙通道阻滞剂降低血管平滑肌细胞内的游离钙浓度，使血管扩张，血压下降，还具有抑制血小板聚集，增强红细胞在缺氧的情况下的变形能力，对脂代谢无不良影响等优点，常用药物有维拉帕米、硫氮卓酮及硝苯地平。硝苯地平(Nifedipine)（硝苯地平），具有强力扩血管作用，在高血压治疗中占有重要地位。硝苯地平降压有以下特点：①作用迅速，舌下含化1－5分钟发挥作用，口服后10－20分钟起效。②疗效显著，降压幅度与原血压高度有关，血压越高，降压幅度越大，很少发生严重低血压反应。③应用方便，可口服，可含化，昏迷病人可含于舌下。④一药多效，即扩张周围血管而降压，也扩张冠状动脉而治心绞痛。由于增大心脏排血量，扩张肾血管利尿，故可以治疗心力衰竭。剂量：10～20mg，每日3－4次。副作用较小，有时可有轻度扩张性头痛，头胀、面红。降压作用显著时常伴有心率加快，这可能是由于外周血管扩张致反射性交感神经机能亢进所致。本品与卡托普利联合应用时，能增强降压效果。维拉帕米治疗高血压疗效高，副作用少，维拉帕米降压的优点①扩张周围动脉降低血压作用强，疗效迅速，降压幅度与血压高度有关，血压高，降压幅度大，血压正常者，无明显降压作用，高血压危象可静脉注射，疗效迅速。②扩张冠状动脉治疗心绞痛，保护缺血心肌，尤其适用于高血压合并冠心病者。③具有减慢房室传导速度，延长有效不应期，降低自律性的电生理作用，适用于高血压合并快速心律失常者。④由于扩张周围动脉，可用于高血压伴周围动脉阻塞性病变者，副作用有：窦性心动过缓，房室传导阻滞，负性肌力作用，因而在病窦综合征、心脏传导阻滞、心力衰竭者均禁用，剂量40～80mg，每日3次，必要时0.075mg/kg，静脉注射。硫氮卓酮（Diltiazem）有一定的降压作用，但不及硝苯地平，也有抑制房室结传导速度，延长房室结不应期的作用，但弱于维拉帕米，对于老年中度高血压且伴室上性快速心律失常者较适用。剂量30—60mg，口服，每日三次。副作用同维拉帕米，尼群地平（Nitrendipine）降低周围血管阻力而降压，对正常血压影响很小，服药后一小时开始降压，疗效可维持24小时，对血糖血脂均无不良影响，剂量10mg，口服每日1～2次，尼莫地平（Nimodipine）本品容易透过血脑屏障，是一种强力脑血管扩张剂，既能降压。又有预防脑卒中发作的作用。剂量10～30mg，每日2－3次。尼卡地平（Nicardipine）扩张脑血管的作用较强，适用于高血压合并脑血管病变者，剂量10～20mg，口服，每日3次。

（三）血管扩张剂　直接松弛血管平滑肌，扩张血管，降低血压。常用药物有：

1. 硝普钠（Sodium Nitroprusside）能直接扩张小动脉和小静脉，既能降低心脏前负荷，也能降低心脏后负荷。既减少回心血量，也增大前向搏出量，作用时间短，需连续静脉滴注。主要用于高血压急症及高血压伴心力衰竭者。用法：开始用10～20ug/min，可根据血压水平调整滴入剂量，最大不超过300ug/min。副作用：直立性低血压、嗜睡、乏力、恶心、呕吐、出汗、头痛等。连续静脉滴注，一般不超过48小时，硝普钠在体内转化为硫氰酸盐，持续用药超过72小时者，应隔日测定血中硫氰酸盐浓度，若超过10%为中毒浓度。应停药。

2. 米诺地尔（Minoxidil）直接作用于小动脉血管平滑肌，降压作用强，作用时间持久。适用重症或顽固性高血压，对其他药物产生耐药或疗效不佳者。本品不降低肾血管流量，故适用于高血压伴肾功能不良者。用法：25mg，口服，每日2－4次，可逐渐增加剂量，一日最大剂量不超过40mg，常见副作用，浮肿、多毛、心动过度、恶心、胃不适等。

3. 肼苯达嗪（Hydrolazine）对体内某些为血管收缩所必需的微量金属如铜具有螯合作用，对组织胺酶和双羟苯丙酸去羟酶也有抑制作用，后者与体内去甲肾上腺素的合成有密切关系。此外还能抑制两种肽类物质，即血压支持素和血管紧张素的活性，通过多种途径达到降压目的。本品增强心肌收缩力，加快心率，增大心脏排血量，增加肾血流量，心肌耗氧增加，因而冠心病人应慎用。高血压合并肾功不全者，本品可以与利尿剂合用，常用剂量 10～25mg，口服，每日 4 次，可逐渐增量，一日量以不超过 250mg 为宜。目前多采用双肼苯达嗪，常用量 25～50mg，口服，每日 3 次，副作用：心动过速、头痛、恶心、呕吐、乏力全血细胞减少，多发性神经炎和红斑狼疮样症状等。

（四）作用于交感神经系统的降压药

1. 中枢性交感神经抑制药

（1）可乐定（Clonidine） 能抑制延脑血管运动中枢，使交感神经末梢活性下降，外周阻力下降而达降压目的，还可使迷走神经活性增高，降低心率，降低血压，也能直接扩张周围血管而降压，具有镇静作用，对于易激动和神经过敏的患者较适宜，亦可用于高肾素型者。开始用量 75ug，口服，每日 2～3 次，如无效，可逐渐增加剂量至 300ug，每日 3 次。本药显效较快，口服半小时后即可降压，2～3 小时达最大疗效。副作用口干、恶心、乏力、嗜睡、心慌、头痛、头晕。突然停药可致血压反跳增高、头痛、心悸、出汗、应逐渐减量，然后停药。为减轻水钠潴留，宜与利尿剂并用。

（2）甲基多巴（Methyldopa） 能竞争性阻滞去甲肾上腺素合成过程中多巴向多巴胺转化的脱羧作用，阻止去甲肾上腺素的合成而降压。对心率、心排血量影响很小，并能维持肾血流量和肾小球滤过率不变，也能扩张肾内动脉血管，使肾血管阻力降低，适用于高血压病伴肾功能不全者。肝功能不全者禁用。用法：250mg，口服，每日 2～3 次，可渐增加到 1000mg，每日 3 次。副作用：嗜睡、口干、乏力、发热等。

2. 交感神经节阻滞剂 阻滞交感神经兴奋的传递，扩张小动脉，降低血管阻力，也扩张小静脉，易致直立性低血压，常用者有阿方那特 500mg，溶于 50% 葡萄糖液 500ml 中静脉滴注，用于高血压脑病的治疗。

3. 交感神经节后阻滞剂　使交感神经末梢中去甲肾上腺素贮存耗竭，而达到降压的目的。

（1）胍乙啶　可阻止交感神经末梢释放去甲肾上腺素，并耗竭去甲肾上腺素的贮存，从而干扰肾上腺素能节后神经末梢的神经传递，使外周阻力降低，血压下降，也使心率减慢，心排血量下降，剂量10mg，口服，每日2～3次，可渐增至75mg/日。降压作用较强，副作用也较多，有直立性低血压，口干、腹泻、鼻塞、阳痿等。目前仅用于严重高血压，其他降压药疗效不佳者。

（2）利血平（Reserpine）属萝芙木类，可使大脑和内脏器官的儿茶酚胺水平降低，从而抑制和耗竭交感神经末梢的神经传递物质，使外周阻力降低，血压下降，也能使大脑内五羟色胺水平下降而有中枢镇静作用。本品作用缓和，发挥作用缓慢，通常在首次服药后1～2小时才逐渐发挥作用，作用持续24－48小时，药物作用的高峰在服药后1～2周。剂量：0.25mg，口服，每日三次，由于有中枢抑制作用，忧郁症者禁用，能促进胃液分泌，可导致消化道出血，原有溃疡者应慎用，副作用有鼻塞、心动过缓、乏力、长期服用可导致血脂升高，由于副作用较多，目前已不作为降压药物的首选用药。

4. 肾上腺素能受体阻滞剂

（1）β受体阻滞剂；该药与儿茶酚胺竞争和β受体相结合，降低交感神经张力，提高血管平滑肌对扩血管药物的敏感性。具负性肌力和负性频率作用，使心率减慢，心排血量减少。肾脏内β受体阻滞可抑制肾素分泌。阻滞中枢神经β受体，产生心动过缓和降压，适应证：①年轻高血压患者；②高肾素型高血压（恶性高血压、肾血管性高血压、高肾素型原发性高血压）；③高心排血量型高血压；④伴有心动过速的高血压；⑤合并劳力性心绞痛，心律失常的高血压，常用者有普萘洛尔（Propranolol）10～80mg，口服，每日3次，剂量应个体化，由小到大，有效为止。普萘洛尔可升高血清甘油三酯，极低密度脂蛋白，高密度脂蛋白降低。由于对血脂的不利影响，目前已不作为降压的首选药物，有支气管哮喘者禁用，氯胺苄心定（Labetalol）是 WHO 推荐的降压药，系普萘洛尔类似物，具有α和β受体联合阻滞作用。可拮抗去甲肾上腺素的缩血管作用，拮抗α受体兴奋的升压作用，拮抗异丙肾上腺素，上腺素的扩血管作用，拮抗β受体兴奋的心率加快作用。阻滞β受体的作用＞阻滞α受体的作用。剂量 100～200mg，口服，每日 3 次，必要时 1.5—2mg/kg 静脉滴注，与利尿剂合用，可增强疗效。副作用：心动过缓、直立性低血压、口干、嗜睡、恶心、呕吐、腹泻等。醋丁洛尔（Acebutolol）对轻，中度高血压有良好降压作用，减慢心率的作用较轻，对血脂无不良影响。剂量 400～800mg / 日，分 2 次口服。此外，美托洛尔、阿替洛尔亦有良好降压作用。

（2）α受体阻滞剂　阻滞肾上腺素、去甲肾上腺素和交感神经对血管的作用，降低外周阻力而降压，常用者有哌唑嗪（Prazosin），阻滞α1 受体，对心排血量，心率及血浆肾素活性影响较小，先以 0.5—1mg 试服，如无反应，则以 1mg，每日 3 次，渐增至 5mg，每日 3 次。本品的血管作用较强，首剂后 30～60 分可能出现直立性低血压，甚至晕厥，宜从小剂量开始。多沙唑嗪，降压作用比哌唑嗪更强，使用方便。2.4mg，每日 1 次，酚妥拉明（Phentolamine）阻滞 α_1 及 α_2 受体，降低后负荷，心排出量增多，肾素释放增加，心率加快，剂量 25－50mg，口服，每日 3 次，或 10mg 稀释于 5％葡萄糖液 250ml 内静脉滴注，酚苄明（Didenzyline）阻滞 α_1 及 α_2 受体，剂量 10～20mg，口服，每日 3 次，副作用有头晕、乏力、浮肿。

（五）利尿降压药

1. 噻嗪类　是应用最广的口服利尿降压药，氢氯噻嗪（Dihydrochlorothiazide）25mg，每日 2～3 次，对轻、中度高血压有良好降压作用。由于降低血容量，降低血压，使血液黏滞度增加，对脑血管病者，有诱发脑缺血的危险，老年人有短暂脑缺血发病史者应慎用。本品抑制肾脏对尿酸的排泄，使血清尿酸浓度增高，可诱发痛风。由于抑制胰岛素的释放及周围组织糖利用障碍，可致血糖升高。糖尿病人应慎用。也可使血清胆固醇及甘油三酯升高，对冠心病有不利影响，也能引起低钾低镁。由于副作用较多，不宜作为首选用药。

2. 氯噻酮　作用时间长，剂量 50mg，每日 1 次，本品也升高血清胆固醇及甘油三酯，对冠心病不利。

3. 呋塞米　作用强，疗效短。剂量 40mg，每日 2 次，重症高血压，可静脉注射。

4. 氨苯喋啶　降压作用弱，排钠潴钾，剂量 50mg，每日 1 次。

三、药物治疗原则

（一）个体化　根据不同病人的病理生理特点，病程进展和并发症，而采用不同的药物不同的剂量，除非紧急情况，一般不必急剧降压，尤其老年人，以逐渐降压为宜。无并发症者，可使血压降到 18.7/12Kpa（140/90mmHg）上下，有心、脑、肾供血不足者，过度降压可加重缺血，药物降压，不是病因治疗，应长期用药，甚至终身治疗，采取最小有效量，长期坚持。

（二）联合用药　联合用药可产生协同作用，抵消副作用。如血管扩张剂常继发交感神经兴奋，心率加快，心排出量增多，并用 β 阻滞剂可对消心率加快。血管扩张剂可继发醛固酮增多，水钠潴留。并用利尿剂，可对消之。

（三）分级治疗　对一般高血压，先用副作用少的药物，如未取得满意疗效可逐步加用一种或多种作用机制不同的药物。可考虑分级治疗。

一级　利尿剂、β 受体阻滞剂、钙通道阻滞剂、血管紧张素转换酶抑制剂，可选用一种药物，一种无效可改用另一种。

二级　联合用药，两种药物并用，自小量开始，有效为止，若无效转入三级。

三级　联合用药，三种药物并用。

四级　三级治疗效果不佳者，可换用胍乙啶或可乐定。

（四）高血压脑病的治疗

1．卧床休息　抬高床头、吸氧、镇静。

2．迅速降压　硝苯地平10—20mg，舌下含服，硝普钠静脉滴注，硫酸镁肌肉注射或静脉注射。

3．降低脑压　甘露醇、呋塞米静脉注射。

【预后】

缓进型高血压，发展慢，可长期无症状，预后效果好，经适当治疗，已有的心血管损害，可终止发展或有所恢复，不治疗或未充分治疗者，易发生心、脑、肾并发症。死亡原因以脑血管最多，次为心力衰竭和尿毒症。急进型高血压预后不良，不治疗者多在1～2年内死亡。积极治疗，如未形成严重肾功能衰竭，则有存活的可能。

【预防】

广泛开展有关高血压知识的宣传，注意劳逸结合，适当体育锻炼，饮食清淡、低盐，防止体重超重。组织高血压普查，凡有临界高血压者，工作紧张患者病率高者，如驾驶员、话务员，应列为高血压普查重点，以便早期发现，早期治疗，以防靶器官损害。

第三节　风湿热

风湿热是甲族乙型溶血性链球菌感染后的免疫性晚期续发病。各器官有非细菌性炎症，临床上以多发性游走性关节炎、心肌炎、皮肤环形红斑及皮下结节等为主要表现。其特点为反复风湿活动发作，若波及心脏则产生心脏瓣膜永久性损害，导致风湿性心脏病。

本病多发生于气候多变的冬春季节，在潮湿拥挤的环境中发病较多，好发年龄5—15岁，复发多在初发后的3—5年内，复发可导致心脏损害加重。近年来由于抗生素的应用及居住。营养条件等的改善，发病率已明显下降。

【病理】

风湿病病理变化可累及全身结缔组织中的胶原纤维，以关节、心脏、血管及浆膜等处改变为最常见，但以心脏病变最为重要，可波及心内膜、心肌及心包，心肌间质内胶原纤维及血管周围，其发展过程可分为三个阶段。

一、变性渗出期

胶原纤维肿胀变性，周围有淋巴细胞及红细胞浸润及浆液渗出。本期可持续1—2月。

二、增殖期

主要病变为阿少夫小体（Aschoff 体），是风湿热的特征病变，小体中心胶原纤维变性坏死，周围有椭圆多形细胞，体积大，胞浆丰富呈嗜碱性。并有淋巴细胞和浆细胞浸润，此期持续3—4月。

三、硬化期

阿少夫小体中央变性坏死物质吸收，周围炎症细胞减少，病变纤维化，形成瘢痕组织。由于本病反复发作及慢性迁延过程，上述三期常交叉存在。

风湿病变可侵及心脏各部分，心肌炎和心内膜炎最常见和最重要。心肌中可见有典型的阿少夫小体，主要存在于心肌间质血管周围的结缔组织中，心内膜炎主要累及瓣膜，导致瓣膜肿胀及增厚，表面出现小赘生物，瓣叶闭合处有纤维蛋白沉着，形成瓣叶间粘连，风湿若反复发作可使瓣膜病变加重，引起瓣叶间粘连，缩短变形，加上腱索和乳头肌粘连使变形加重，形成瓣口狭窄。心包的浆液渗出吸收后，轻型病例可完全恢复，多数病例反复迁延发作，使心瓣膜变形及心肌瘢痕形成。关节炎以渗出为主，炎症消退后不遗留后患。

【临床表现】

风湿热主要表现为多发性关节炎、心肌炎、皮肤环形红斑、皮下结节与舞蹈病等，于链球菌感染后，单独或不同组合出现。随着社会进步、医疗卫生居住营养条件的改善，风湿热的临床表现与以前已有明显的不同。除发病率下降外，不典型及轻型病例增多，心脏受侵的数字及严重程度均有明显减轻。

发病期 1～4 周，约 1/2 患者有急性咽炎、扁桃体炎、可有发热、乏力、出汗、贫血、体重下降等症状，部分人亦可无任何不适。

一、心肌炎

为最严重的病变，多见于青少年风湿热患者，心肌炎发病率和严重程度随发病年龄增长而渐减低。轻者无症状，心包、心肌、心内膜可个别受累，或同时三层不同程度受累称为全心炎。

（一）心肌炎　症状取决于心肌受侵的范围与程度，可有心悸及心前区不适；严重者并发心力衰竭，出现咳嗽、呼吸困难、出汗等，常是急性期患儿死亡的主要原因。查体：可有与体温不成比例的心动过速，心脏普遍增大，心尖第一心音减低，可以出现舒张期奔马律，心脏杂音等及其他心衰体征。心电图有房室传导阻滞、期前收缩、房颤、T 波平坦或倒置，ST 段下移及 Q-T 延长，提示心肌损害。

（二）心内膜炎　急性期可无明显体征。初发风湿热可由于血流加速，心脏扩大或者由于瓣膜水肿，炎症反应而产生相应杂音，心脏杂音多数源于二尖瓣，小部分源于主动脉瓣。由于心肌病变及二尖瓣炎症反应所产生的舒张中期杂音，又名 Carey-Coombs 杂音。急性期的杂音常需追踪观察，轻者随风湿热控制可消失。若反复风湿活动可产生瓣膜永久损害，杂音可持续存在。产生永久损害一般约需 2 年以上，约有 1 / 2 心肌炎患者初始无症状而最终发生慢性心瓣膜病。

（三）心包炎 为风湿性全心炎或浆膜炎的一部分。常先有纤维蛋白的渗出，患者有胸痛，可闻及心包摩擦音，继之可有浆液渗出形成心包积液，但液量常不多。可同时有胸膜炎或肺炎。心电图可有 ST 段上移及 T 波倒置。

据统计约有 1 / 3 心肌炎患者无明显自觉症状，最终发展为慢性心瓣膜病。多见于成年人。

二、关节炎

是风湿热最常见的主要表现，随着患者年龄的增长，关节炎多见，为不对称性，游走性，骨关节炎。其严重程度差异较大，轻者只有关节痛而无炎症表现，典型者可有红肿热痛，活动受限。炎症消退后不遗留关节功能障碍。关节炎与心脏炎症严重程度不相关。成人风湿热患者多以关节炎为突出表现，而青少年幼儿则以心脏病变为主。

三、皮肤表现

环形红斑及皮下结节为特征性。环形红斑多发生于躯干或四肢的内侧，为一种轮廓清楚易消退的淡红色环形红斑，周边可有葡萄疹，中央苍白，常呈一过性。皮下结节为 2－5 毫米大小的皮下硬结，圆形或椭圆形，不与皮肤粘连，无压痛，可移动。常出现于大关节的伸侧，尤其是肘、膝及腕关节，枕骨区或胸腰椎棘突等部位。皮下结节多与心肌炎同时存在。近年来皮下小结较为少见。

四、舞蹈症

成人中少见，在儿童中发生率也很低，多见于女孩。在链球菌感染后数月出现。由于风湿脑血管病变引起，为无意识不协调的手足动作，有时面部抽搐，常与心肌病并存。

五、其他表现

其他心外风湿活动如①风湿性肺炎或胸膜炎。②以腹痛为主的腹膜炎，③

风湿性肾炎，其肾功正常，可有蛋白尿及血尿，④风湿性脉管炎，可发生在大小动脉，如肺、脑小动脉可造成肺、脑梗死、累及冠状动脉可出现心绞痛。

【实验室及其他检查】

一、反映链球菌感染指标

（一）咽拭子培养　要采取新鲜标本，采后立即培养。阳性者只说明有此菌感染，阴性者不能排除风湿热。

（二）链球菌抗体测定　常用的为抗链球菌溶血素 O 或 ALSO（Anti-Streptolysin　O)。在感染后 2 周开始升高，至第 5、6 周达高峰，下降较慢，抗“O”滴度≥500u 才有意义。滴度的高低与下降速度与病的严重性及预后无关。升高只说明近期有溶血性链球菌感染，不是本病特异性诊断指征。

其他尚有抗透明质酸酶（AH)、抗链激酶（ASK)、抗脱氧核糖核酸（抗 DNA 酶)。后者维持阳性时间较长。若＞20 万 u／L（＞200u／ml）说明有链球菌感染。

二、反映非特异性炎症指标

（一）白细胞计数及中性粒细胞比例增高，并有贫血。

（二）血沉增高，可能与球蛋白及纤维蛋白原升高有关，前者与免疫反应有关，后者与炎症反应有关，心衰时血沉可正常。

（三）黏蛋白升高，正常为 30－70g/L（30－70mg/ml)。

（四）C 反应蛋白阳性，C 反应蛋白是炎症时血中出现的蛋白。贫血时血沉增快，C 反应蛋白阴性，心衰病人血沉正常，C 反应蛋白阳性。

以上实验室检查指标应联合进行，综合分析。

【诊断】

风湿热缺乏特异的诊断方法，主要参考修订的 Jones 标准。

有链球菌感染的依据同时有两个主要表现或一个主要加两项次要表现，则风湿热可能性很大。

1981年华北东北心血管协作会议时风湿热诊断补充建议：心电图除P－R延长，可有ST－T改变，Q－T延长或心律失常，可有风湿性肺炎、胸膜炎、腹膜炎、脉管炎，风湿性脑病，风湿性肾炎等，作为诊断参考条件。

一、以心肌炎为主要临床表现时，若没有明显的杂音，需注意与病毒性心肌炎鉴别。

二、若以关节炎、发热、血沉快为主要临床表现时需注意与类风湿性关节炎、结核性变态反应性关节炎（Poncet氏综合征）、结缔组织病进行鉴别。

三、链球菌感染后病情轻，心脏不受侵，仅有关节酸痛，常为链球菌感染后状态。

四、已有慢性风湿性瓣膜病，判断有无风湿活动的诊断参考条件：

（一）原有器质性杂音性质变化或有新的病理性杂音。

（二）近来出现无明显诱因的心脏增大或心力衰竭。

（三）心力衰竭难以控制，洋地黄耐受量降低，且出现中毒表现。

（四）新近出现各种心律失常，或未用洋地黄而安静情况下窦性心动过速＞100次/分。

（五）心衰时血沉正常，心衰控制后或心脏手术后出现能排除其他原因所致的血沉增速。

（六）近期上感后出现发热、出汗、乏力、关节酸痛，心衰症状出现或加重。

（七）出现风湿热的心外表现。

（八）抗风湿试验治疗后病情显著好转。

【治疗】

控制炎症，预防复发，保护心脏。

一、一般治疗

急性期应卧床休息，有心脏炎者严格卧床休息，减轻心脏负担，直到风湿活动症状消失及各项指征恢复正常。饮食应易于消化及富于营养。

二、抗生素

应用青霉素每日 160 万-480 万 u，持续两周。若对青霉素过敏时可用红霉素。

三、水杨酸制剂

此药能抑制前列腺素的合成。从而减轻炎症反应。成人每日 4～6g，小儿 100～150mg/kg 体重，分 3－4 次口服。症状控制后可酌情减量，风湿活动停止后 2～4 周方可停药。其副作用为出血或 / 及消化道反应。

四、肾上腺皮质激素

能减少组织反应，适用于高热、心肌炎、出现心力衰竭或有完全性房室传导阻滞出现阿斯综合征。紧急时可静脉给药地塞米松每次 5～10mg 或的氢化可的松每次 50～100mg，每日 2～4 次。一般情况下可用泼尼松每日 30～60mg 口服，2 周后减量。总疗程 6～8 周。在激素治疗减量或停药时，可有“反跳”现象，轻者 2～3 天消失，有时持续 1－2 周，此时仍应按风湿活动处理。

【预防】

主要为预防与控制链球菌感染

一、注意防寒保暖，加强抵抗力。

二、患过风湿热者，应用长效青霉素肌注，每日一次，于好发季节应用，并定期追踪随访。

三、风湿活动停止后，可去除慢性病灶。

第三章　内分泌常见疾病的治疗

第一节　嗜铬细胞瘤

嗜铬细胞瘤起源于由神经嵴中移行出来的嗜铬细胞。嗜铬组织能合成儿茶酚胺，在胚胎期分布广泛，出生后仅少量残留在肾上腺髓质、交感神经节和体内其他部位。可形成肿瘤并合成及释放儿茶酚胺，引起高血压等症状。

【病理】

嗜铬细胞瘤约85～90%起源于肾上腺髓质，多为单侧，少数起源于两侧肾上腺，肾上腺外的肿瘤从颈动脉体到盆腔均可，常与交感神经节相关联，如腹主动脉两侧（占患者的10%～15%）及后纵隔障。多发性嗜铬细胞瘤多见于儿童患者和家族性嗜铬细胞瘤病人。

嗜铬细胞瘤中约10%为恶性，病理细胞形态学难以确定诊断。其诊断依据为①有包膜浸润，②肌层血管内瘤栓形成，③在没有嗜铬组织的部位有肿瘤转移。

正常肾上腺髓质合成的儿茶酚胺以肾上腺素为主，去甲肾上腺素仅占15%。肾上腺嗜铬细胞瘤释放的儿茶酚胺中去甲肾上腺素约占3／4，肾上腺外肿瘤所释放者几乎全部为去甲肾上腺素。故表现有所不同。

【临床表现】

一、高血压　可有不同的表现形式：

（一）阵发性高血压型　约占1／3。可因情绪激动、体位改变、体力劳动、吸烟、触压瘤块、注射组胺、麻醉等各种原因所诱发，也可以没有明显诱因。发作先兆为四肢麻木，视觉异常，肌肉震颤，腹绞痛等。发作时血压急骤升高，收缩压经常达28kpa（220mmHg）以上，舒张压也相应升高。发作持续时间长短不等，数秒钟甚至数十分钟甚至24小时以上，以后血压降至正常。发作时自觉剧烈头痛，心前区及上腹部紧迫感和心前区疼痛，大汗淋漓、恶心、呕吐、视物模糊、复视等。开始缓解时可出现迷走神经兴奋症状，如皮肤潮红，全身发热感，流涎，瞳孔缩小，尿量增多等。发作后感乏力、困倦。开始时数周至数月发作一次，以后间歇期短，发作渐重，可每日发作数十次。

（二）持续性高血压　约占2/3。可以有阵发性加重，也可以出现直立性低血压。收缩期血压多在28Kpa（220mmHg）以上。服用一般降压药物无效，服儿茶酚胺释放药物如利血平、降压灵、胍乙啶、甲基多巴等可以出现反常反应，血压反而升高。部分病人呈急进型高血压，伴有急剧进展的心、肾、脑损害和急性心肌梗死。也可能出现高血压危象。

（三）低血压，休克 可以突然出现，也可以与高血压交替发生。可伴有急性腹痛、心前区痛、高热等。原因：①肿瘤内骤然出血，坏死。②大量儿茶酚胺引起严重心律失常或心功不全，③大量儿茶酚胺使血管强烈收缩，组织缺氧，血管通透性增加，血浆外渗，血容量严重不足。④肾上腺素兴奋了肾上腺能β受体，使周围血管扩张。

二、心血管系统 血容量不足，血管收缩现象缓解后血压即降低，可能出现休克。由于过量儿茶酚胺作用，尤其是去甲肾上腺素，使心肌呈退行性变，坏死，水肿和纤维化。因此可以发生严重的急性心力衰竭，以左心衰竭和肺水肿为多见。可以出现多种心律失常，如种种期前收缩，房室传导阻滞、阵发性心动过速和室颤，并可致猝死。

三、胃肠系统 经常因肠蠕动及张力减弱而出现便秘。血管严重收缩，胃肠道缺血，可引起消化道出血、溃疡、穿孔、肠梗阻。约20%合并胆石症。嗜铬细胞瘤位于直肠后侧，排便时可以引起高血压发作。

四、泌尿系统 病程较久者将出现肾功能衰竭。如果嗜铬细胞瘤位于膀胱，则排尿时可能引起高血压发作。

五、代谢紊乱　糖耐量曲线呈糖尿病型者约占60%，半数病人呈高脂血症，部分病人血钾偏低，近半数患者基础代谢率偏高，故患者多消瘦。

六、其他 经常有头痛、失眠、烦躁、焦虑等症状，高血压可诱发脑血管意外，亦为本病和重要死亡原因。少数病人可于腹部触及较大的包块一嗜铬细胞瘤。触压时可引起高血压发作，但较大的嗜铬细胞瘤多无显著的内分泌功能。

【实验室及其他检查】

一、尿香草基杏杜酸（VMA）对于持续性高血压型和每日频繁发作的阵发性高血压型患者可测24小时尿VMA排出量，正常人为＜32μmol/24h(<5.8mg/24h)，高于50μmol/24h（9.1mg/24h）为可疑，两次以上高于100μmol/24h（18.2mg/24h）则有诊断意义。在偶然有短暂发作者，可以测包括发作期的3小时内尿VMA含量与间歇期3小时尿VMA含量对比。如显著升高也是有意义的。

二、肾素活性和血管紧张素Ⅱ测定 由于反馈关系，均呈显著低值，在鉴别高血压病因方面有较好价　值。

三、血、尿儿茶酚胺及其代谢物测定　肾上腺素和去甲肾上腺素以及甲氧基肾上腺素（MN）和甲氧基去甲肾上腺素（NMN）测定均明显高于正常范围。如果多次测定，NMN明显升高，而MN接近正常，则提示肾上腺外嗜铬细胞瘤的可能性较大。

进行以上各项检查时必须停用一切影响儿茶酚胺类的药物，以免影响测定的可靠性。

四、诱发试验　对观察期间无法做者可进行诱发试验，血压过高者禁用。检查前必须停用降压药和镇静剂7～10天。方法：病人平卧安静休息，静脉注射组胺0.025～0.05mg（相当于磷酸组胺0.069～0.138mg）或胰高血糖素0.5～

1mg，每 30 秒测血压一次，5 分钟后每分钟测一次。血压升高 6.0/2.7kpa （45/20mmHg）以上阳性。注意事项①有发生药物过量和组胺反应的可能，②可因血压急骤升高，导致脑血管意外，心肌梗死、急性心衰、严重心律失常（如室颤）的可能。③低血压，休克。因此进行此项检查时应使用血压监护，准备好酚妥拉明注射液和除颤器，以防意外。阳性率约 50%，假阳性率约 10%，也可以用酪胺 0.5～2.0mg 静注，代替组胺，副作用较轻，但假阳性率约 15%。

五、酚妥拉明试验　准备情况同激发试验，适用于血压高于 24 / 14kpa(180/106mmHg)。者，将酚妥拉明 5mg 稀释于生理盐水 10～20ml 内，缓慢静注，每 30 秒钟测血压一次，5 分钟后每分钟一次。如果血压下降不明显，可以加快注射速度。如果血压下降超过 4.6/3.3kpa（36/25mmHg）者为阳性。血压降低可持续数分钟至数小时。假阴性率较低，但假阳性率较高，尤其是近期曾服用降血压剂如利血平、胍乙啶者，易出现假阳性。注意事项：可能发生血压显著降低，血容量不足，呈休克状态，引起心肌梗死和脑血管意外。

六、定位检查　主要为影像学方法，如 B 型超声检查、CT 扫描、磁共振显像等，也可以做血管造影检查，但对位于肾上腺者有意义。由于肾上腺外肿瘤可以作腔静脉导管、分段采血测定儿茶酚胺（MN 及 NMN），以大致估计肿瘤部位。这在间歇期无意义。

特别部位嗜铬细胞瘤可因特别症状及局部检查而发现。如直肠后者多于排便时发现，锁灌肠可以发现包块。位于膀胱者经常于排尿时发作，膀胱镜检查多有所发现。

【诊断及鉴别诊断】

根据血压阵发性或持续性显著升高，超过 28 / kpa(220/106mmHg)，伴随交感神经症状，经实验室检查证实，诊断并不困难（有时定位诊断较难）。应与其他病因的高血压、甲状腺功能亢进症、糖尿病、更年期综合征相鉴别。

【治疗】

一、一般治疗　安静休息，避免对包块或可疑部位过重触压，以减少发作。加强护理，随时做好处理高血压危象及急性心衰的准备。

二、肾上腺能受体阻滞剂　首选的α受体阻滞剂如苯苄明（酚苄明），每天10～60mg分二次口服，作用持续24小时至5天。用药时血管收缩现象消失，故应同时纠正血容量不足。由于本药作用持续时间长，对用手术治疗的患者必须于术前2－3天停用，以免术中出现难控制性低血压和休克。术前和术中应用酚妥拉明（Rigitine）持续静滴控制血压。主要副作用为鼻黏膜充血、鼻阻。高血压危象时，用酚妥拉明5mg静注，输液速度根据血压调节。

β－受体阻滞剂：应用时必须先使用α受体阻滞剂1～3天，否则β受体阻滞剂消除了儿茶酚胺β受体的血管扩张作用后，α受体的收缩血管作用不再受到拮抗，使血压更进一步升高，甚至出现心肌梗死和脑血管意外，必须严格注意。

三、儿茶酚胺阻滞剂　α甲基脯氨酸可与酪酸相竞争，抑制酪氨酸羟化酶，阻滞了儿茶酚胺的合成。剂量为每日600～1200mg。可能出现嗜睡、焦虑、震颤、口干、溢乳等副作用，持续用药数月后疗效渐差。

四、补充血容量　控制血管的过度收缩后，必须及时补充血容量，晶体溶液仅能短时间维持血容量，胶性液体可以维持较长时间，如全血、血浆、羧甲淀粉等，为进一步治疗创造了条件。

五、手术治疗　能或基本能定位的嗜铬细胞瘤均应手术切除，或施探查手术。术前用α受体阻滞剂控制血压，纠正血容量不足，控制糖代谢紊乱。术中配合使用酚拉明和多巴胺静脉滴注，以保持血压稳定。如切肿瘤的主要静脉后血压应立即下降，不降则应考虑多发性嗜铬细胞瘤的可能性，给予探查。

第二节　甲状腺机能减退症

甲状腺机能减退症系甲状腺激素合成与分泌不足，或甲状腺激素生理效应不好而致的全身性疾病。若功能减退始于胎儿或新生儿期，称为克汀病；始于性发育前儿童称幼年型甲减；始于成人称成年型甲减。

【病因】

一、原发性甲减 由甲状腺本身疾病所致，患者血清 TSH 均升高。主要见于：①先天性甲状腺缺如；②甲状腺萎缩；③弥漫性淋巴细胞性甲状腺炎；④亚急性甲状腺炎；⑤甲状腺破坏性治疗（放射性碘，手术）后；⑥甲状腺激素合成障碍（先天性酶缺陷，缺碘或碘过量）；⑦药物抑制；⑧浸润性损害（淋巴性癌，淀粉样变性等）。

二、继发性甲减　患者血清 TSH 降低。主要见于垂体病、垂体瘤、孤立性 TSH 缺乏；下丘脑综合征、下丘脑肿瘤、孤立性 TRH 缺乏。

三、周围性甲减　少见，为家庭遗传性疾病，外周靶组织摄取激素的功能良好，但细胞核内受体功能障碍或缺乏，故对甲状腺激素的生理效应减弱。

【临床表现】

一、成年型甲减　多见于中年女性，男女之比均为 1:5，起病隐匿，病情发展缓慢。典型症状如下：

（一）一般表现 怕冷，皮肤干燥少汗，粗厚、泛黄、发凉，毛发稀疏、干枯，指甲脆、有裂纹，疲劳、嗜睡、记忆力差、智力减退、反应迟钝，轻度贫血。体重增加。

（二）特殊面容 颜面苍白而蜡黄，面部浮肿，目光呆滞，眼睑松肿，表情淡漠，少言寡语，言则声嘶，吐词含混。

（三）心血管系统 心率缓慢，心音低弱，心脏呈普遍性扩大，常伴有心包积液，也有久病后心肌纤维肿胀，黏液性糖蛋白（PAS 染色阳性）沉积以及间质纤维化，称甲减性心肌病变。患者可出现明显脂代谢紊乱，呈现高胆固醇血症，高甘油三酯血症以及高β-脂蛋白血症，常伴有动脉粥样硬化症，冠心病发病率高于一般人群，但因周围组织的低代谢率，心排血量减低，心肌氧耗减少，故很少发生心绞痛与心力衰竭。有时血压偏高，但多见于舒张压。心电图呈低电压，T 波倒置，QRS 波增宽，P—R 间期延长。

（四）消化系统 患者食欲减退，便秘，腹胀，甚至出现麻痹性肠梗阻。半数左右的患者有完全性胃酸缺乏。

（五）肌肉与关节系统 肌肉收缩与松弛均缓慢延迟，常感肌肉疼痛、僵硬。骨质代谢缓慢，骨形成与吸收均减少。关节疼痛，活动不灵，有强直感，受冷后加重，有如慢性关节炎。偶见关节腔积液。

（六）内分泌系统 男性阳痿，女性月经过多，久病不治者亦可闭经。肾上腺皮质功能偏低，血和尿皮质醇降低。原发性甲减有时可同时伴有自身免疫性肾上腺皮质功能减退和／或Ⅰ型糖尿病，称 Schmidt 综合征。

二、克汀病 患儿痴呆，食欲差，喂食困难，无吸吮力，安静，少哭闹，嗜睡，自发动作少，肌肉松弛，面色苍白，皮肤干燥，发凉、粗厚，声音嘶哑，腱反射弱。有发育延迟。

三、幼年型甲减 幼年患者表现似克汀病。较大儿童则状如成人型甲减，且生长发育受影响，青春期发育延迟，智力与学习成绩差。

无论何种类型的甲减患者，当症状严重，得不到合理治疗，在一定情况下，如感染，寒冷，手术，麻醉或使用镇静剂时可诱发昏迷，特殊黏液水肿性昏迷。患者先有嗜睡，体温不升，甚至低于 35°C，血压下降，呼吸浅慢，心跳弱而慢，肌肉松弛，腱反射消失，可伴休克，心肾功能衰竭而危及生命。

【实验室检查】

一、一般检查 ①血常规常有轻、中度贫血，属正细胞正色素性，小细胞低色素性或大细胞型。②血糖正常或偏低，葡萄糖耐量曲线低平。③血胆固醇，甘油三酯和β－脂蛋白增高。

二、甲状腺功能检查 ①基础代谢率降低，常在-30～45％以下；②甲状腺摄碘率低于正常，呈扁平曲线；③血清 T4 降低，常在 38.6nmol/L（30ng/ml）以下，FT4 常＜9.11pmol/L(7.08pg/ml)；血清 T3 与 FT3 亦可有不同程度降低，但轻中度患者有时可正常，血清 rT3 可低于 0.3nmol/L(0.2ng/ml)。

三、下丘脑－垂体－甲状腺轴功能检查 ①血清 TSH 测定，正常人多＜10mu/L(10μu/ml)，在原发性甲减中，TSH＞20mu/L(20μu/ml)；继发性甲减则显著降低，可＜0.5mu/L(0.5μv/ml)，②TSH 兴奋试验，皮下注射 TSh 10 单位后，如甲状腺摄 131 碘率明显升高，提示为继发性甲减，如不升高，提示为原发性甲减。③TRH 兴奋试验，静脉注射 TRH200～500μg 后，如血清 TSH 呈延迟增高反应，提示病变可能在下丘脑水平，如无增高反应，病变可能在垂体，如 TSH 基础值较高，TRH 注射后更高，则提示病变在甲状腺。

四、X 线检查 作头颅平片、CT、磁共振或脑室造影，以除外垂体肿瘤、下丘脑或其他引起甲减症的颅内肿瘤。原发性甲减，垂体与蝶鞍可继发性增大。

五、甲状腺自身抗体检查 病因与甲状腺自身免疫有关者，患者血中抗甲状腺微粒体抗体（TMA）和抗甲状腺球蛋白抗体（TGA）可增高。

【治疗】

甲减症需用甲状腺激素剂替代治疗，而且常为终身治疗。甲状腺制剂有左甲状腺素钠（L－T4），三碘甲状腺原氨酸（L－T3）及甲状腺片，三者强度比大约为 0.1mgT4=25μg,T3=40mg 甲状腺片，此外尚有 Euthroid(每片含 T40.06mg,T315μg)，Thyrolar 每片含 T40.05mg,T312.5μg)。国内常用制剂为甲状腺片。

剂量及用法，①甲状腺片，开始剂量 20～40mg/日，每周增加 20mg / 日，直至奏效。一般先浮肿消退，然后其他症状相继改善或消失。获得满意疗效后，摸索合适的维持量，长期服用。②L－T40.05～0.1mg／日，每4～6周增加0.05mg，完全替代剂量为0.1～0.2mg/日。 ③L－T350～100μg/日，分2～3次服用，本药吸收迅速，作用强大，对敏感的甲减病人不利，一般不常规单独应用。④1岁以上儿童每日剂量按T42.8～4.4μg/kg口服，或有相当剂量的甲状腺片（0.1mgT4相当40mg甲状腺片）。1岁以下婴儿剂量需增加，每日按T410μg/kg口服。

贫血患者除甲状腺制剂替代治疗外，应按贫血类型补充铁剂，维生素B12，叶酸或肝制剂等。胃酸缺乏者应补给稀盐酸。

黏液水肿昏迷患者应即刻静脉注射L－T340～120μg，以后每日50μg，分2～3次注射，或用L－T4200μg即刻注射，以后每日50μg，如无注射剂，可将上药溶解后注入胃管，每4～6小时一次，剂量同上。此外应注意保暖，给氧，保持呼吸通畅，输液不宜过快，感染时可输注氢化可的松200～300mg，并应用抗生素感染。

第三节　非酮症高渗性糖尿病昏迷

非酮症高渗性糖尿病昏迷临床特征为严重高血糖，血浆高渗透压，脱水，伴意识障碍或昏迷。较少见，多发生于老年糖尿病患者和以往无糖尿病史或仅轻度糖尿病不需胰岛素治疗者，经常伴有肾功能不全。

【发病机制】

老年原有脑血管疾病和肾功能异常者，易发生口渴中枢功能障碍（高渗状态和严重高血糖也影响下丘脑口渴中枢的功能），肾脏调节水、电解质和排糖功能不全，引起脱水，严重高血糖，部分病人有高血钠和氮质血症。

【诱发因素】

感染、严重烧伤、血液透析、腹腔透析和使用静脉高营养、利尿剂、肾上腺皮质激素制剂等。

【临床表现】

早期出现烦渴、多尿、乏力、头昏、食欲不振、恶心呕吐等。渐渐发展成为严重脱水，四肢肌肉抽动、神志恍惚，定向障碍，烦躁或淡漠乃至昏迷。查体发现皮肤干燥，弹性降低，舌干、眼球凹陷，血压下降甚至休克。呼吸浅，心率快。神经系统体征多种多样，除昏迷外可以出现癫痫样大发作、轻偏瘫、失语、自发性肌肉收缩、偏盲、眼球震颤、视觉障碍、病理反射阳性、中枢性体温升高等。

【诊断】

血糖显著升高，多超过 33.3mmol/L(600mg/dL)，甚至高达 83.3～266.6mmol/L(1500～4800mg/dL)，由于脱水及肾功能障碍，肾糖阈升高，使血渗透压超过 320mmol / L(正常值 280～300mmol / L)，可以用渗透压计直接测定，也可以由下列公式估算。

血浆渗透压（mmol / L）＝2×（钠＋钾）(mmol / L) ＋血糖（mmol / L）＋血氨氮（mmol / L）或

血浆渗透压（mmol / L）＝2×（钾＋钠）mEd/L+血糖（mg/dL）/18+血氨氮（mg/dL）/2.8 由于严重脱水和细胞内液外溢，可使血钾、钠浓度正常和偏高，但机体内钾、钠总量均显著丢失，如机体缺钾可达 40～100mmol。

多伴有代谢性酸中毒，血浆阴离子较正常约增高一倍。

【鉴别诊断】

其他原因所致的高渗状态，如透析疗法、脱水治疗、大剂量皮质激素治疗等均可导致高渗状态。因意识障碍就诊者易误诊为脑血管意外而延误治疗。脑血管意外常用药物多对本病有害，例如甘露醇、高渗糖、皮质固醇等均加重高渗状态；苯妥英钠不能制止高渗状态所致的抽搐和癫痫发作，而且能抑制胰岛

素分泌，使高血糖进一步恶化。所以鉴别诊断很重要。治疗

一、迅速大量补液　根据失水量，要求补液约100ml/kg体重，总量的1/3应在4小时内输入，其余应在12～24小时内输完，可以按中心静脉压、红细胞压积、平均每分钟尿量确定补液量和速度。以输入生理盐水和5%葡萄糖液为主，输入过量的低渗液（0.45%氯化钠液及2.53%葡萄糖液）有诱发脑水肿、低血容量休克和溶血危险，必须慎用。合并心脏病者酌情减量。

二、胰岛素治疗 对胰岛素多较敏感，以每小时4－8u速度持续静滴，使血糖缓慢下降，血糖下降过快有引起脑水肿的危险。由于血容量不足，周围循环不良，皮下注射胰岛素时不能稳定地维持血中胰岛有效浓度，而且循环恢复后，大量胰岛素进入血内，将引起低血糖。

三、维持电解质平衡 及时补钾、即应足量又要防止高钾血症，以血钾测定和心电图检查进行监测，对肾功能障碍和尿少者尤应注意。

四、治疗诱因 抗感染治疗，停用一切引起高渗状态的药物。

第四章 呼吸系统疾病的治疗

第一节 支气管扩张症

【总论】

支气管扩张症（bronchiectasis）是常见的慢性支气管化脓性疾病，大多数继发于呼吸道感染和支气管阻塞，尤其是儿童和青年时期麻疹、百日咳后的支气管肺炎，由于破坏支气管管壁，形成管腔扩张和变形。临床表现为慢性咳嗽伴大量脓痰和反复咯血。随着人民生活的改善，麻疹、百日咳疫苗的预防接种，以及抗生素的临床应用，已使本病的发病率大为减少。

【病因和发病机制】

支气管扩张的主要发因素为支气管－肺组织的感染和支气管阻塞。感染引起管腔黏膜的充血、水肿，使管腔狭小，分泌物易阻塞管腔，导致引流不畅而加重感染；支气管阻塞引流不畅会诱发肺部感染。故两者互相影响，促使支气管扩张的发生和发展。

先天性发育缺损及遗传因素引起的支气管扩张较少见。

一、支气管－肺组织感染和阻塞

婴幼儿麻疹、百日咳、支气管肺炎等感染，是支气管－肺组织感染和阻塞所致的支气管扩张最常见的原因，因婴幼儿支气管壁薄弱、管腔较细狭，易阻塞，反复感染破坏支气管壁各层组织，或细支气管周围组织纤维化，牵拉管壁，致使支气管变形扩张。病变常累有两肺下部支气管，且左侧更为明显。

肺结核纤维组织增生和收缩牵引，或因支气管结核引起管腔狭窄、阻塞，伴或不伴肺不张均可引起支气管扩张，好发部位于上叶尖后段或下叶背段。

支气和曲菌感染损伤支气管壁，可见短支气管近端的扩张。

肿瘤、异物吸入，或因管外肿大淋巴结压迫引起支气管阻塞，可以导致远端支气管一肺组织感染。支气管阻塞致肺不张，失去肺泡弹性组织的缓冲，使胸腔内负压直接牵拉支气管壁，致使支气管扩张。右肺中叶支气管细长，周围有多簇淋巴结，常因非特异性或结核性淋巴结炎而肿大压迫支气管，引起肺不张，并发支气管扩张所致的中叶综合征。

刺激的腐蚀性气体和氨气吸入，直接损伤气管、支气管管壁和反复继发感染也可导致支气管扩张。

二、支气管先天性发育缺损和遗传因素

支气管先天性发育障碍，如巨大气管-支气管症（trachobronchomegaly），可能系先天性结缔组织异常、管壁薄弱所致的扩张。

因软骨发育不全或弹力纤维不足，导致局部管壁薄弱或弹性较差，常伴有鼻旁窦炎及内脏转位（右位心），被称为Kartagener综合征。有右位心者伴支气管扩张发病率在15%～20%，远高于一般人群，说明该综合征与先天性因素有关。

与遗传因素有关的肺囊性纤维化，由于支气管黏液腺分泌大量黏稠黏液，血清内可含有抑制支气管柱状上皮细胞纤毛活动物质；致分泌物潴留在支气管内，引起阻塞、肺不张和继发感染，诱发支气管扩张。先天性丙种球蛋白缺乏症和低球蛋白血症的患者的免疫功能低下，反复支气管炎症可发生支气管扩张。

【病理】

继发于支气管-肺组织炎性病变的支气管扩张多见于下叶，而左下叶支气管较细长，又受心脏血管的压迫，影响引流，易发生感染，更容易发病。舌叶支气管开口接近下叶背支，常因下叶感染而受累及，故左下叶与舌叶的支管扩张常同时存在。

支气管扩张的黏膜表面常有慢性溃疡，纤毛柱状上皮细胞鳞状化生或萎缩，管壁弹力组织、肌层以及软骨受损伤，由纤维组织替代，管腔变形扩张。扩张形态可分为柱状和囊状两种，亦常混合存在。柱状扩张的管壁损害较轻，随着病变的发展，破坏严重，变为囊状扩张。亦可经过治疗使病变稳定或好转。常伴毛细血管扩张，或支气管动脉和肺动脉的终末支扩张与吻合，形成血管瘤，可出现反复大量咯血。

支气管扩张发生反复感染，其炎症蔓延到邻近肺实质，引起不同程度的肺炎、小脓肿或且小叶不张，以及伴有慢性支气管炎的病理改变，久之可形成肺纤维化和阻塞性肺气肿，还会加重支气管扩张。

【病理生理】

支气管扩张的早期病变轻又局限，由于肺的储备能力大，呼吸功能测定可在正常范围；病变范围较大时，可出现轻度阻塞性通气改变；当病变严重而广泛，使支气管周围肺纤维化，且累及胸膜或心包时，肺功能测定可表现为以阻塞性为主的混合性通气功能障碍，如肺活量减少、残气／肺总量比值相对增加、用力肺活量和第一秒用力肺活量占用力肺活量比值减低、最大通气量减退。吸入气体分布不匀，支气管扩张剂引流肺组织肺泡通气减少，而血流很少受到限制，使通气／血流比值小于正常，形成肺内的动静脉样分流，以及弥散功能障碍导致低氧血症。病变严重时，肺泡毛细血管广泛破坏，肺循环阻力增加，低氧血症引起肺小动脉血管痉挛，肺动脉高压，增加右心负担，并发肺源性心脏病，乃至右心衰竭。

【临床表现】

多数患者在童年有麻疹、百日咳或支气管肺炎迁延不愈的病史，以后常有呼吸道反复发作的感染。其典型症状为慢性咳嗽伴大量脓痰和反复咯血。

慢性咳嗽伴大量脓性痰，痰量与体位改变有关，如晨起或入夜卧床时咳嗽痰量增多，呼吸道感染急性发作时，黄绿色脓痰明显增加，一日数百毫升，若有厌氧菌混合感染，则有臭味。收集痰液于玻璃瓶中分离为四层：上层为泡沫，下悬脓性成分，中为混浊黏液，底层为坏死组织沉淀物。

咯血可反复发生，程度不等，从小量咯血至大量咯血，咯血量与病情严重程度有时不一致，支气管扩张咯血后一般无明显中毒症状。有些病者因支复咯血，平时无咳嗽、脓痰等呼吸道症状，临床上称为“干性支气管扩张”。其支气管扩张多位于引流良好的部位，且不易感染。

若反复继发感染，支气管引流不畅，痰不易咳出，可感到胸闷不适。炎症扩展到病变周围的肺组织，出现高热、食欲缺乏、盗汗、消瘦、贫血等症状。一旦咳痰通畅，大量脓痰排出后，患者自感轻松，体温下降，精神改善。

慢性重症支气管扩张的肺功能严重障碍时，劳动力明显减退，稍活动即有气急、发绀、伴有杵状指（趾）。

早期或干性支气管扩张可无异常肺部体征。病变重或继发感染时常可闻及下胸部、背部较粗的湿啰音；结核引起的支气管扩张多见于肩胛间区，咳嗽时可闻及干湿啰音。

【诊断】

根据反复咳痰、咯血的病史和体征，再结合童年诱发支气管扩张的呼吸道感染病史，一般临床可作出诊断。进一步应作 X 线检查，早期轻症患者胸部平片示一侧或两侧下肺纹理局部增多及增粗现象；典型的 X 线表现为粗乱肺纹中有多个不规则的环状透亮阴影或沿支气管的卷发状阴影，感染时阴影内出现液平。体层摄片还可发现不张肺内支气管扩张和变形的支气管充气征。CT 检查显示管壁增厚的柱状扩张，或成串成簇的囊样改变。

支气管造影能确诊，并可明确支气管扩张的部位、性质和范围，以及病变严重的程度，对治疗，尤其对于考虑外科手术指征和切除范围提供重要参考依据。通过纤维支气管镜检查，或作局部支气管造影，可以明确出血、扩张或阻塞部位，还可进行局部灌洗，取得冲洗液作涂片革兰染色、细胞学检查，或细菌培养等，对诊断和治疗也有帮助。

【鉴别诊断】

支气管扩张应与下列疾病作鉴别：

一、慢性支气管炎

多发生在中年以上的患者，在气候多变的冬、春季节咳嗽、咳痰明显，多为白色黏液痰，很少脓性痰。两肺底有散在细的干湿啰音。

二、肺脓肿

起病急，有高热、咳嗽、大量脓臭痰；X 线检查可见局部浓密炎症阴影，中有空腔液平。急性肺脓肿经有效抗生素治疗后，炎症可完全消退吸收。若为慢性肺脓肿则以往有急性肺脓肿的病史。

三、肺结核

常有低热、盗汗等结核性全身中毒症状，干湿啰音多位于上肺局部，X 线胸片和痰结核菌检查可做出诊断。

四、先天性肺囊肿

X 线检查可见多个边界纤细的圆形或椭圆阴影，壁较薄，周围组织无浸润。支气管造影可助诊断。

【治疗】

支气管扩张剂治疗主要是防治呼吸道的反复感染，其关键在于呼吸道保持引流通畅和有效的抗菌药物的治疗。

一、保持呼吸道通畅

通过祛痰剂稀释脓痰，再经体位引流清除痰液，以减少继发感染和减轻全身中毒症状。

（一）祛痰剂　可服氯化铵 0.3～0.6g，溴己新 8～16mg。亦可用溴己新 8mg 溶液雾化吸入，或生理盐水超声雾化吸入使痰液变稀，必要时可加用支气管舒张剂喷雾吸入，以缓解支气管痉挛，再作体位引流，以提高其疗效。

（二）体位引流　体位引流的作用有时较抗生素治疗尤为重要，使病肺处于高位，其引流支气管开口向下可使痰液顺体位引流至气管而咳出。根据病变部位采取不同体位引流，每日2～4次，每次15～30min。体位引流时，间歇做深呼吸后用力咳，同时用手轻拍患部，可提高引流效果。在引流痰量较多的病例，应注意将痰液逐渐咳出，以防发生痰量过多涌出发生窒息，亦应注意避免过分增加患者呼吸和循环生理负担而发生意外。

二、控制感染　支气管扩张急性感染时，常选用阿莫西林（amoxicillin）0.5g，每日4次，环丙沙星0.5g，一日2次；或口服头孢类抗生素。或用青霉素80万u和庆大霉素8万u肌肉注射，一日2次；严重感染时可用氨苄西林4—6g，或一、二代头孢菌素加阿米卡星静脉滴注。对平日无症状的轻症患者，发生上呼吸道感染后，可服SMZ-TMP2片，每日2次，或红霉素、麦迪霉素0.3g，一日3～4次。另全身用药配合局部给药，可提高抗菌效果。可用青霉素10万～20万u或庆大霉素4万u，于体位引流后雾化吸入，每日2～3次。有时可考虑环甲膜穿刺，注入抗生素及湿化液，加强抗菌和排痰作用。经纤维支气管镜局部灌洗后，注入抗生素也有显著疗效。

三、手术治疗

反复呼吸道急性感染或（和）大咯血患者，其病变范围不超过二叶肺，尤以局部性病变反复大咯血，经药物治疗不易控制，年龄40岁以下，全身情况良好，可根据病变范围作肺段或肺叶切除术。若病变很少，且症状不明显，或病变较广泛累及两侧肺，又伴呼吸功能严重损害的患者，则不宜做手术治疗。

第二节　急性呼吸衰竭

急性呼吸衰竭是指原肺呼吸功能正常，因多种突发因素，如脑炎、脑外伤、电击、药物麻醉或中毒等直接或间接抑制呼吸中枢，或神经—肌肉疾患，如脊髓灰质炎、急性多发性神经根炎、重症肌无力等，均可影响通气不足，乃至呼吸停止，产生缺氧和二氧化碳潴留的急性呼吸衰竭。还可因急性物理刺激性气体吸入、严重创伤、休克、严重感染等引起肺组织损伤，发生渗透性肺水肿所致的成人呼吸窘迫综合征（ARDS），以急性换气功能障碍所致的严重低氧血症的呼吸衰竭，将介绍于第三节。

有关急性呼吸衰竭时的病理生理、临床表现和诊断，可参见慢性呼吸衰竭体检。本节阐述突发通气不足的救治。

一、现场抢救

急性呼吸衰竭多突然发生，应在现场及时采取抢救措施，防止和缓解严重缺氧、二氧化碳潴留和酸中毒，保护神经、循环、肾等重要脏器的功能。一般健康人体内存氧量约 1.0L，平静时，每分钟氧耗量为 200ml—250ml。一旦突发因素引起呼吸停止，机体能保持肺循环，仍能借肺泡与混合静脉血的氧和二氧化碳分压差，继续进行气体交换，这称为弥散呼吸，它可为机体额外提供 1.5—2min，使动脉血氧分压保持在脑组织产生不可逆转损伤水平之上。所以当呼吸停止，应立即在现场清理口腔分泌物，在呼吸道通畅条件下，做间歇口对口的人工呼吸。但操作者应注意，先作快速深呼气至残气位，再快速吸气至肺总量，即将气吹入患者口中，这样呼出气的氧浓度较高。如有条件做带气囊导管的口腔插管，可手控简易呼吸囊进行人工通气。如发生心搏骤停，还应采取有效的体外心脏按压等有关心肺复苏的抢救措施。随后再调用呼吸机进行合理的机械通气。

二、高浓度给氧

在急性呼吸衰竭，如呼吸心跳骤停，因急性肺炎所致的肺实变、肺水肿和肺不张引起的通气 / 血流比例失调和肺内动静脉样分流所致的缺氧，均必须及时使用高浓度或纯氧以缓解缺氧进行抢救。但要注意吸氧浓度和持续时间，以避免高浓度氧会引起氧中毒。

在正常情况下，大部分弥散到细胞内的氧，受线粒体细胞色素氧化酶的作用下还原成水的同时，约有2%的氧分子，在还原过程中形成氧自由基（包括超氧阴离子 O_2.、过氧化氢 H_2O_2 和羟自由基 OH •），它们可氧化组织的蛋白质、脂质，损伤肺组织细胞。但它们可被机体的抗氧化系统，如过氧化歧化酶、过氧化氢酶、谷胱甘肽酶所清除。然而吸入纯氧或高浓度氧（＞50%）后，氧自由基生成过程加快，其量超过组织抗氧化系统的清除能力，损伤肺毛细血管内皮和肺泡上皮，出现肺水肿、出血、透明膜形成。因肺泡内氮气被氧冲洗出，而 O_2 和 CO_2 被吸收，发生无气肺，导致换气严重损害的成人呼吸窘迫综合征，即谓氧中毒。

第三节 阻塞性肺气肿

肺气肿（pulmonary emphysema）是指终末细支气管远端（呼吸细支气管、肺泡管、肺泡囊和肺泡）的气道弹性减退，过度膨胀、充气和肺容积增大或同时伴有气道壁破坏的病理状态。按其发病原因肺气肿有如下几种类型：老年性肺气肿，由于老年肺组织生理性退行性改变所引起；代偿性肺气肿，由于部分肺组织失去呼吸功能（如肺萎陷，或肺叶切除术后，或胸廓畸形等），致使健康的肺组织代偿性膨胀而发生。间质性肺气肿，由于肺泡壁及呼吸细支气管破裂，气体逸入肺间质产生，严格讲，不属于肺气肿范畴；灶性肺气肿，由于吸入粉尘，特别是煤尘沉着于呼吸性细支气管壁而引起纤维组织增生和收缩，致使管腔扩大而产生；旁间隔性肺气肿，由于肺小叶间隔纤维组织附近的肺泡过度扩张充气或破裂融合，形成肺气肿泡，其破裂后可引起自发性气胸；a1-抗胰蛋白酶缺乏性肺气肿，由于遗传因素引起，先天性血清 a1-抗胰蛋白酶（a1—AT）缺乏，不能防止肺组织遭受白细胞和巨噬细胞产生的蛋白溶解酶破坏，可诱发肺气肿，在国内少见；阻塞性肺气肿，由慢性支气管炎或其他逐渐引起的细支气管狭窄，终末细支气管远端气腔过度充气，并伴有气腔壁膨胀、破裂而产生，临床上多为慢支的常见并发症。主要病因是吸烟。本章重点讲述阻塞性肺气肿。

【病因和发病机制】

肺气肿的发病机制至今尚未完全阐明，一般认为是多种因素协同作用形成的。引起慢支的各种因素如感染、吸烟、大气污染、职业性粉尘和有害气体的长期吸入、过敏等，均可引起阻塞性肺气肿。其发生机制可归纳如下：①由于支气管的慢性炎症，使管腔狭窄，形成不完全阻塞，吸气时气体容易进入肺泡，呼气时由于胸膜腔内压增加使气管闭塞；残留肺泡的气体多，使肺泡充气过度；②慢性炎症破坏小支气管壁软骨，失去支气管正常的支架作用，吸气时支气管舒张，气体尚能进入肺泡，但呼气时支气管过度缩小、陷闭，阻碍气体排出，肺泡内积聚多量的气体，使肺泡明显膨胀和压力升高；③肺部慢性炎症使白细胞和巨噬细胞释放的蛋白分解酶增加，损害肺组织和肺泡壁，致多个肺泡融合成肺大泡或气肿；此外纸烟成分尚可通过细胞毒性反应和刺激有活性的细胞而使中性粒细胞释放弹性蛋白酶，巨噬细胞在体外和体内试验均证实接触纸烟烟雾后可释放一种类似弹性蛋白酶的一种酶；④肺泡壁的毛细血管受压，血液供应减少，肺组织营养障碍，也引起肺泡壁弹性减退，更易促成肺气肿发生。

关于弹性蛋白酶及其抑制因子失衡学说，认为人体内存在着弹性蛋白酶和弹性蛋白酶抑制因子（主要为 a1-抗胰蛋白酶）。弹性蛋白酶能够分解弹力纤维，造成肺气肿病变。但在正常情况下，弹性蛋白酶抑制因子可以抑制此酶的活力，使弹性蛋白酶和其抑制因子处于平衡状态，避免肺气肿的发生。如果弹性蛋白酶增多或其抑制因子减少，发生不平衡状态，可引起肺气肿。蛋白酶－抗蛋白酶失衡的学说不能解释所有实验性和人体肺气肿中所观察的现象。如实验性酶诱导的肺气肿是全小叶型而不是小叶中央型，而后者在慢性气道阻塞的患者中是比较常见的类型。a1-AT 缺乏性肺气肿是由于先天性遗传缺乏 a1-AT 所致。发病年龄较轻、进展较快。国外报道较多，而国内鲜见，多由慢性炎症致中性粒细胞的释放蛋白酶相对增加，而形成肺气肿。

【病理】

肺过度膨胀、失去弹性，剖胸时气肿部分不能回缩，外观呈灰白或苍白，表面可有多个大小不一的大疱。镜检见肺泡壁很薄、胀大、破裂或形成大疱，血液供应减少，弹力纤维网破坏。细支气管壁有很多炎症细胞浸润，管壁黏液腺及杯状细胞增生、肥大、纤毛上皮破损、纤毛减少。有的管腔呈纤细狭窄或扭曲扩张，管腔内有痰液存留。在细支气管周围血管内膜可增厚或管腔闭塞。按累及肺小叶的部位，可将阻塞性肺气肿分为小叶中央型（图 4-1），全小叶型（图 4-2）及介于两者之间的混合型三类。其中以小叶中央型为多见。小叶中央型是由于终末细支气管或一级呼吸性细支气管因炎症而致管腔狭窄，其远端的二级呼吸性细支气管呈囊状扩张，其特点是囊状扩张的呼吸性细支气管位于二级小叶的中央区。全小叶型是呼吸性细支气管狭窄引起所属终末肺组织，即肺泡管-肺泡囊及肺泡的扩张，其特点是气肿囊腔较小，遍布于肺小叶内。有时两型同时存在一个肺内称混合性肺气肿。多在小叶中央型基础上，并发小叶周边区域组织膨胀。

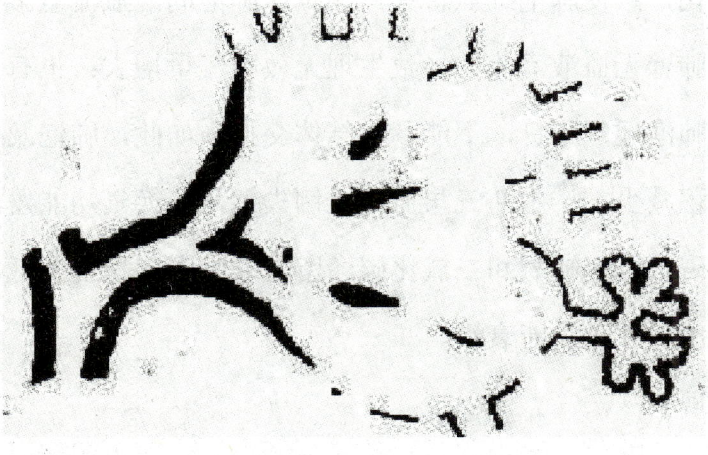

图 4-1 小叶中央型肺气肿

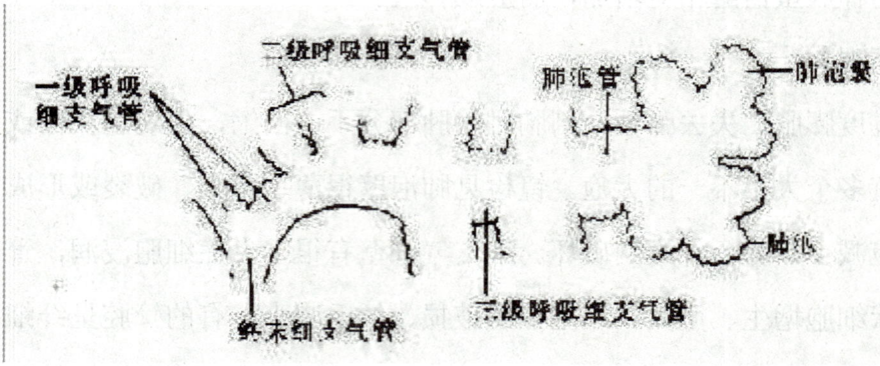

图 4-2 全小叶性肺气肿

【病理生理】

慢支并发肺气肿时，视其严重程度可引起一系列病理生理改变。早期病变局限于细小气道，仅闭合容积增大，动态肺顺应性降低，静态肺顺应性增加。病变侵入大气道时，肺通气功能明显障碍，最大通气量均降低。随着病情的发展，肺组织弹性日益减退，肺泡持续扩大，回缩障碍，则残气容积及残气容积占肺总量的百分比增加。肺气肿日益加重，大量肺泡周围的毛细血管受肺泡膨胀的挤压而退化，致使肺毛细血管大量减少，肺泡间的血流量减少，此时肺区虽有通气，但肺壁无血液灌流，导致生理无效腔气量增大；也有部分肺区虽有血液灌流，但肺泡通气不良，不能参与气体交换。如此，肺泡及毛细血管大量丧失，弥散面积减少，产生通气与血流比例失调，使换气功能发生障碍。通气和换气功能障碍可引起缺氧和二氧化碳潴留，发生不同程度的低氧血症和高碳酸血症，最终出现呼吸功能衰竭。

【临床表现】

一、症状

慢支并发肺气肿时，在原有咳嗽、咳痰等症状的基础上出现了逐渐加重的呼吸困难。最初仅在劳动、上楼或登山、爬坡时有气急；随着病变的发展，在平地活动时，甚至在静息时也感气急。当慢支急性发作时，支气管分泌物增多，进一步加重通气功能障碍，有胸闷、气急加剧，严重时可出现呼吸功能衰竭的症状，如发绀、头痛、嗜睡、神志恍惚等。

二、体征

早期体征不明显。随着病情的发展，可出现桶状胸，呼吸运动减弱，触诊语颤减弱或消失；叩诊呈过清音，心浊音界缩小或不易叩出，肺下界和肝浊音界下降；听诊心音遥远，呼吸音普遍减弱，呼气延长，并发感染的肺部可有湿啰音。如剑下出现心脏搏动及其心音较心尖部位明显增强时，提示并发早期肺心病。

【实验室和其他检查】

一、X 线检查

胸廓扩张，肋间隙增宽，肋骨平行，活动减弱，膈降低且变平，两肺野的透亮度增加。有时可见局限性透亮度增高，表现为局限性肺气肿或肺大泡。肺血管纹理外带纤细、稀疏和变直；而内带的血管纹理可增粗和紊乱。心脏常呈垂直位，心影狭长。

二、心电图检查

一般无异常，有时可呈低电压。

三、呼吸功能检查

慢支并肺气肿时，呼吸功能既有通气功能障碍如第一秒用力呼气量占用力肺活量比值＜60％，最大通气量低于预计值的 80％，尚有残气容积增加，残气容积占肺总量的百分比增加，超过 40％说明肺过度充气，对诊断阻塞性肺气肿有重要意义。

四、血液气体分析

如出现明显缺氧二氧化碳潴留时，则动脉血氧分压（PaO_2）降低，二氧化碳分压（$PaCO_2$）升高，并可出现失代偿性呼吸性酸中毒，pH 值降低。

五、血液和痰液检查

一般无异常，继发感染时似慢支急性发作表现。

【临床分型】

阻塞性肺气肿按其表现特征可分为下列类型：

一、气肿型（又称红喘型，pink puffer，PP 型，A 型）

其主要病理改变为全小叶性或伴小叶中央性肺气肿。临床上隐袭起病，病程漫长。由于常发生过度通气，可维持动脉氧分压正常，呈喘息外貌，称红喘型。晚期可发生呼吸衰竭或伴右心衰竭。

二、支气管炎型（又称紫肿型，blue bloater，BB 型，B 型）

其主要病理变化为严重慢性支气管炎伴小叶中央性肺气肿，易反复呼吸道感染导致呼吸衰竭和右心衰竭。

表 4-1 阻塞性肺气肿气肿型和支气管炎的区别

	气肿型（A 型）	支气管炎型（B 型）
临床表现		
年龄	多见于老年	年龄较轻
体型	明显瘦弱，无紫绀	多肥胖，有紫绀
咳嗽	较轻	较重
咳痰	黏液性，量少	黏液脓性，量多
喘气	气促明显，多呈持续性	较轻，急性感染时加重
桶状胸	多明显	不明显
呼吸音	减低	正常或减低
湿性啰音	稀少	多密布

X线胸片		
肺野	过度通气，透亮度增加，肺纹理减少，膈低位	肺气肿征不明显，肺纹理增加、增粗、紊乱
心	心影狭长，垂直位	心影扩大
生理测验		
肺总量	增加	正常或轻度增加
残气量	显著增加	中度增加
弥散量	明显减少	不一
FEV1	显著减低	降低
肺顺应性　静态	增加	接近正常
动态	正常或稍低	很低
肺弹性回缩	显著降低	不一
红细胞压积	多＜45％	常＞50％
Pa02　静息时	轻度降低	显著降低
运动时	显著降低	更低
PaC02	一般正常或降低晚期升高	常明显升高
肺动脉压：静息时	正常或轻度升高	常明显升高
运动时	增加	
肺心伴心衰	晚期发生	多发生

心排出量　　　　　常降低　　　　　　　　　　多接近正常

以上二型的临床、X 线和病理生理特征见表 2-3-1。

三、混合型

以上两型为典型的特征性类型，临床常二者兼并存在者称为混合型。

【并发症】

一、自发性气胸

肺气肿易并发自发性气胸。如有突然加剧的呼吸困难，并伴有明显的胸痛、发绀，听诊时呼吸音减弱或消失，叩诊时鼓音调，应考虑气胸存在，通过 X 线检查，可明确诊断。

二、肺部急性感染

呼吸道急性感染常易并发支气管肺炎，此时常伴有畏寒、发热、呼吸困难、咳嗽、咳痰加重，血象中白细胞总数及中性粒细胞增多。老年体弱患者有时虽有严重感染，但无发热。常仅有呼吸困难、咳嗽、咳痰增多。常易引起呼吸衰竭。

三、慢性肺源性心脏病

【诊断】

根据慢支的病史及肺气肿的临床特征和胸部 X 线表现肺功能的检查一般可以明确诊断。

【治疗】

治疗的目的在于改善呼吸功能，提高患者工作、生活能力。为此，就应注意①解除气道阻塞中的可逆因素；②控制咳嗽和痰液的生成；③消除和预防气道感染；④控制各种可矫治的并发症，如动脉低氧血症和血管方面的问题；⑤避免吸烟和其他气道刺激物、麻醉和镇静剂、非必需的手术或所有可能加重本病的因素；⑥解除患者常伴有的精神焦虑和忧郁。

具体措施如下：

（一）适当应用舒张支气管药物，如氨茶碱，β_2受体兴奋剂。如有过敏因素存在，可适当选用皮质激素。

（二）根据病原菌或经验应用有效抗生素，如青霉素、庆大霉素、环丙沙星、头孢菌素等。

（三）呼吸功能锻炼作腹式呼吸，缩唇深慢呼气，以加强呼吸肌的活动。增加膈的活动能力。

（四）家庭氧疗，每天 12～15h 的给氧能延长寿命，若能达到每天 24h 的持续氧疗，效果更好。

（五）物理治疗视病情制定方案，如血氧的情况，肺血流动力学的变化，经有经验的呼吸医师提出方案，由训练有素的物理治疗师指导治疗。可用气功、太极拳、呼吸操、定量行走或登梯练习。

第五章　肾脏系统疾病的治疗

第一节　原发性肾病综合征

肾病综合征是由多种病因引起以大量蛋白尿、低蛋白血症、水肿、高脂血症为其临床特点的一组症候群。可分为原发性与继发性肾病综合征。原发性肾病综合征，病因及发病机理尚未明了。基本病理缺陷是肾小球毛细血管基底膜通透性增加，根据临床表现的不同可分为原发性肾病Ⅰ型和Ⅱ型。

【病因及病理生理】

病因至今不明，可能与免疫有关。Ⅰ型、Ⅱ型的共同病理生理改变是肾小球滤过膜对血浆白蛋白通透性增加，引起大量蛋白尿、低蛋白血症、水肿及高脂血症。水肿形成的机制，传统观点认为是由于大量蛋白尿，使血浆白蛋白浓度降低，血浆胶体渗透压下降，血管内水分及电解质外渗到组织间隙。继发有效循环血量减少，从而刺激心房、动、静脉等压力、容量感受器，反射性地引起交感神经兴奋，肾素－血管紧张素－醛固酮及抗利尿激素等分泌增加，促使肾脏对水钠重吸收增加，引起水肿。但近年来对肾病综合征血容量研究，通过125I 标记人血白蛋白的方法测定血容量作肾病水肿期与缓解期自身对比结果是；肾病综合征血容量下降的占 30%，大部分是正常或升高，研究表明肾病时肾脏钠调节机能有障碍。肾病综合征存在的低蛋白血症，主要是由于尿中蛋白丢失，肝脏白蛋白合成减少及体内的白蛋白分布异常，分解代谢增加有关。通过微穿刺肾活组织检查发现，肾近曲、远曲小管细胞中含有大量白蛋白及 r－球蛋白的微滴，小管细胞内参与蛋白降解的溶酶体活性增加，说明在肾病时肾曲管对白蛋白分解代谢增加。低蛋白血症将对机体产生各种影响。肾病伴低蛋白血症时，总胆固醇，游离胆固醇，胆固醇酯均升高，甘油三酯只在病变严重时才升高。产生高脂血症原因主要是由于低蛋白血症及血浆胶体渗透压低，刺激肝脏脂蛋白合成增加，也有认为与肾病时脂蛋白酯酶活性降低有关。脂蛋白可沉积于肾小球系膜，加之大量蛋白尿过度过滤可使肾小球基底膜增厚，系膜负荷增加，导致肾小球硬化。肾病时存在高凝状态，其主要原因为肝脏合成凝血因子Ⅴ、Ⅷ和纤维蛋白原增加，抗凝血酶（ATⅢ）活性降低以及高脂血症时，内皮细胞损伤，透集血小板，使血流处于高凝状态。此外，尚有低 r-球蛋白，高β1α2球蛋白，这是由于尿中免疫球蛋白丢失及肝脏合成增加所致。肾病还存在细胞免疫缺陷。总 T 细胞量下降，T 细胞亚型异常等，易招致感染。

【病理】

病理类型主要有微小病变型肾病、系膜增殖性肾炎、膜型肾病、局灶性节段性肾小球硬化、膜一增殖性肾炎等。

【临床表现】

一、全身浮肿　几乎均出现程度不同的浮肿，浮肿以面部、下肢、阴囊部最明显。严重时可伴胸、腹水及心包积液，易发生心悸及呼吸困难。浮肿可持续数周或数月，或于整个病程中时肿时消。在感染（特别是链球菌感染）后，常使浮肿复发或加重，甚至可出现氮质血症。

二、消化道症状　因胃肠道水肿，常有不思饮食、恶心、**呕吐**、腹胀等消化道功能紊乱症状。有氮质血症时，上述症状加重。

三、高血压　非肾病综合征的重要临床表现，但有水、钠潴留、血容量增多，可出现一时性高血压。而Ⅱ型原发性肾盂综合征可伴有高血压。

四、蛋白尿　大量蛋白尿是诊断本征最主要条件。尿蛋白量＞3.5g/24h。

五、低蛋白血症　主要是血浆蛋白下降，其程度与蛋白尿的程度有明显关系，一般血浆白蛋白＜30g/L，多数为 15－26g/L。

六、高脂血症　血中甘油三酯明显增高，血浆可呈乳白色。有高胆固醇血症，多在 3g/L 以上。高脂血症可导致动脉粥样硬化，血栓形成或发生栓塞。

【实验室及其他检查】

一、尿常规　尿中除有大量蛋白外，可有透明管型或颗粒管型，有时也可有脂肪管型，Ⅱ型：离心尿红细胞＜10 个 / HP；Ⅱ型＞10 个 / HP。

二、选择性蛋白尿及尿中 C3、FDP 测定　Ⅰ型为选择性蛋白尿，尿 C3 及 FDP 值正常，Ⅱ型为非选择性蛋白尿，尿 C3 及 FDP 值往往超过正常。

三、血生化检查　除血浆总蛋白降低外，白 / 球可倒置，血胆固醇Ⅰ型增高，Ⅱ型可不增高。

四、血沉增速　常为 40～80mm/h，血沉增速多与浮肿相平行。

五、蛋白电泳　α_2或β可明显增高，α_1、γ球蛋白多数较低。

六、肾功能检查　Ⅰ型正常，Ⅱ型有不同程度的异常。

七、肾活体组织检查　可通过超微结构及免疫病理学观察，以提供组织形态学依据。但肾穿刺带出的组织很小，不一定能代表整个肾脏病变情况，必须结合临床检查及表现，全面判断才能做出正确的诊断。

【诊断及鉴别诊断】

根据大量蛋白尿（＞3.5g/24h）、低蛋白血症（＜25g/L）、水肿、高脂血症，而又能排除继发性肾病综合征可做出诊断。Ⅰ型和Ⅱ型鉴别诊断要点：Ⅰ型：无持续性高血压、离心尿红细胞＜10 个 / HP、无贫血、无持续性肾功能异常、蛋白尿常为高度选择性、尿 FDP 及 C3 测定值在正常范围。Ⅱ型：常伴有高血压、离心尿红细胞＞10 个 / HP 及肾功能异常，肾病综合征的表现可以不典型。尿 FDP 及 C3 测定值往往超过正常，蛋白尿为非选择性。选择性蛋白尿的检查方法，一般是选择一分子量较大（如 IgG 或 IgM）及分子量较小（如转铁蛋白）测定其肾清除率，然后计算其比值，此比值即为选择性指数，如 IgG 清除率 / 转铁蛋白清除率＜0.1 为高度选择性。0.1-0.2 为中度，＞0.2 为低度选择性，中度和低度选择性均为非选择性。因测定选择性指数较麻烦，目前多以测定尿 C3 而代之。在诊断时必须与下列疾病做鉴别：

一、紫癜性肾炎　紫癜性肾炎往往具有肾病综合征的表现形式，与原发性肾病综合征易混淆。紫癜性肾炎一般有过敏性紫癜的病史及过敏性紫癜或皮疹，镜检镜下血尿明显，紫癜性肾炎的临床经过不一，重者迅速发展成肾功能衰竭，轻者自愈。肾活检可发现小血管炎，这一点具有一定的特征性，对激素治疗效果不佳。

二、糖尿病性肾病　糖尿病肾病临床表现与原发性肾病综合征非常相似，但糖尿病肾病者多见于成年。有糖尿病病史及血糖、尿糖、糖耐量异常，同时眼底多有微血管瘤。激素治疗效果差而且糖尿病加重。多伴有持续性不同程度高血压和肾功能损害，尿红细胞多不增加。

三、红斑狼疮性肾炎　某些红斑狼疮主要表现是肾病综合征，而体温、皮肤及关节炎特点不一定存在，尤其是年轻女性必须鉴别。狼疮性肾炎病人狼疮细胞及抗 DNA 抗核因子阳性，血清补体，尤其 C3 水平降低，易伴有心脏改变及胸膜反应，对难鉴别患者肾活检查组织有助于判别。

【治疗】

一、一般治疗　有严重浮肿及低蛋白血症者应卧床休息，低盐（2～3g/日）饮食，控制入水量；并给予高蛋白饮食，成人每日 60～80g。

二、利尿消肿　一般情况下，在应用肾上腺皮质激素治疗 1 周后，尿量会迅速增加，可不用利尿剂。对激素效应差、浮肿不能消退或尿量减少者，可给氢氯噻嗪 25～50mg，每日 3 次，加螺内酯 20～40mg，每日 3 次；或加氨苯喋啶 50～100mg，每日 3 次，效果不显时改用呋塞米或依他尼酸钠同时加用保钾利尿药，用量可先用常规量开始。对顽固性肾性水肿，用多巴胺 20mg，酚妥拉明 10mg 加于 10%葡萄糖溶液 250ml 中，或低分子葡萄糖酐 500ml，静滴，配合呋塞米

40～60mg，静注，每日1次，共2～5次，常可获得良好效果。

三、皮质激素　有人主张将本征对肾上腺皮质激素的疗效反应分为“激素敏感”“激素依赖”“激素无效”等3种类型。常用激素有泼尼松、泼尼松、氟泼尼松龙、地塞米松等。剂量由小到大，用量、疗程和停药指征颇不一致；目前多主张开始治疗时，剂量宜较大，如泼尼松每日服30～60mg。疗程有长疗程（平均20个月），短疗程（>14天）及间歇疗法3种。用药方法有静滴、静注、每日分次口服，每日上午1次口服，隔日1次口服，服药3天，停药4天等。皮质激素疗效很大程度上取决于病变的类型及开始治疗的早晚。Ⅰ型原发性肾病综合征，有一部分可获自然缓解；而Ⅱ型疗效往往不理想。长疗程激素治疗，要注意激素的副作用。间歇疗法副作用较小，可作长期维持治疗。应用激素治疗时发生感染机会较多，应适当地加强抗感染治疗。

四、免疫抑制剂　免疫抑制剂毒副作用较大，一般只在肾上腺皮质激素无效时应用。常用药物有氮芥、环磷酰胺、硫唑嘌呤。环磷酰胺每日150～200mg（或每日2.5mg/kg），分2～3次口服，亦可用200mg每日或隔日静注，10次为1疗程，总量为6～8g。

五、联合疗法　对难治性原发性肾病综合征治疗，目前多采用联合疗法，即肾上腺皮质激素、环磷酰胺、肝素、潘生丁四联疗法（见急进性肾炎治疗）亦可试用环孢霉素A，剂量每日3～6mg/kg，疗程2个月，对消除蛋白尿有良好效果，但要注意该药的毒副作用。

第二节　慢性肾盂肾炎

慢性肾盂肾炎是指尿路感染病史超过1年并有肾盂、肾盏黏膜和间质纤维化瘢痕变形，或经治疗后仍有肾小管功能减退者。

【临床表现】

慢性肾盂肾炎的临床表现与急性相似，只是慢性期全身表现一般较轻，甚至无全身表现，膀胱刺激征状及尿改变也不如急性期典型。当炎症广泛损害肾实质，可因肾缺血而出现高血压，也可因肾实质严重破坏而发展至尿毒症。

有些慢性肾盂肾炎患者(多见于女性)，其临床表现呈隐匿状态，仅有低热、头昏、疲乏无力等全身症状，而腰痛、尿改变常不显著，尿培养细菌有时需反复 2－3 次才能获得阳性结果。

【实验室及其他检查】

一、尿常规　尿蛋白一般为微量或少量。若尿蛋白＞3.0g/24h，则提示非本病的可能。尿沉渣可有少量红细胞及白细胞。若发现白细胞变性有助于诊断，但非本病所特有。

二、尿培养　同急性肾盂肾炎，但阳性率较低，有时需反复检查方可获得阳性结果，阴性尿细菌培养患者中约有 20%可找到原浆型菌株，此系致病菌在抗菌药物、抗体等作用下，为了适应不良环境而求得生存的一种变异能力，胞膜虽破裂，但原浆质仍在，一旦环境有利即可重新繁殖，作高渗培养，可获阳性结果，膀胱灭菌后尿培养及尿液抗体包裹细菌检查阳性时，有助本病诊断，据此可与膀胱炎相鉴别。

三、肾功能检查　通常有肾小管功能减退（尿浓缩功能减退、酚红排泄率降低等），可有尿钠、尿钾排出增多，代谢性酸中毒；尿少时血钾可增高，晚期出现肾小球功能障碍，尿素氮及肌酐增高，并导致尿毒症。

四、X 线造影　可见肾盂肾盏变形，肾影不规则甚至缩小。

【诊断及鉴别诊断】

一、急性肾盂肾炎的诊断　根据全身表现、尿路系统症，尿白细胞数增多，尿细胞检查阳性，诊断不难确定。但需与急性下尿路感染特别是膀胱炎相鉴别，因二者治疗原则不同，预后也不同，下述可资鉴别：①尿中抗体包裹细菌检查阳性者，多为肾盂肾炎。阴性者多为膀胱炎；②膀胱灭菌后的尿标本细菌培养阳性者为肾盂肾炎，阴性者多为膀胱炎；③参考临床症状，有发热（＞38 摄氏度）或腰痛，肾区叩击痛或尿中有白细胞管型者，多为肾盂肾炎；④经治疗症状消失后，六周内复发者多为肾盂肾炎，抑或经单剂量抗菌药治疗无效或复发者多为肾盂肾炎。

二、慢性肾盂肾炎的诊断　可依据①尿路感染病史在 1 年以上，而且持续有细菌尿或频繁复发者；②经治疗症状消失后，仍有肾小管功能减退者（如肾浓缩功能差、尿比重低、酚红排泄率下降等）；③X 线造影证实有肾盂肾盏变形，肾影不规则甚至缩小。若缺乏这些明显的证据，要确诊则比较困难。慢性肾盂肾炎还须与下列疾病相鉴别：

（一）肾、泌尿道结核　肾、泌尿道结核是结核分枝杆菌引起的肾脏和泌尿道感染。症状、体征、尿改变都可与慢性肾盂肾炎相似，其区别点是肾、泌尿道结核时尿路刺激症状明显，尿沉渣涂片可找到抗酸杆菌（要除外尿垢杆菌污染），尿普通细菌培养阴性而结核分枝杆菌培养阳性，尿亚硝酸还原试验阴性。X 线检查有时可见肾区有结核病灶钙化影或有虫蚀样组织缺损区（干酪坏死灶）。部分肾结核患者可找到肺、肠及腹腔、骨、前列腺、附睾或盆腔结核病灶。

（二）尿道综合征（UrethralSyndrome）是女性常见的下尿路疾病，有明显的尿频、尿急、排尿困难等尿路刺激症状，但多无全身表现，无腰痛、无上输尿管点、肋腰点压痛，无肾区叩痛，中段尿检查白细胞数不增多或稍增多（一般＜10 个／HP）多次尿细菌培养菌落数＜10×107／L（105／ml），症状经 2－3 天后逐渐消失，但容易复发，该综合征有一部分可能为病原体感染，另一部分可能为非感染性疾病。

（三）慢性肾小球肾炎无明显尿路刺激症状，尿沉渣中白细胞数增多不明显，无白细胞管型，尿细菌检查阴性，而尿蛋白含量较多，易引起低蛋白血症，肾小球功能损害较明显。肾盂肾炎的尿蛋白量较小，一般在 1－2g/24 小时以下，而肾小管功能损害较明显。根据这些特点，两者鉴别不难。但晚期病例两者皆可以尿毒症为主要表现，鉴别有时困难，特别当慢性肾小球肾炎合并尿路感染时，更是如此。这时需详询病史和过去表现。结合两病各自的临床特点，加以分析、才能判定。若是慢性肾小球肾炎合并感染，经过治疗将感染控制后，肾小球肾炎的特点可明显地表现出来。

（四）其他在急性肾盂肾炎或慢性肾盂肾炎急性发作而以血尿为突出表现者，当血块通过输尿管时，可引起肾绞痛，这时须与泌尿道结石鉴别，通过询问病史，尿细菌学检查，必要时作腹部 X 线照片或静脉肾盂造影，可鉴别。

【治疗】

一、应针对致病菌及药敏选择有效药物如尿培养阳性，应审慎筛选药物，观察疗效。对于有尿路梗阻及感染原因（如尿路结石、膀胱颈梗阻、盆腔感染等）者，应及时排除并针对病因治疗。

二、抗菌药物多采用联合用药方法，如 SMZ＋TMP，呋喃嘧啶加庆大霉素，亦可选用诺氟沙星、羧苄西林、妥布霉素、头孢哌啶等，疗程一般为两周，间隔 5—7 天后再进行下一疗程。直至尿常规及培养阴转时为止。有时总计疗程需时 2—4 个月。在抗菌疗法无效时，可用抑菌疗法。具体方法：每晚睡前排空膀胱后服复方磺胺甲唑 2 片（或呋喃旦啶 0.1g；萘啶酸 0.5g；诺氟沙星 0.2g ）连续 3－6 个月，约 60％患者尿培养可阴转。此法费时长，应注意药物的毒副作用。

第三节　血液净化技术

一、血液透析

血液透析机将患者血液引入透析器中，利用半渗透膜两侧溶质浓度差，经渗透，扩散与过滤作用，达到清除代谢产物及毒性物质，纠正水、电解质平衡紊乱的目的。

（一）方法

1、动静脉通道的制备及其类型　透析前先建立动静脉通道，将动脉端血液引入透析器，经透析作用，使血液净化。然后将净化了的血液再由静脉端回输体内。①动静脉保留插管法。一般选用足背动脉和内踝大隐静脉插管；亦可采用 Seldinger 扩张性导管穿刺股动、静脉。适用于急性药物中毒或急性肾功能衰竭的紧急透析者。②动、静脉外瘘。可选用桡动脉及其伴行的头静脉，用两根硅橡胶管分别插入动、静脉的向心端，行皮肤外连接，形成体外分流。适用于急、慢性肾功能衰竭需做长期透析者。③动、静脉外瘘。可选用桡动脉及其伴行静脉左侧或端侧吻合；亦可用钛制轮钉（孔径为 2.0～2.5mm）行吻合术。吻合两周后，即可在静脉动脉化处作穿刺，以供血液透析用。适用于长期透析者。④锁骨下静脉导管法。将双腔导管插入锁骨下静脉，血经外套管侧孔吸出，流经透析器后，再由内管回输体内。

2、透析器类型　①标准平板型透析器。透析面积 1.0m2，因体积大，易漏血，漏气。目前多改用固定式（积层式）小平板器，面积 1.1～1.8m2，体积小，已商品化。②中空纤维型透析器。体积小，超滤脱水和透析效能高，是目前最常用的一种。

3. 肝素的应用　透析过程需抗凝。抗凝方法则视患者有无出血倾向而定。可选用：①全身肝素化法，为常规方法。透析前 5 分钟，给肝素 0.5～0.8mg/kg，静注；透析开始后每小时追加肝素 10mg；透析结束前 1 小时停用肝素。②局部（体外）肝素化法。用肝素泵将肝素以 0.25mg/分的速率持续注入动脉管道，同时在静脉管道将鱼精蛋白以 0.25mg/分的速率注入，以中和肝素。透析结束后 3 小时静注鱼精蛋白 30～50mg，以防肝素反跳。③边缘肝素化法。首次肝素剂量为0.5～0.7mg/kg，以后每小时补给肝素5～7mg，保持透析器内血液凝血时间在30分钟左右，透析结束前10分钟停用肝素。

4. 透析液组成：可根据病情选用Ⅰ或Ⅱ号透析液。

Ⅰ号透析液配方：每升含氯化钠6.6g，氯化钾0.3g ，氯化钙0.185g，氯化镁0.1g，碳酸氢钠2.5g，葡萄糖2.2g ，渗透压314mosm/L。

Ⅱ号透析配方：每升含氯化钠6.0g，氯化钾0.3g，氯化钙0.185g，氯化镁0.1g，醋酸钠4.48g，葡萄糖2.2g，渗透压300mosm/L。

5. 透析中的监护　在每次透析过程中，应记录患者的血压、心率、呼吸和体温。监测透析液流量、温度、负压、导管中血液流量、注意有无漏血、溶血及凝血现象，严防透析导管脱出而引起大出血。

（二）并发症及其处理

1. 透析失衡综合征　为常见的并发症。多见于初次透析、快速透析或透析结束后不久发生。表现为焦虑、烦躁、头痛、恶心、呕吐，有时血压升高；中度者尚有肌阵挛、震颤、失定向、嗜睡；重度者可有癫痫样大发作、昏迷，甚至死亡。预防措施：首次透析时间不宜超过4小时，透析液中钠浓度不宜过低，超滤脱水不宜过快。出现症状时，轻者给静注50%葡萄糖液50～100ml，肌注异丙嗪25mg；重者应给甘露醇或白蛋白等，减低透析器中负压及流量。

2. 发热　透析早期发热，多由于透析系统冲洗不净，致热原存在或预充血液快速进入体内产生输血反应所致；如透析后体温持续上升多提示感染，应寻找发热原因，并作相应处理。

3. 心血管并发症　如低血压、高血压、心脏进行性张大、心力衰竭、心包炎、心律不齐等。

4. 贫血　尿毒症原已有不易纠正的贫血，加上透析中需反复抽血检查以及透析器中残留血液的丢失，可加重贫血，因此，应减少种种原因的失血，补充铁剂、叶酸或适量输血。

5．透析性骨病。

6．感染　要防范动静脉瘘、肺部及尿路感染。

（三）适应证

1．急性肾功能衰竭　透析指征为急性肺水肿，高钾血症。血钾达 6.5mmol/L 以上；无尿或少尿达 4 天以上；二氧化碳结合力在 15mmol/L 以下。血尿素氮＞28.56mmol/L(80mg/dl)，或每日上升＞10.7mmol/L(30mg/dl)；无尿或少尿 2 日以上，而伴有下列情况之一者：持续呕吐，体液过多，出现奔马律或中心静脉压持续高于正常；烦躁或嗜睡；血肌酐＞707.2μmol/L（8mg/dl）及心电图提示高钾图形者。

2．慢性肾功能衰竭　一般透析指征为血尿素氮达 36mmol/L（100mg/dl）具有明显的尿毒症表现者；血肌酐 707.2μmol/L（8mg/dl）以上：内生肌酐清除率＜10ml/分；合并充血性心力衰竭或有尿毒症性心包炎者；明显的神经系统症状；须施行较大手术的尿毒症患者，可用血液透析改善全身情况。

3．急性中毒　能通过透析膜的药物或毒物，如巴比妥类、甲丙氨酯、安眠啶、副醛、氯氮、水合氯醛、异烟肼、砷、汞、铜、氯化物、溴化物、氨、内毒素、硼酸、草蕈碱、四氯化碳、三氯乙烯和链霉素、卡那霉素、新霉素、万古霉素、多粘菌素等。上述所致急性中毒均可施行透析治疗。

（四）禁忌证无绝对禁忌证，但应尽量避免在下列情况下施行透析，以免发生意外。

休克或低血压，难于控制的出血，显著的心脏扩大伴心肌严重受损，严重心律失常。未控制的严重糖尿病、脑出血及年龄大于 70 岁者。

二、连续性动静脉血液滤过

CAVH 是利用动静脉压正常压力梯度差，连续性地使血液通过小型滤过器，以达到血液滤过的作用。其特点为：低滤过率，不需用血液滤过机和补充大量置换液。特别适用 急性肾功能衰竭现场救护。

方法

1. 建立动、静脉通道及肝素化法：同血透。

2. 滤过器：常用的有聚砜膜血液滤过器，聚胺膜血液滤过器等。

3. 将患者的动、静脉端分别与血液滤过器的动、静脉管道相连接，收集超滤液的容器置于病床最低处，使其负压为392.15Pa(40cmH20)，便可获得滤出液300～500ml/小时。

三、血液灌流

HP是将患者动脉血引入储有吸附材料的血液灌流装置，通过接触血液使其中的毒物、代谢产物被吸附而净化，然后再回输体内。

（一）方法

1. 建立动、静脉通道及肝素化法：同血透。

2. 血液灌流装置由灌流罐、吸附剂、微囊膜组成。目前用于临床的主要有白蛋白火棉胶包裹活性炭、丙烯酸水凝胶包裹活性炭和醋酸纤维包裹活性炭等。活性炭通常是8～14目的椰壳炭。

3. 将患者的动、静脉分别与血液灌流装置的动、静脉管道相连接，利用血泵维持血液流速200ml/分左右。每日或隔日一次，每次2～3小时，直至临床症状好转。

（二）临床意义HP能有效去除血液内肌酐、尿酸、中分子物质、酚类、胍类、吲哚、有机酸及多种药物，但不能去除尿素、磷酸盐、水分及电解质，因此治疗尿毒症时，一般应与HD或HF联用。

四、腹膜透析

腹膜透析是利用腹膜作为半渗透膜，根据多半腹膜平衡原理，将配制好的透析液经导管灌入患者的腹膜腔，这样，在腹膜两侧存在溶质的浓度梯度差，高浓度一侧的溶质向低浓度一侧移动（扩散作用）；水分则从低渗一侧向高渗一侧移动（渗透作用）。通过腹腔透析液不断地更换，以达到清除体内代谢产物、毒性物质及纠正水、电解质平衡紊乱的目的。

（一）方法

1。腹膜透析法选择　①紧急腹膜透析。短期内作整日持续性透析。多作为急性肾功能衰竭及急性药物中毒的抢救措施。②间歇腹膜透析。每周透析 5～7 日，每日用透析液 6000～10000ml，分 4～8 次输入腹腔内，每次留置 1～2 小时，每日透析 10～12 小时。用于慢性肾功能衰竭伴明显体液潴留者。③不卧床持续腹膜透析（CAPD）。每周透析 5～7 日，每日透析 4～5 次，每次用透析液 1500～2000ml，输入腹腔，每 3～4 小时更换 1 次，夜间 1 次可留置腹腔内 10～12 小时。在腹腔灌入透析液后，夹紧输液管，并将原盛透析液袋折起放入腰间口袋内，放液时取出，置于低处，让透析液从腹腔内通过腹膜透析管流出，然后再换新的腹膜透析液袋。患者在透析时不需卧床，病人可自由活动。④持续循环腹膜透析（CCPD）。系采用计算机程序控制的自动循环腹膜透析机。患者在夜间睡眠时，腹腔内留置的腹膜透析管端与自动循环腹膜透析机连接，用 6～8 升透析液持续透析 9～10 小时，清晨在腹腔内存留 2 升透析液，脱离机器，整个白天（10～14 小时）不更换透析液，白天患者可自由活动。

2. 腹膜透析管　常用的有单毛套（cuff）、双毛套及无毛套等三种硅橡胶腹膜透析管。

3. 置管方法　用套管针在脐与趾骨联合线上 1／3 处穿刺，然后通过套针将透析管送入腹腔直肠膀胱窝中，或手术分层切开腹膜，将腹膜透析管插入直肠膀胱窝中，即可行透析。对慢性肾功能衰竭需作长期腹膜透析者，可在腹壁下作一隧道，并用带毛套的腹膜透析管通过隧道穿出皮肤外，以助固定。

4. 透析液的配方　透析液可临时自行配置或使用商品化透析液。

临时透析液配方：5％葡萄糖液 500ml，生理盐水 1000ml，5％碳酸氢钠 100ml，5％氯化钙 12ml，渗透压 359.4mmol/L。

上海长征制药厂透析配方：氯化钠 5.5g，氯化钙 0.3g，氯化镁 0.15g，醋酸钠 5.0g，偏焦亚硫酸钠 0.15g，葡萄糖 20g，加水至 1000ml，渗透压 374.3mmol/L。

5. 透析注意事项　要严格无菌操作，注意有无伤口渗漏：记录透析液输入及流出量（若流出量＜输入量，应暂停透析寻找原因）；观察流出液的色泽及澄清度，并做常规检查，细菌培养及蛋白定量；遇有腹膜炎迹象时要立即采取措施控制。

（二）并发症及其处理

1. 腹膜炎　为最重要的并发症，以细菌性腹膜炎多见。感染细菌可来自伤口、手术操作时及透析液污染。如有腹痛、发热、透析液色泽变浊和白细胞数增至 100/mm^3 透析液内细菌检查阳性（应注意厌氧菌感染）时，可明确诊断。腹膜炎可引起蛋白严重丧失，腹膜粘连、增厚，导致腹膜透析失效，导管堵塞，甚至危及生命。发生腹膜炎时应选用合适的抗生素，如革兰氏阳性球菌可用甲氧苯青霉素（透析液内浓度 100mg/L）或头孢菌素透析液内浓度 50mg/L；革兰阴性杆菌宜用庆大霉素（透析液内浓度 8mg/L）或妥布霉素（透析液内浓度为 8mg/L）并增加透析次数。一般经数日至 1 周可得到控制。若处理无效，病情日趋严重或有腹腔霉菌感染者，则应考虑拔除透析管，改用其他透析疗法。此外，透析液配方不当或葡萄糖浓度过高亦可引起腹痛，透析液中白细胞数增加，蛋白质增多，色泽变浊，酷似腹膜炎（化学性腹膜炎）但透出液细菌检查阴性，可资鉴别。

2. 腹痛　高渗性透析液、透析液温度过低或过高、腹腔注入液量过多或进入空气过多、透析液PH不当、腹腔感染、导管移位刺激等均可引起腹痛。在处理上应去除原因，并可在透析液中加入1%～2%普鲁卡因3～10ml，无效时酌减透析次数。

3．透析管引流不畅　原因有导管移位或扭曲，被纤维蛋白、血块或大网膜脂肪阻塞，肠腔或腹腔气体过多，透析后肠粘连，透析管端的小孔有部分露在腹腔内液体表面上，致使虹吸作用消失。可采用变换体位或取半卧位式，按摩腹部，或用盐水、肝素或尿激酶溶液注入透析管内，并留置30～60分钟；腹胀明显者可给小剂量新斯的明；腹腔内多注入500ml透析液，再取半卧位，以便恢复虹吸作用。如无效，可在严格消毒下，送入硬质透析管内芯，疏通透析管；无法复通者，应重新植入透析管。

4。水过多或肺水肿：透析早期因患者有明显的氮质血症，如连续用高浓度葡萄糖透析液脱水，此时血浆渗透压往往高于透析液渗透压，一旦改为常规透析液，可招致水潴留，甚至有发生肺水肿的危险。

（三）适应证同血液透析。

（四）禁忌证无绝对禁忌证，但不宜在下述情况下透析：①广泛腹膜粘连、腹腔内脏外伤、近期腹部大手术、结肠造瘘或粪瘘、腹壁广泛感染或蜂窝组织炎、腹腔内有弥漫性恶性肿瘤或病变不明者。②膈疝、严重肺部病变伴呼吸困难者。③妊娠。

第六章 泌尿外科系统疾病的治疗

第一节 皮质醇增多症

1932年柯兴氏（cushing）首次对本病做了详细描述，故亦称为：“柯兴氏综合征”。系由于各种原因所致的皮质醇增多，引起体内蛋白质分解向糖原转化的代谢过程加快而产生的一系列临床症状。如下视丘及垂体病变，肾上腺皮质增生、腺瘤及皮质癌，异位产生的ACTH肿瘤如支气管燕麦细胞癌、肠道类癌等均是皮质醇症的病因。还有长期大量应用皮质激素也可产生药物性皮质醇症，停药后症状可逐渐消退。

本病多见于20～50岁，女性多于男性，约2～3：1。

一、诊断要点

（一）临床表现

1．向心性肥胖

其特点是满月脸、水牛背、躯干肥胖而肢体纤细，系皮质醇致脂肪分布异常所致。

2．全身乏力

由于皮质醇增多，蛋白质分解加强，肌肉萎缩，皮肤弹性纤维减少。骨质疏松而致患者乏力，行动迟缓，上楼有困难。患者皮肤薄脆，颜面潮红，呈多血质改变，皮肤有紫纹，尤以腹部，股部及臀部多见，腰背疼痛，甚至发生病理性骨折。

3．皮肤粗糙，多毛，痤疮，性功能减退。

女性可出现月经减少，性功能低下，甚至出现男性化征。在男性则有性欲减退，阳痿及睾丸萎缩等。

4. 心血管系统

本症有高血压者占90%，可能与皮质醇增强了动脉对肾上腺素的敏感度及水钠潴留有关。表现为头昏、头痛、心肌缺血、心功能不全、心衰、脑供血不足及视网膜病变等。

5. 精神症状

表现为急躁、抑郁、淡漠、沉默寡言及典型精神病等。

6. 葡萄糖耐量减低

7. 血象及电解质改变

白细胞计数偏高，淋巴及嗜酸性细胞减少。血钠正常或偏高，血钾可偏低。

（二）激素定量检查

血内皮质醇含量增高，皮质醇节 律异常，24 小时尿 17-羟类固醇含量增高。

（三）X 线检查

1. X 线平片

颅骨平片检查蝶鞍列为常规，脊柱、肋骨、骨盆及四肢各长骨有明显骨质脱钙、疏松，甚至病理骨折。

2. 腹膜后充气造影

对检查肾上腺增生、肿瘤等有帮助，由于 B 超及 CT 的广泛应用，目前，此项检查已少用。

3. CT

可准确了解双侧肾上腺大小，肿块性质及其与周围脏器关系等。

（四）B 超

与 CT 类似，对诊断本病亦有很大价值，其影像分辨率较 CT 低，但其操作简单，扫描方向灵活，价廉。

（五）化验检查

白细胞计数偏高，主要为多核细胞增加，淋巴及嗜酸细胞减少。血化学学可有血钠升高，血钾降低，尿呈碱性，糖耐量曲线不正常。

（六）地塞米松抑制试验

在确诊为皮质醇症后，本试验对鉴别病因为皮质增生或者为皮质腺瘤时有帮助。如为增生，应用地塞米松后，血中皮质醇明显下降，如为皮质腺瘤则无影响。

二、治疗

（一）手术治疗

适合于各种肿瘤，包括皮质腺瘤，腺癌以及分泌 ACTH 的异位癌肿，均应尽早采用手术治疗。皮质腺瘤手术摘除后效果良好，可完全治愈。皮质癌早期切除亦有治愈机会。分泌 ACTH 的异位癌肿原则上亦应争取尽早手术，如肠道产生 ACTH 的类癌，也有治愈机会，但支气管原性肺癌，常因癌肿发展迅猛而失去手术机会。垂体肿瘤也应尽早手术治疗。

肾上腺皮质增生多为双侧型，手术效果并非十分理想，具体手术方式各有不同。有的主张一次切除双侧肾上腺，终生补充肾上腺皮质激素；有的先手术切除一侧，视疗效情况再处理另侧；也有的一侧切除，另侧保留 5%～10%，术后视病情决定补充激素的量。

肾上腺手术后需注意肾上腺皮质功能，防止出现肾上腺危象。一侧肾上腺肿瘤，其对侧肾上腺常呈萎缩状态，一旦切除肿瘤，会出现肾上腺皮质功能低下的情况，所以术后一段时间内需补充肾上腺皮质激素，并加用 ACTH 促使萎缩的肾上腺皮质恢复正常功能。

（二）放射治疗

适用于对垂体病原的治疗，内照射法需手术将放射源植入；外照射可采用60钴或电子感应加速器，剂量为4000～8000伦琴。

（三）药物治疗

1．O，PDDD（二氯二苯二氯乙烷）可使肾上腺皮质的束状带及网头带发生局灶性坏死，减少皮质醇的分泌，对球状带无影响。

2．双吡啶异丙酮可抑制肾上腺11-β羟化酶，从而影响皮质醇、皮质酮、醛固酮的合成。

3．氨基谷维生素B1可抑制胆固醇转化为孕烯酮，降低皮质激素的分泌。

以上药的有暂时性疗效，长期应用其副作用有待解决。

4．赛庚啶24毫克/日，分3～4次服，6个月以上；溴隐亭2.5毫克，4次/日；氨鲁米特0.75～1.0克/日，分三次服，适于无垂体瘤的肾上腺皮质增生。

5．皮质激素的应用适用于术前预防肾上腺危象或术后补充肾上腺素的不足。

第二节　原发醛固酮增多症

原发醛固酮增多症系因肾上腺皮质球状带的病变，致醛固酮分泌过多而引起高血压、肌无力以及多饮多尿等症状的病症，简称为原醛。而肾上腺以外的某些疾病如肝硬化，充血性心力衰竭、肾病综合征以及肾性高血压等亦可引起肾上腺分泌过多的醛固酮产生类似上述的症状，称为继发醛固酮增多症，简称为继醛，诊断时需要加以区别。

醛固酮的主要生理作用是促进肾远曲小管对钠的重吸收，并排出钾离子和氢离子。

醛固酮的分泌直接受血清中钾离子的影响，钾离子浓度增高钠离子浓度降低时，醛固酮分泌增加，反之则降低。醛固酮的分泌还受肾素-血管紧张素的影响。血管紧张素Ⅱ在使小动脉收缩的同时，可刺激肾上腺皮质球状带分泌醛固酮。血管紧张素Ⅱ在血液肽酶作用下转变为血管紧张素Ⅲ时其刺激作用更为强烈，可使之分泌大量的醛固酮，可引起羟醛。

原醛的主要病因是肾上腺皮质腺瘤，约占90%，良性，橘黄色，多数直径小于2厘米，左侧多于右侧，双侧约占10%，细胞主要为球状带细胞。少数病例系由皮质增生所引起，多为双侧型。肾上腺皮质癌所致的原醛极为罕见，常同时合并有性征异常或皮质醇增多现象。

一、诊断要点

（一）临床表现

本病女多于男，约2：1，多见于20～40岁，其主要临床症状为高血压、肌无力和多饮多尿。

1．高血压

为本病的重要症状，常以头痛为首发症状，主要系因水钠潴留，细胞外液容量增加所致。

2．肌无力

是本病的最常见症状之一，常突然出现对称性肌无力和麻痹，致使行走困难，双膝跪倒，严重时跌倒后不能自行爬起，有的低头过久，头部不能自行抬起。这些局部或全身性肌无力症状主要因血钾过低，神经肌肉功能障碍所致。

3．多饮多尿

部分病人有明显多饮多尿症状，尤其夜尿多，系由于低钾引起肾小管近端病变使尿液再吸收及浓缩能力降低，表现为肾源性尿崩症。

（二）化验检查

1．血钾降低，24小尿钾＞30毫当量，尿常呈碱性反应。

2. 血浆醛固酮定量升高，肾素或血管紧张素含量低。

（三）心电图提示低钾，常有期外收缩，QRS 波增宽，ST 段低平。

（四）B 超检查

有重要诊断价值，常可准确显示肿瘤的部位及大小，因价廉可多次重复检查。

（五）X 线检查

腹膜后充气造影断层有时可显示增大的肾上腺，但由于腺瘤常很小的而不能查见，目前已很少应用。

CT 扫描对本病有很高诊断价值。肾上腺动脉造影也可协助诊断。

（六）螺内酯治疗试验

本病的高血压及低钾，经一般降压药物及补钾治疗均不能改善，但经螺内酯治疗后，症状可很快改善，故螺内酯不仅有治疗作用，而且也是一种重要试验诊断方法。

（七）鉴别诊断要点

1. 原醛与原发性高血压的鉴别：原发性高血压血浆肾素及醛固酮含量均正常。

2. 原醛与继醛的鉴别：继醛血浆肾素或血管紧张素均增高而肌无力及低钾症状较轻。

3. 有些疾病可致高血压低血钾，但肾素血管紧张素活性不高，血浆醛固酮含量正常，常见者有：

（1）久服甘草制剂者，可有钠潴留，高血压，低血钾，血浆醛固酮含量不高。

（2）柯兴氏征，特别是异位分泌 ACTH 肿瘤患者，可表现为高血压、低钾、血浆皮质醇增高而醛固酮定量正常。

（3）17-α羟化酶缺少症，致使肾上腺皮质皮质醇合成障碍，从而促使垂体ACTH分泌增加，造成肾上腺皮质增生和醛固酮分泌增多。此症称为“先天性醛固酮症”，罕见。投予地塞米松抑制ACTH，可使血钾上升，血压下降。

（4）腺瘤与增生的鉴别如术前能明确诊断，对指导治疗有极大帮助，如经B超、CT等检查仍不能明确诊断则有赖手术探查。

二、治疗

1．手术治疗

肾上腺皮质腺瘤宜手术摘除，可望获得治愈。如术前诊断不能明确，可取上腹入路，探查双侧肾上腺，如有腺瘤予以摘除，如冰冻切片证实为增生，一般不主张手术，可采用药物治疗。

2．药物治疗

适宜于双侧增生的病例，可服用螺内酯40～120mg/天，可根据病情摸索出适当剂量长期应用。

术前口服螺内酯纠正高血压和低血钾，改善患者心动及全身情况，对术中安全及术后康复有重要意义。

此外，有Aminogtuethimide 0.5～1.5克/日，分三次服用，能阻断醛固酮合成，可与螺内酯交替使用。还有不影响K+的利尿剂如Amibride、Triamterene-thiazide，亦可联合应用，减少药物用量。

第三节　输尿管创伤

输尿管系位于腹膜后细长而弯曲的管道，位置深且有一定弹性，因外来暴力损伤者极为少见，可发生于枪弹或刀刃伤，且都合并其他脏器伤；临床上多见的是手术创伤，其中以盆腔手术尤子宫全切术发生率最高，随腔内泌尿外科发展，因器械操作不熟练、粗暴等因素可导致输尿管医源性损伤。

性输尿管损伤的预防：

术者不但要有两个“极端”的精神，更要熟悉输尿管的局部解剖特点及病理状态的输尿管解剖位置的改变。

凡对盆腔内广泛切除诸手术，术前应行尿路造影检查以了解输尿管位置有无变异，亦可术前插管避免术中发生误伤。

输尿管因病变而被牵拉变形或因炎症粘连严重，解剖关系不清，或因渗血较多急于止血而大块钳夹结扎而误伤等常为造成损伤的客观原因，故手术野充分暴露，仔细止血，对条索状组织要解剖辨认清楚后再做处理，切忌盲目大块钳夹结扎。

腔内器械操作时必须掌握要领，步骤及技巧，手法轻巧，切忌暴力强行通过或牵拉。为防止意外，应在 X 荧光监视、导引下进行较为安全。

输尿管损伤的处理：

治疗目的在于恢复输尿管的连续性，保存伤侧肾功。其具体方法要根据损伤的部位，程度及发现时间而区别对待。

凡手术中即时被发现者，应立即修补吻合，术后 72 小时内发现者力争早期手术。后期确诊的手术伤或外伤，可先行肾造口术，治疗并发症，再择期手术。

第七章 胸科常见疾病的治疗

第一节 贲门失弛缓症

贲门失弛缓症又称贲门痉挛。

病因和病理 本病的病因迄今未完全明了。其主要病理改变为食管壁间神经丛（Auerbach's plaxus）的节细胞数量减少，甚至消失，可累及整个胸段食管，但以食管中下部最为明显。Smith（1970）的研究结果认为本病系由于一种特异性神经性病毒侵袭脑及食管壁的神经末梢。Lies（1972）研究认为本病的原发灶可能位于食管以外的供应神经上，或位于迷走神经或其中枢核区。Guelrud（1971）实验结果指示：患者食管下端括约肌对胃泌素呈超敏反应，表明此症是由于去神经性（Denervetion）改变而致。还有人发现食管体内胆碱酯酶减少，但在下括约肌部位并不少。其发病年龄多见于青壮年，男女几乎相等。

症状及诊断 主要症状为吞咽困难，早期为间歇性，暴饮、暴食或吃过冷、过热食物后容易发作。随着病程增长，由间歇性可变作持续性。其一显著的特点是下咽费力，每餐进食时间明显延长。70%的患者有进食后呕吐、反流现象；60%的患者出现与饮食无关的胸骨后或剑突下绞痛，有的发生在夜间，有的在吞咽时出现，因此该病是食管源性胸痛的一个重要原因。大多数青壮年患者虽有下咽困难，病程持续数年，但全身情况不受影响，此点与食管癌患者迥然不同。幼儿或少数患者因梗阻严重、呕吐剧烈，可引起营养障碍，影响发育，体重下降。

本病的诊断主要是X线食管造影：可见食管与胃交界处示鸟嘴状，萝卜根或漏斗状征象，上方食管明显扩张。可分为三型：（1）轻型：食管轻度扩张及少许食物潴留；胃泡存在；（2）中型：食管普遍扩张，有明显食物残渣存留，立位有液平面，胃泡消失；（3）重型：食管的扩张屈曲、增宽，延长及呈 S 形。

食管运动功能检查，测压发现患者食管下括约肌（LES）静息压比正常人高出 2～3 倍，由于 LES 不能完全松弛，使食管、胃连接部发生梗阻；食管下段缺乏正常蠕动或蠕动消失，食物不能顺利通过障碍，排空延迟。Just 认为该病治疗不及时有潜在发生食管癌的危险。

治疗　一般采用降低迷走神经兴奋的药物，如阿托品、颠茄类、罂粟硷或麦角胺（Ergonovine）藤喜龙（Tosilong）降低食管下括约肌张力缓解疼痛和吞咽困难，但药物治疗效果不佳。目前采用机械扩张或手术方法。

采用机械扩张，如果施力得当，压力合适，对病变不太严重的病例可获得良好效果。但需重复治疗才能维持疗效。

手术是目前比较理想的治疗方法，多采用改良 Heller 手术：即在食管下端前壁纵行切开环形肌层至黏膜下，使黏膜膨出。94%的患者术后吞咽困难得到缓解，术后 3%的病人发生反流性食管炎。值得注意的是该手术须在食管尚未出现明显扩张、延长或屈曲之前进行，即适合于轻、中型扩张的患者，如出现重型扩张，食管呈 S 状，则需行食管胃转流或其他术式。

第二节　慢性脓胸

急性脓胸经过 4～6 周治疗脓腔未见消失，脓液稠厚并有大量沉积物，提示脓胸已进入慢性期。

一、病因

形成慢性脓胸的主要原因是：

（1）急性脓胸治疗不及时不恰当：如未能及时诊断、早期选用抗生素不当和药物剂量调整不及时，或没有及时穿刺抽脓或做引流术，更多者因引流位置不当，引流管不在脓腔的最低位置，引流管太细，位置过深或扭曲、管腔被坏死组织堵塞等造成引流不畅，脓液潴留，形成慢性脓胸。

（2）手术后如有支气管胸膜瘘或食管瘘，经常有污染物和细菌进入脓腔；加之肺长期膨胀不全，胸内残腔久久不能闭合；形成慢性脓胸经久不愈。

（3）胸腔毗邻有慢性感染病灶，如膈下脓肿、肝脓肿、纵隔脓肿及肋骨骨髓炎等感染源未能彻底清除，形成慢性脓胸。

（4）胸腔内有异物存留：如外伤、金属异物、骨片、衣服碎屑等异物存留在胸腔引起继发感染。

（5）结核性脓胸：有的是潜在的肺结核灶溃破，有的是胸壁结核内穿，未经有效的抗结核治疗或因胸膜增厚、钙化，抗结核药不能到达病灶，形成慢性脓胸，此类病人往往合并有混合感染。

二、病理生理

慢性脓胸病人因长期感染，体质消耗，胸膜高度增厚，特别是壁层胸膜增厚尤为显著，有的达 2 厘米以上，由纤维结缔组织组成，呈灰白色，表面为肉芽组织，脓腔内有大量坏死组织及积脓并有分隔。结核性脓胸则可有干酪样物，以至钙化。脏层胸膜及肺为机化的瘢痕纤维板所限，影响肺的膨胀，使脓腔不能闭合。膈肌也由于增厚的纤维板相对固定，纵隔受瘢痕收缩牵引向患侧移位。胸壁因壁层胸膜纤维板的固定及瘢痕收缩而内陷，肋骨聚拢，肋间隙变窄，脊柱弯向对侧，病人出现限制性呼吸功能障碍，部分病人有杵状指。

慢性脓胸穿通肋间隙，与胸壁形成哑铃形脓肿，称为外穿性脓胸，多为结核性脓胸治疗不及时的并发症。长期慢性脓胸病人可出现低蛋白血症和低血红蛋白症以及肝肾功能减低。

三、诊断

慢性脓胸的诊断并不困难，患者多有急性脓胸的病史及形成慢性脓胸的过程。但临床上要查明病人的全身和局部病情以及形成慢性脓胸的原因。病人往往有消瘦、贫血、血浆蛋白减低，以及不同程度的慢性全身中毒症状，如低热、乏力、食欲差等。查体可见患侧胸壁下陷、胸廓呼吸动度受限、肋间隙变窄、部分病人有脊柱侧弯、胸部叩诊呈实音，听诊呼吸音减低或消失。

胸部X线片显示患侧胸膜增厚、肋间隙变窄、纵隔移向患侧、胸腔变小，如有金属异物或钙化均可清楚显示，如有气液平面则说明有支气管胸膜瘘或食管瘘，脓腔较小或仅存在窦道时可注入碘油后照正侧位片，以显示脓腔范围及有无支气管胸膜瘘；或经口吞碘油透视下观察有无造影剂进入胸腔，可证实有无食管瘘及瘘口的位置及其大小。如疑有支气管扩张时则应行支气管造影。

慢性脓胸如未做过引流，须做胸腔穿刺，脓液细菌培养，以明确脓胸的致病菌种。由于使用抗生素，培养可为阴性。如有支气管胸膜瘘时，向胸腔内注入美兰不久可在咳出的痰中出现。

四、治疗

慢性脓胸的治疗原则是消除致病原因，闭合脓腔。绝大多数病人需手术治疗。

在治疗过程中，必须注意全身情况，鼓励病人多活动，增强心肺功能。补充营养，提高血浆蛋白、纠正贫血，应俟其血红蛋白提高到10克以上，痰量及脓液排出减少至最低水平，方可进行较大的手术。

（一）改进引流　对于已做了引流但引流管过细，或引流管位置不合适，长期潴脓影响愈合，则应重新置管引流。如肺内或邻近器官无病变，脓胸病期不过久，部分病人可随引流的改进而获得治愈。

（二）胸膜纤维板剥脱术　范围较大的慢性脓胸，剥除脏、壁层胸膜上的纤维板，即彻底切除脓腔壁，解除纤维包膜对肺组织的束缚和对胸壁的固定，肺可重新扩张，脓腔消失，胸廓的呼吸运动亦可得以恢复。但手术时机的选择至关重要。对于病程太久、纤维组织已浸入胸膜下使脓胸壁不能从胸膜上剥除，手术损伤大、出血多，如有继发性肺组织纤维性变时，术后肺仍不能膨胀，手术就达不到预期效果。如肺内有广泛破坏性病变、结核性空洞或支气管扩张时均不宜施行胸膜纤维板剥脱术，因此该手术适用肺内无明显改变、胸膜增厚明显的慢性脓胸，早期进行，效果最好。

（三）胸膜内胸廓改形术（改良 Schede 术）

切除脓腔外侧壁的肋骨和增厚的壁层胸膜，使其余的胸壁软组织（包括肋骨膜、肋间神经血管）塌陷并与脓腔内侧壁对合，并清除脏层胸膜表面的肉芽组织，以促进脓腔消失，若脓腔较大还可利用背阔肌、前锯肌等带蒂肌瓣充填。术后放置引流管和加压包扎，是保证手术效果的重要措施之一。本方法适用于胸膜增厚比较严重的病例。

对有支气管胸膜瘘的结核性或非结核性患者应用不锈钢丝缝合瘘口，再用肋间肌加固，然后做胸膜内胸廓成形术。

（四）胸膜外胸廓改形术：切除患侧部分肋骨和增厚的脏层胸膜纤维板，使胸壁塌陷脓腔闭合，而达到治疗目的。适用于胸膜增厚不太严重而肺内又有病变，如活动性结核，或作包膜剥脱后肺不能膨胀的病例。

胸廓成形可造成一定的胸廓畸形，并对患侧肺功能造成长期损害，但对病期已久，肺部不易复原的慢性脓胸病人，不失为行之有效的根治方法。

（五）胸膜肺切除术　如慢性脓胸同时合并有肺内广泛严重病变，如有结核空洞、支气管扩张或高度狭窄等，其他手术方法还不能根治，则为施行胸膜全肺切除或胸膜肺叶切除的适应症。但此类手术较为复杂，出血多，危险性较大，手术适应症应严格掌握。

第三节　肺大疱

一、病因及病理

肺大疱一般继发于细小支气管的炎性病变，如肺炎、肺气肿和肺结核，临床上最常与肺气肿并存。因有炎性病变，小支气管黏膜有水肿，造成管腔部分阻塞，产生活塞作用，空气能进入肺泡而不易排出，因之肺泡内压力增高。在正常情况下，肺泡间有侧支呼吸，虽有支气管部分阻塞，肺泡内压力不致过高。但在炎症状态下，肺组织也有损坏，肺泡间的侧支呼吸消失，肺泡间隔逐渐因泡内压力增加而破裂，乃形成巨大的含气囊腔，临床上称之为肺大泡。

肺大疱继发于肺炎或肺脓肿者多见于婴幼儿，有单发的也有多发的。继发于肺结核的则多为单发，亦无明显之肺气肿同时存在。继发于肺气肿者，常为多发，除大泡之外，常伴有多数小泡。肺大泡的壁甚薄，由肺泡的扁平上皮细胞组成，也可能仅为纤维性膜。大泡不断扩大，可占据一侧胸腔，压迫邻近肺组织，甚至将纵隔推向对侧，形成张力气胸。如果肺泡内压力增大，向胸膜腔破裂，所形成的大泡，其壁的一部分即为胸膜所组成，这样形成的大泡称之为胸膜下大泡。另有一些大泡容积较小，常在肺叶边缘形成串珠状，临床上称之为肺小泡，常可与巨大的大泡并存。无论大泡小泡，如有破裂，则产生所谓的自发性气胸。

二、症状及诊断

肺大疱如为单发且张力不大，则其临床症状可能并不显著。但如同时有广泛肺气肿或为多发大泡，则常咳嗽、胸闷、气短等症状。巨大的肺大疱，泡内张力较高，则多有不同程度的呼吸困难，有的病人因而失去劳动力，甚至行动亦受到限制。严重肺气肿并发肺大疱，则能促使肺源性心脏病的发生，或是加重肺源性心脏病的发展。

于并发自发性气胸时，则有突然胸痛，呼吸困难，在有严重张力气胸的病例，呼吸困难相应加重，并可出现发绀。

肺大泡的诊断，主要有赖于 X 线检查，但并不可忽视病史、症状和体征。有长期慢性咳嗽病史或有支气管哮喘病史者，有明显气短或呼吸困难时，应考虑有肺大泡的存在，而应做进一步检查。小儿肺炎后突然出现明显呼吸困难者，应考虑有可能产生肺大疱。检查时肺大疱区或患侧叩诊呈鼓音，呼吸音明显减弱或消失。X线检查发现肺部过度透光，见有薄壁巨大的空腔，占据一个肺段或一个肺叶，甚至整侧胸腔，内无肺纹理或仅在肺门部有些条索状影。有的为单发，有的为多发，有的在双侧发生。肺大疱常需与自发气胸做鉴别诊断。若同时存在肺气肿，则有肺气肿的X线表现，如整个肺组织透光度普遍增大，膈肌明显下移等征象。

三、治疗

对于较局限的肺大疱，病人如无明显症状，不必急于考虑外科治疗，可随诊观察，有的病人可因小支气管阻塞消除，肺大疱也可随之消失。小儿肺炎后所产生的肺大疱，在肺炎治愈后也多可自行消失，这类肺大疱一般不需要手术治疗。

肺大疱已较长期存在，而又明显影响呼吸功能者，应行外科手术治疗。肺气肿产生的肺大疱，自行消失的可能性较小，肺大疱对肺的压迫更能加重病人的负担，因此应当早行外科手术将大疱切除，以解除对肺组织的压迫，从而改善呼吸功能。同时存在着肺源性心脏病的患者，亦非手术禁忌证，我院曾有三例肺大疱病人，同时有肺源性心脏病，经外科手术切除肺大疱后，心力衰竭很快好转，呼吸功能亦得到明显改善。

肺大疱外科治疗的原则，是既要解除大疱的压力，又要尽可能保存有功能的肺组织，不可轻易进行肺切除术。常用的手术方法如下：

（一）大泡切除术：若肺组织无其他病变，应采用单纯大泡切除。先将大泡切开，由麻醉师作气管内加压使肺充分膨胀，明确病变的范围，将大疱壁切除，但适当保留一部分边缘，以备缝合泡腔之后，用以包盖缝合口。胸腔内为过度扩大及融合的肺泡，可见弥漫的肺泡漏气，若有小支气管的漏气，用细丝线加以缝合，再用细丝线或细肠线从腔底开始将腔壁对拢缝合，然后利用已保留的泡壁边缘覆盖肺表面，并用丝线严密缝合，以防止小支气管漏气。如同时有小泡存在，则可于其基底部用丝线加以结扎或缝合。

（二）肺叶切除：若大泡所在的肺叶肺组织已明显萎缩或有炎性病变，留之无益，则应做肺叶切除。

在大泡切除后，目前多主张于胸膜腔内撒入滑石粉，以产生胸膜粘连，预防术后自发性气胸，并可促进胸膜侧支循环的形成，后者可能有助于加强肺组织的营养。

第八章 神经系统常见疾病的治疗

第一节 脊神经根炎

本病系指由多种原因引起的脊神经根炎性及变性疾病的总称，病变可侵及颈、胸、腰、骶任一节段的脊神经根。临床上以颈胸神经根和腰骶神经最常受累，引起肩背痛及腰腿痛。本节主要介绍颈胸神经根炎的临床表现及诊治要点。

【病因】

脊神经根炎的病因繁多，硬膜内、外段神经根炎的病因亦不尽相同。膜内段神经根炎常由感染、中毒、营养代谢障碍等引起；膜外段神经根炎常因局部受凉、受潮（引起神经营养血管痉挛、缺血、水肿）、肌肉及横突外伤和炎症等引起。膜内脊神经根炎的病变常较广泛，且多为双侧性者；膜外段者病变常较局限，多为单侧性者。

【临床表现】

颈胸神经根炎起病以急性和亚急性多见，常表现为一侧或两侧肩臂部的疼痛、麻木、无力，疼痛常沿上肢外侧或内侧远端放射，咳嗽、用力及解便时加重。上述症状常在受寒、劳累后明显，温热和休息后减轻，检查可发现在受累神经根支配区域内的感觉过敏（早期）、减退或消失（后期）；肱二头肌和肱三头肌腱反射减弱或消失；上肢肌肉可有轻度萎缩；相应的颈、胸椎旁可有压痛。此外，受细小肢体可有皮肤温度及颜色的改变、营养和汗腺分泌障碍等自主神经症状。膜内段脊神经根炎之急性期可有脑脊液蛋白、细胞的轻度增高。

【诊断及鉴别诊断】

根据明显的肩臂部神经根性疼痛，以及相应的神经体征，常可作出诊断。为查明病因除详细询问有关病史外，应进行肝功、血沉、血糖、脑脊液化验以及肌电图、脊柱X线摄片。必要时还需行脊髓造影，CT扫描等检查。并注意与下列疾病鉴别。

一、颈椎病：

症状与颈胸神经根炎较相似。但一般多见于中老年人，可有眩晕或脊髓受累表现。叩击头顶或自头顶向颈部加压时，可引起上肢疼痛加重(Spurling征)。颈髓X线摄片或CT检查可见颈椎骨质增生、椎间孔狭窄或骨刺伸入其内、椎间盘变性等改变。颈椎牵引等治疗可使症状减轻。

二、颈段脊髓肿瘤：

起病缓慢，进行性加重，早期体征常较局限，根性症状更为突出，腰椎穿刺可显示蛛网膜下腔梗阻，脑脊液蛋白定量增高，细胞数常正常。脊髓造影见病变部位造影剂流通受阻及充盈缺损。

三、臂丛神经炎：

多见于成年人，呈急性或亚急性起病。疼痛部位常在一侧的锁骨上窝或肩部，逐渐扩展至同侧上臂、前臂及手部、尺侧较甚。臂丛神经干（锁骨上窝处）有压痛，牵拉上肢时可诱发或加重疼痛。

四、胸腔出口综合征：

主要由颈肋，前中斜角肌病变及肋骨或锁骨畸形，局部肿块压迫等引起。表现为上肢神经和血管的受压症状。神经受压出现患肢的放射性疼痛。锁骨下动脉受压出现手部皮肤苍白、发凉，甚至有雷诺现象。患肢过伸及外展时，桡动脉搏动减弱甚至消失。

此外，尚需与脊髓空洞症、肩关节周围炎、肱二头肌腱鞘炎等鉴别。

【治疗】

主要在于消除病因，改善神经营养代谢及促进神经机能的恢复。

一、病因治疗

控制各种感染及糖尿病等。

二、药物治疗

可选用泼尼松 30 毫克或地塞米松 1.5 毫克，1/日。疗程长短视病情而定，一般 3～4 周为一疗程。同时使用 B 族维生素、辅酶 Q10、胞磷胆碱等药物，以促进神经修复及机能的改善。亦可使用地巴唑、菸酸、加兰他敏、碘化钾等，以改善循环，促进炎症吸收。疼痛明显者可使用卡马西平或苯妥英钠等治疗。另外，理疗、局部热敷、按摩等均有一定疗效。

第二节　反射性神经障碍症

反射性神经障碍症又名躯体性神经病。系由于富于交感神经的周围神经受轻微的损伤后反射性地引起该受累神经支配区及其支配区以外部位的严重神经功能障碍的一种疾病。

【病因和发病机制】

本病主要由于肢端轻微外伤，如刺伤、砸伤、割伤、震伤、针刺或穴位药物注射等，损及富于交感神经纤维的正中神经、桡神经、胫神经等周围神经，在伤处形成恒久的刺激灶，刺激了本体觉和深部痛觉纤维，并发出病理冲动，不断地传至脊髓，在脊髓相应的及邻近的节段形成病理性优势灶。当病理性优势灶波及脊髓前角，以抑制性为主时表现为反射性麻痹，以兴奋性为主时表现为反射性痉挛；病理性优势灶波及侧角自主神经中枢时，可有自主神经功能障碍。此种病理优势灶仅限于一侧脊髓时表现为同侧症状，若同时波及对侧脊髓节段时（泛化现象）。则可表现为双侧症状，但常表现为原发一侧较重。

此外，精神因素、过度紧张在疾病的发生上亦有一定的作用。

【临床表现】

本症临床表现特殊，肢端神经损伤轻微而病理反应重，神经受损范围小而神经功能障碍的范围大，远远超出受伤神经支配范围。其神经功能障碍的特点是：

一、早期明显的自主神经功能障碍：常在伤后半小时至数小时内出现患肢严重肿胀、肤色发红、发紫或呈大理石纹样改变，有时可有水疱。皮温降低。后期伤部可有色素沉着及皮肤、指甲的营养性变。

二、严重的运动障碍：多表现为反射性瘫痪，亦可表现为反射性挛缩。较早出现伤肢肌肉萎缩，甚至波及整个患肢。肌肉对机械及电的刺激兴奋性增高。腱反射多亢进，亦可降低或消失。

三、伤部及其周围严重触压痛及运动性疼痛：伤时即可有伤部严重疼痛或同时向远端放射。客观检查可有套式感觉障碍（减退或过敏）。伤部及其周围触压痛及运动性疼痛。

【诊断和鉴别诊断】

根据临床表现特点诊断不难。但尚须与下述疾病相鉴别。自主神经功能障碍明显者应与红斑性肢痛、蜂窝织炎、过敏性皮炎等鉴别；运动障碍明显者应与周围神经损伤、癔症等鉴别；疼痛症状明显者应与灼性神经痛、肩手综合征等鉴别。

【病程和预后】

发病后如若及时治疗，可在较短期内获得痊愈，预后良好。若未能及时治疗的严重病例，病程可迁延日久，顽固不愈，遗有较严重的运动和自主神经障碍。

【治疗】

首先应积极治疗伤肢刺激病灶。局部可行伤部透热疗法、碘离子或钙离子直流电导入或超高频电场治疗，以消除刺激灶。其次可行神经阻滞，以降低交感神经的兴奋性和解除相应脊髓节段的优势病灶。上肢病变者可行同侧臂丛及颈交感神经节阻滞，下肢病变者可行骶管硬脊膜外及同侧腰交感神经干阻滞，以及相应脊髓节段的透热、普鲁卡因或钙离子导入等疗法。对顽固不愈病例，可行伤部手术探查、切除瘢痕和神经瘤或病灶侧交感神经节切除等。此外，还可采用神经干脉冲电流刺激、针刺及中药等治疗。

第三节 眩晕

眩晕是因机体空间定向和平衡功能失调所产生的自我感觉，是一种运动性错觉。“真性眩晕”有明显的自身或他物旋转感或倾倒感，呈阵发性，伴有眼震、平衡失调（指物偏斜、站立不稳或倾倒）和自主神经症状（面色苍白、恶心、出汗、血压脉搏改变等）；“假性眩晕”（昏晕）为自身或外物的晃动不稳感，常较持续，但也可为阵发性，伴发症状较轻或不显，外物纷杂时症状加重。“动”的感觉是其和“头昏”的鉴别标志。

【机制】

维持机体空间定向和平衡功能的结构有三。即视觉系统、本体觉系统和前庭系统，在大脑皮质的统一调节下协同完成，其皮质感觉区位于颞上回及邻近的顶叶。三者任一系统发生病变，致三者的神经冲动不能在脑部协调一致时，或皮质感觉区发生病变时，即可发生眩晕，其中以前庭系统病变所致者最为常见和重要。

前庭系统病时，发生眩晕的解剖基础如下：

【病因】

临床常见原因如下：

一、前庭周围性眩晕 均为真性眩晕，一般均有眼震和前庭功能改变。

1．内耳病变（耳源性眩晕）：除眩晕、眼震和前庭功能改变外，伴有耳鸣和听力减退，多为单侧性。无其他神经系统体征。

（1）梅尼埃病：由道路积水引起。常因精神紧张、疲劳、受寒等诱发。发作无定时，可数日至数年一犯。病前耳内有胀满感，每次发作持续数分钟至数小时不等，头位改变或睁眼后加重。耳鸣和听力减退呈波动性，即间歇期可恢复，但发作愈多恢复愈差（偶有一次发作后几成全聋者）。多有复听（患耳健耳对同一纯音声调不同）和响度重振（怕闹声）。耳蜗电图负总和电位与动作电位之比（-SP/AP）>0.4 有助确诊。听力丧失后，眩晕常可终止，因迷路功能由于多次水肿、缺血、缺氧受到破坏之故。

（2）急性迷路炎：见于中耳炎或迷路手术后。鼓膜穿孔后症状加重。

（3）内耳损伤：①前庭震荡：无颅底骨折或有岩骨纵形骨折，前庭功能正常。因损及中耳鼓膜，耳聋呈混合性。外耳道有出血。少数有面瘫。3-6 周后恢复，但遗有神经性聋。②前庭出血：岩骨有横形骨折，内耳严重受损，听力丧失，前庭功能异常。因出血至中耳，鼓膜呈蓝色。半数患者有面瘫。3-8 周后因对侧前庭代偿而眩晕缓解，遗有眼震和耳聋。③耳石损伤：表现为变位眩晕 。④外淋巴瘘：外伤损及镫骨使卵管圆窗破裂，外淋巴液流到中耳引起，症状类似梅尼埃病，手术后恢复。

（4）鼓膜内陷或受压：见于急性咽炎时因耳咽管阻塞使中耳引流不畅，或异物和泡胀了的耵聍阻塞外耳道等，均可使听骨链压向内耳，导致内耳充血、水肿、引起眩晕发作。

（5）耳石和前庭终未感受器病变：见于颅脑外伤、噪音性损伤、药物中毒以及老年或椎－基底动脉缺血引起的半规管囊腹的退行性变等。有的病因不明，可自行缓解复发。偶亦见于四脑室底部肿瘤。表现为“变位性眩晕”（也称良性阵发性位置性眩晕），即在头位突然变动的过程中发生的为时数秒至 1 分钟的短暂眩晕发作，头位静止后不再发作。

此外，耳源性眩晕也见于动晕病、耳硬化症和非外伤性内耳出血等。

2．前庭神经病变：①药物中毒：见于使用氨基糖甙类抗生素、苯妥英钠、酒石酸水杨酸等时，因双侧受累，眩晕较轻而平衡失调较重。②小脑脑桥角肿瘤或蛛网膜炎：尚有Ⅴ、Ⅶ、Ⅸ、Ⅹ脑神经和锥体束等症状。③前庭神经外伤：颅底或岩骨横行骨折引起。症状同前庭出血，但少见。

3．前庭神经元炎：无听力改变，仅有前庭神经症状。常在上呼吸道或消化道感染后发病，或有头部慢性感染灶。有时呈小流行，数目自愈，且少有复发。

二、前庭中枢性眩晕　为脑干、小脑或顶颞叶病变引起。与前庭外周性眩晕鉴别如下：

	前庭外周性眩晕	前庭中枢性眩晕
眩晕特点	真性	假性或真性
自主神经症状	明显	较少或不显
眼球震颤	多水平旋转性，与眩晕程度一致	常为单一水平性、旋转性或垂直性，眩晕缓解期仍可持续存在。
神经系统体征	无，或仅有听力改变；小脑脑桥角病变时有相应体征。	有脑干、小脑及顶颞叶损害体征
前庭功能试验	减弱、消失、偶过敏。	可正常，或呈分离现象。
位置性眼震	Ⅱ型	Ⅲ型

位置性眼震的检查方法：连续改变患者体位，在每一个体位下观察有无眼球震颤及其特点。如由仰卧位坐起，再仰卧，向左翻身，再向右翻身等。位置

性眼震检查Ⅰ型和Ⅱ型的鉴别如下：

	Ⅰ型	Ⅱ型
潜伏期	在体位改变后经过数秒始有眼震。	无，变动体位后即出现眼震
疲劳性	有，检查多次后眼震不再出现	无，连续检查继续出现眼震
眼震方向	不同头位其眼震方向不变。	不同头位眼震方向常有改变。
眩晕程度	伴有明显眩晕	眩晕不明显。

常见的病因有：

1．脑血管病：如脑动脉硬化、后下小脑动脉血栓、小脑出血、椎－基底动脉短暂缺血发作（VB-TIA）等。后者十分常见，多因头位改变诱发，眩晕同时伴有闪烁、复视、视物变形、颜面和肢体麻木感、头痛、晕厥、猝倒等其他 VB-TIA 症状。间歇期常有角膜反射减弱、短暂眼震、斜视或（和）辐辏反射障碍等轻微脑干损害体征。头后仰垂悬床外并分别左右转颈，当健侧椎动脉受压时，可因脑干缺血而出现眼震，脑血流图和脑电图波幅明显下降，眼震电图也可描示出轻微眼震。脑干听觉诱发电位可有脑干功能异常，或多次检查变化不定。常见病因为颈椎增生或外伤、脑动脉硬化、糖尿病、心脏病等。其中颈椎外伤引起。过伸、过屈位的颈椎侧位 X 线片所示的颈椎椎体后缘不同程度的错位或正位张口位的环枢椎间隙狭窄，均有助于确诊。

2．占位性病变：上述部位的肿瘤、脓肿、结核瘤、寄生虫等，以及其他部位的肿物引起的颅内压增高导致上述脑组织的移位、水肿等，也可引起眩晕。

3．变性和脱髓鞘疾病：如延髓空洞症、多发性硬化、遗传性共济失调等。

4．炎症：如脑干脑炎等。

5．其他：如眩晕性癫痫、偏头痛等。眩晕性癫痫系以眩晕为症状的癫痫发作，起止突然，多为真性眩晕，为时数分钟至数十分钟不等。眩晕发作时，可伴有其他癫痫症状，如意识丧失、精神运动性癫痫、癫痫大发作等，由顶颞叶前庭感觉区病变引起。脑电图可有痫性放电表现。抗痉药物可控制发作。

三、眼源性眩晕

除视动性和俯视性等生理性眩晕外，主要因双眼在视网膜上成像不等干扰了视觉定位功能引起。一般为假性眩晕（视动性眩晕例外），在注视外物时加重，闭眼或闭一眼后症状消失（先天性眼震例外），无前庭型眼震。常见原因有：①屈光异常：屈光参差（双眼屈光相差>3D）、角膜病变（炎症、瘢痕、锥形角膜）、晶体异位和不适眼镜等。②眼肌病变：眼肌麻痹、隐斜、辐射力弱等。③视网膜病变：视网膜色素变性、视网膜剥离等。

四、本体感觉性眩晕

因脊髓后索或脑干内侧丘系病变致本体觉传入中断引起。为假性眩晕，伴有肢体深感觉减退，感觉性共济失调和肌张力减退等。偶可因腰肌、颈肌痉挛有过多的本体觉冲动传入中枢所致。

五、全身疾患引起的眩晕

与影响了上述神经径路有关，常见疾病有：

1. 心血管疾患：高血压、低血压、直立性低血压、严重心脏失律、心肌供血不足、颈动脉窦过敏、主动脉弓综合征等。

2. 其他：感染、中毒、血液病、代谢障碍（糖尿病、低血糖症、高脂血症）等。

六、精神性眩晕

见于神经衰弱、癔症、焦虑症等。血管功能失调可能为某些患者眩晕的病理基础。此外，精神因素可诱发或影响前五种眩晕的发作和程度，精神性眩晕也可合并于器质性眩晕中发生。

【诊断】

诊断在于明确眩晕的原因。病中方面，应着重了解眩晕的性质、诱因和伴发症状如耳鸣、耳聋、脑干 TIA 症状和意识障碍等。间歇期症状应注意听力、第Ⅴ到Ⅹ对颅神经及脑干症状等。尚需了解既往重要病史，如心血管病、服药史、颅脑外伤史等。有了初步的病因判断后，再进行相应的体检和实验室检查。体检重点为前庭功能、听力、神经系统检查和心血管系统检查。有时，发生眩晕的原因不止一个，应更加注意。

【治疗】

一、病因治疗

二、一般治疗 静卧，避免声光刺激，解除精神紧张等。

三、药物对症治疗

（一）吩噻嗪类：氯丙嗪、丙氯拉嗪（10mg 2～3/d 口服，或 12.5mg 肌注）或三氟丙嗪（1～2mg2～3 次/d，或 1～2mg 肌注）等。

（二）抗组织胺类：异丙嗪、美克洛嗪（25mg 2 次/d）等。

（三）莨菪类：阿托品、氢碘酸莨菪碱、654-2（10mg 肌注，2/d 口服）等。

（四）其他：停，合理补液基础上短期少量脱水等。

四、手术治疗：

内耳病变听力已丧失而久治不愈者，可行迷路破坏手术或前庭神经切断术。

不少眩晕发作的诱因为过劳、精神过度紧张、情绪激动、头位体位的突然变动、颈部持久的不良姿势、血压偏低等，应注意避免。慎用损害前庭神经药物，必要时加强用药监护。

第九章　血液系统常见疾病的治疗

第一节　血液病分类

一、造血干细胞病

（一）再生障碍性贫血

（二）骨髓增生性疾病（myeloproliferativediseases）如骨髓纤维化，慢性粒细胞白血病、真性红细胞增多症，原发性血小板增多症。

（三）骨髓增生异常综合征（myelodysplasticsyndrome）如难治性贫血、环形铁粒细胞性难治性贫血、慢性粒单细胞白血病等。

（四）阵发性睡眠性血清蛋白尿。

二、红细胞病

（一）贫血　如红细胞生成和成熟障碍、DNA 合成障碍、血红蛋白合成障碍、红细胞破坏过多、红细胞丢失过多等。

（二）红细胞增多症　真性红细胞增多症、继发性红细胞增多症。

三、白细胞疾病

（一）白细胞减少　各种原因所致的白细胞减少及粒细胞缺乏。

（二）白细胞增多　中性粒细胞增多症、嗜酸性粒细胞增多症，传染性单核细胞和传染性淋巴细胞增多症。

（三）白细胞质的异常　粒细胞功能异常、白血病、淋巴瘤、骨髓瘤及恶性组织细胞病。

四、出血性疾病

（一）血管壁异常　过敏性紫癜、毛细血管扩张症。

（二）血小板疾病

1. 血小板减少　原发及继发血小板减少症。

2. 血小板增多　原发及继发血小板增多症。

3. 血小板质的异常　遗传性血小板功能缺陷，如血小板无力症、巨大血小板综合征等。继发性血小板功能缺陷，如尿毒症。

（三）凝血功能障碍

1.凝血功能低下　各种原因所致的凝血因子减少（血友病、维生素 k 缺乏）、血浆中抗凝物质增加。

2. 凝血功能亢进　DIC 早期，血栓性疾病。

第二节　血液病的诊断

一、病史采集

血液病的常见症状有贫血、出血倾向，发热或易感染，肿块、肝、脾、淋巴结肿大，骨痛等。对每一患者应了解这些症状的有无及特点。还应询问有无药物及毒物接触史，营养及饮食习惯，手术史，月经孕产史及家族史。

二、体格检查

皮肤黏膜颜色、出血点，皮肤结节或斑块，黄疸，舌乳头、浅表淋巴结，胸骨压痛，肝脾有无肿大，腹部有无肿块等。

三、实验室检查

（一）血常规及血小板计数，为最基本的化验检查。

（二）网友红细胞计数，以了解骨髓增生情况。各种红细胞平均指数的测定，对贫血患者进行形态学分类，有助于寻找贫血的原因。

（三）骨髓检查　包括骨髓穿刺涂片及骨髓活体组织检查，对某些血液病有确诊价值（如白血病、骨髓瘤、骨髓纤维化等）及参考价值（如增生性贫血）。

（四）出血性疾病　出血时间、凝血时间、凝血酶原时间、白陶土部分凝血活酶时间、纤维蛋白原定量为基本的检查。尚可做血块回缩试验、血小板聚集和黏附试验以了解血小板功能。

（五）溶血性疾病检查　常用的试验有游离血红蛋白测定、血浆结合珠蛋白测定、Rous / 试验、尿潜血（血管内溶血）；酸溶血试验、蔗糖水试验（PNH）；渗透脆性试验（先天性球成形红细胞增多症）；高铁血红蛋白还原试验（G6PD 酶缺乏）；抗人球蛋白试验（自身免疫性溶贫）等以确定溶血原因。

（六）细胞化学染色　对诊断急性白血病的类型有价值，如过氧化酶、碱性磷酸酶、非特异性酯酶等。

（七）活体组织检查　如淋巴结或浸润包块的活检对诊断淋巴瘤或恶性血液病的浸润有诊断价值。

（八）生化及免疫学检查　自身免疫性血液病及淋巴系统常有免疫球蛋白的异常及细胞免疫功能的异常。近年来已应用单克隆抗体对急性白血病进行免疫学分型。

（九）器械检查　如超声波、CT 对纵隔及腹膜后淋巴瘤的诊断。

（十）放射性核素　应用于红细胞寿命、红细胞破坏部位测定，骨髓显像、淋巴瘤显像等。

第三节　血液学进展

近 10 年来，由于免疫学、生物化学、细胞遗传学及分子生物学等基础学科的进步，以及与血液病学的相互渗透，血液学也随之发生了突飞猛进的进展。

一、造血与调控

造血干细胞是生成血细胞的原始细胞。研究造血干细胞增殖、分化与调控的目的在于阐明血细胞的生成机理，并为血液病的发病机理。诊断及治疗提供科学依据。采用天然的性染色体作为细胞遗传标志，结合造血干细胞研究中的脾结节生成细胞是一类多能造血干细胞。骨髓、胎肝及外周血均可形成脾结节，证明其中均含有造血干细胞。且在临床上已应用骨髓、胎肝及外周血中的造血干细胞移植治疗急性白血病取得成功。目前正致力于提取纯化造血干细胞和开展体外造血干细胞培养扩增技术。

血细胞是在造血组织这一特定环境中由少数造血干细胞通过不断地增殖、分化而生成。在造血组织中造血微环境，尤其是间质细胞对造血干细胞的发育起重要作用，通过细胞与细胞间直接接触，以及间质细胞及其他细胞释放因子，调控血细胞的增殖活动。其中一些多肽因子受到重视，有正负增殖调控因子。目前已有基因工程产品，且陆续应用于临床。

造血增殖正调控因子应用骨髓细胞体外培养技术，证实培养液中存在负责刺激血细胞生长因子，称集落刺激因子（Colony-stimulating factor CSF）。

CSF－1：又称 M－CSF，在骨髓细胞体外琼脂培养中可以诱导生成巨噬细胞组成的集落。

G－CSF：可以刺激骨髓细胞生成由粒系细胞组成的集落，已用于治疗①各种粒细胞减少症；②与抗生素联合治疗严重感染；③治疗 MDS。

GM－CSF：刺激骨髓细胞生成由粒与巨噬细胞组成的集落。已用于治疗①同 G－CSF；②造血功能障碍，如再障、MDS；③抗肿瘤，通过单核巨噬细胞作用。

除以上三种 CSF 外，还有一些造血因子是在研究 T、B 细胞分化中发现的，即白细胞介素（Interlukine IL），目前已知 IL1－IL10，其中 IL－3 可以刺激骨髓细胞形成混合集落，具有多向性造血刺激作用，可治疗造血功能障碍性疾病。

Epo（促红细胞生成素）是较早的基因重组产品，目前临床已用于治疗肾性贫血、慢性炎症性贫血和肿瘤性贫血，取得良好效果。

1990 年美国发现造血干细胞因子（SCF）且已有重组产品。SCF、GM－CSF、

G－CSF、IL－3、Epo 等在刺激血细胞生成中有协同作用。

在造血增殖负调控因子中有 T 细胞源、巨噬细胞源、LAK 细胞源 CIA(Colony inhibiting activity)，其中以对干扰素（IFN）及肿瘤坏死因子（TNF）研究较多。

二、IL－2／LAK 细胞在肿瘤继承免疫治疗中的应用

继承免疫是指给肿瘤患者整体输入具有抗瘤活性的因子和／或细胞，直接或间接地导致肿瘤消退。

IL－2 是由 TH 细胞分泌的一种淋巴因子，属糖蛋白，具有广泛的免疫活性：①刺激 T 细胞增殖分化；②刺激产生 CTL；③促进多种细胞因子分泌；④刺激 NK 细胞增殖分化，增强 NK 活性；⑤促进 B 细胞增殖分化；⑥刺激产生 LAK 细胞，即淋巴细胞在 IL－2 刺激下，经 3～6 天体外培养可成为一种对新鲜肿瘤细胞具有强烈杀伤作用的细胞，称为淋巴因子激活的杀伤细胞（LAK 细胞）。LAK 细胞可杀伤自体同种异体新鲜肿瘤细胞，对正常细胞无杀伤作用。联合应用 IL－2 和 LAK 细胞可取得更好的抗肿瘤效果，IL－2 可使输入的 LAK 细胞在体内继续增殖。LAK 细胞数量与 IL－2 剂量与疗效直接相关，临床上已用于各种实体瘤的治疗取得良好效果；亦有少数报道治疗急性白血病，亦可和化疗联合并用。治疗中存在的问题是 rh IL-2 比较昂贵、毒性大、获得大量 LAK 细胞亦较困难。

1986 年人们发现实体肿瘤组织中分离到的肿瘤浸润淋巴细胞（tumor intiltration lymphocyte ,TIL）在体外经 IL－2 激活后可大量扩增并具有较 LAK 细胞强的杀瘤活性，且并用较小剂量的 IL－2 即可有明显的作用。

三、单克隆抗体在血液学领域中的应用

（一）研究红细胞及其相关抗原　①可代替目前以抗血清作为血型鉴定的方法，如已获得高亲和力和特异性的抗 A 和抗 B 单抗；②研究血型抗原的多态性，发现新抗原，如发现 Rh 阳性 D 抗原就有 7 种变异；③从细胞膜上分离抗原，

进行生化分型；④研究血型抗原的肽谱。

（二）HLA 抗系统的研究　HLA 抗原在移植免疫和某些疾病发病中有十分重要的作用。抗 HLA 单抗用于：①取代目前 HLA 定型的试剂；②发现新抗原；③分离 HLA 抗原进行生化分析；④研究 HLA 抗原功能及其与疾病发生及预后关系。

（三）在血液病诊断中的应用

1. 急性白血病　在实践中已发现 FAB 分类的不足及认识不统一。1986 年提出形态学、免疫学及细胞遗传学，即 MIC 的分类诊断。在免疫学诊断中，目前应用 CD 系列 McAb 对急性白血病进行免疫分型。ALL 的免疫分型进展迅速，1983 年以前 ALL 一般分为 T－ALL、B－ALL、Pre－B－ALL、NuII-ALL 和普通型急淋（C-ALL），其中 C-ALL 和 Pre-B-ALL 预后最好，N－ALL、T－ALL 次之，B－ALL 最差。随着 McAb 进展，又将 ALL 分为 T－ALL 及非 T-ALL 两大类，后者又分为 6 个亚型：Ⅰ型表达 DR＋；Ⅱ型：DR＋，B4＋；Ⅲ型：DR＋、B4＋、CALLA＋；Ⅳ型；DR＋、B4＋、CALLA＋、B1＋；Ⅴ型：Cu 重链阳性；Ⅵ型：SmIg 阳性，McAb 在 AML 上进展缓慢，尚未见到对每一 FAB 亚型特异的免疫表型，但也有某些相关性，如用抗血小板 McAbⅡb/Ⅲa 和纯红细胞抗体（Glycophorina），可分别对 M7 和 M6 有肯定性诊断价值。

2. 出血性疾病　通过抗血小板单抗发现了血小板膜糖蛋白（GP）的性质与血小板反应的关系，阐明了一些血小板诱聚剂的受体。发现了巨大血小板症和血小板无力症分别与血小板表面 GpIb 和 GpⅡb/Ⅲa 的缺陷有关。利用 GpⅡb/ⅢaMcAb 进一步证实了 GpⅡb/Ⅲa 是纤维蛋白原的受体，在活化血小板中是 VWF 和纤维连接蛋白的受体，后二者在血小板黏附于血管内皮下起重要作用。纤维蛋白原、VWF 和纤维连接蛋白属黏附蛋白，与 GpⅡb/Ⅲa 是黏附蛋白受体超家系成员之一。

3. 了解造血细胞的个体发育过程与细胞恶变之间的关系，对淋巴细胞亚群的分化过程和激活状态的研究已取得很大的成绩。

（四）在血液病治疗中的应用

1．探索造血干细胞表面标记，分离和浓缩造血干细胞，代替骨髓移植。

2．应用于骨髓移植　用抗 T－细胞 McAb 清除异基因供髓者骨髓中免疫活性细胞，减轻 GVHD。在 ABMT 中清除自身骨髓中的残留白血病细胞以减少复发。

3．治疗急性白血病或淋巴瘤　单独应用特异的 McAb 或将 McAb 与同位素，毒素或细胞毒性药物偶合成“生物导弹”。

4.血栓导向诊断与治疗　常用的 McAb 有抗纤维蛋白和抗活化血小板单杭，将其与同位素（111In、99mTC、128I 和 131I 等）标记后使成为血栓导向显像剂，阳性率可高达 95％。将上述 McAb 与溶栓药物偶联成为单杭导向溶栓剂，特异性及疗效均较好。

5．再障　根据原发再障发病机理，应用抗 IL－2 受体 McAb 进行治疗。

单抗在治疗中应用还处于早期阶段，取得确切疗效，尚需克服许多困难。

四、急性白血症治疗进展

当前白血病的治疗仍以化疗为主，其策略是在实施个体化治疗前提下，给予联合、大剂量强烈诱导和早期强化治疗。近几年突出的进展是新药问世，主要有蒽环类，包括阿克拉霉素（Aclarubicin），4－去甲氧柔红霉素（Idarubicin），表柔比星（Epirubicin），长春地辛（vendestine），安吖啶（AmsacrineAMSA），去氧肋间型霉素（Pentostatin），VP16（Etopside）及 VM26(Teniposide)，米托蒽醌（Mitoxantrone）等。

骨髓移植　骨髓移植（BMT）的研究发展迅速，据国际骨髓移植登记组至 1988 年底资料，已进行异基因 BMT 二万余例，治疗病种 20 余种，70％以上是白血症，第一次完全缓解（CR1）的 AML 患者，移植后五年生存率为 50±5％，复发率为 20±5％，相当年龄组化疗患者 3 年生存率为 25－40％，提示 BMT 优于化疗。儿童 CR1ALL 化疗优于 BMT，但高危及杂合白血病除外，成人 CR1ALL 化疗与 BMT 疗效相当，对 CR2ALL 则 BMT 优于化疗。

ABMT 治疗急性白血病已 1300 余例，目前研究的热点是探索有效的预处理方案，有效的体外净化骨髓方法以及微小残留病的检测。

诱导分化治疗 近年来取得很大进展。

（一）诱导分化使肿瘤消失 使肿瘤干细胞分化超过增殖，经一定时间后肿瘤干细胞库渐趋衰竭。肿瘤细胞分化为一种新表型，对体液因子的调控恢复正常，即使肿瘤不能完全消失，其体积亦可明显缩小。

（二）防止肿瘤重新生长及预防转移。

（三）使增生异常的细胞向正常途径分化，如治疗 MDS，黏膜白斑病等。

（四）作为化疗或放疗的一种辅助治疗。

国内应用全反式维 A 酸治疗急性早幼粒细胞型白血病，CR 率达 88.2%。此外临床应用的诱导分化剂有 1.25 二羟 D3、小剂量 Ara-c、三尖杉酯碱、干扰素、集落刺激因子等。

五、癌基因与白血病

近年来通过分子遗传学研究证实，人类肿瘤与癌基因密切相关。癌基因是一类具有转化正常细胞潜能的 DNa 序列。癌基因有两类：存在于逆转录病毒中能使细胞恶性转化的核苷酸序列称为病毒癌基因（V－Onc），后者仅在细胞周期的一定时间呈低水平表达，参与细胞增殖、分化的调控。白血病的发生是由于某些癌基因被活化，几乎所有的白血病患者均有 C-myc 或 Ha-ras 基因表达，急粒亦可表达 N-ras，在疾病活动期表达增高。基因活化一般通过三种途径：①点突变：原癌基因在编码顺序的特定位置上，一个核苷酸发生突变，使相应一个氨基酸发生变化；②扩增：某些癌基因在原来染色体上复制多个拷贝，结果基因产物增加，导致细胞功能异常；③易位：癌基因从原正常位置转移到其他染色体上，使其静止的癌基因变为活化的癌基因。

癌基因临床应用前景　①阐明白血病发病机理；②早期诊断在MDS时随着病情向白血病方向转化，c-myc表达水平进行性增高；③判断预后c-myc表达水平与化疗缓解时间有关，高表达者化疗不敏感或易复发；④基因治疗将Onc特异的反义链RNA导入白血病细胞内，选择性阻断其相应的mRNA蛋白翻译过程，从而逆转白血病细胞，或者将某些位于白血病细胞膜表面的Onc蛋白产物作为靶抗原与偶联有抗癌药物的McAb特异结合，进行导向治疗。

第十章　常见疾病的实验室检查

第一节　呼吸系统疾病

一、急性上呼吸道感染

【实验室检查】

1．一般检查

血常规。

2．特殊检查

（1）流感病毒、副流感病毒、呼吸道合胞病毒、腺病毒、柯萨奇病毒、麻疹病毒等的抗体检测。

（2）痰细菌培养+药敏。

【参考范围】

病毒免疫学抗体检测均阴性，痰细菌培养阴性。

【结果分析】

如上呼吸道感染为病毒性，白细胞计数多正常或偏低，淋巴细胞比例升高。如细菌性感染，白细胞计数升高，中性粒细胞增多，严重感染者可有中性粒和细胞核左移。病毒血清抗体的升高可证实特异性病毒感染。痰细菌培养可判断感染细菌类型并根据药敏试验指导用药。

二、慢性支气管炎

【实验室检查】

1．一般检查

血常规。

2．特殊检查

（1）血气分析。

（2）病毒（流感病毒、副流感病毒、鼻病毒、呼吸道合胞病毒等）抗体检测。

（3）痰细菌培养+药敏。

【参考范围】

动脉血 pH：7.35～7.45。动脉血二氧化碳分压（$PaCO_2$）：4.65～5.98kPa。动脉血氧分压（PaO_2）：10.0～13.3kPa。动脉血氧饱和度（SaO_2）：0.90～0.98。

病毒抗体检测：阴性。

痰细菌培养：阴性。

【结果分析】

慢性支气管炎患者缓解期血常规一般无异常发现。急性发作期或并发肺部感染时，白细胞计数及中性粒细胞增多。喘息型患者嗜酸粒细胞可增多。

动脉血气分析可用于判断其预后，$PaO2<9.3kPa$、$PaCO2>5.4kPa$ 以上可疑有肺源性心脏病；$PaO2<7.3kPa$、$PaCO2>8.0kPa$，则表示有呼吸衰竭。

病毒抗体检测升高以及痰细菌培养+药敏的结果可用于感染的确诊以及指导临床用药。

三、支气管哮喘

【实验室检查】

1. 一般检查

血常规、电解质。

2. 特殊检查

（1）动脉血气分析。

（2）痰涂片镜检、痰细菌培养+药敏。

【参考范围】

动脉血 pH：7.35～7.45。动脉血二氧化碳分压（$PaCO_2$）：4.65～5.98kPa。动脉血氧分压（PaO_2）：10.0～13.3kPa。动脉血氧饱和度（SaO_2）：0.90～0.98。

痰涂片：阴性。

痰细菌培养：阴性。

【结果分析】

支气管哮喘发作时白细胞计数可有嗜酸粒细胞增高。如果并发感染可有白细胞增高，分类中中性粒细胞比例增高。痰涂片镜检可见较多嗜酸粒细胞，可见嗜酸粒细胞退化形成的 Charoot-Leyden 结晶、黏液栓和透明的哮喘珠。

动脉血气分析在哮喘严重发作时可有缺氧，PaO_2降低，因为过度通气可有$PaCO_2$下降，pH 上升，表现为呼吸性碱中毒。如重症哮喘，病情进一步发展可有呼吸性酸中毒，表现为缺氧，PaO_2降低，CO_2潴留，$PaCO_2$上升。如缺氧严重，可合并代谢性酸中毒。

四、肺炎

【实验室检查】

1．一般检查

血常规、外周血涂片。

2．特殊检查

（1）肺炎支原体抗体。

（2）病毒抗体检测（呼吸道合胞病毒、流感病毒、腺病毒、麻疹病毒、柯萨奇病毒、风疹病毒、巨细胞病毒等）。

（3）痰涂片染色查致病菌。

（4）痰细菌培养+药敏。

（5）血培养+药敏。

【参考范围】

（1）肺炎支原体抗体：阴性。

（2）病毒抗体检测：阴性。

（3）痰涂片革兰染色查致病菌：阴性。

（4）干细菌培养：阴性。

（5）血培养：阴性。

【结果分析】

1．肺炎球菌肺炎

血白细胞计数多增高，常在（10～20）×109 / L，中性粒细胞多在80%以上，并有核左移，细胞内可见中毒颗粒。痰涂片做革兰染色和荚膜染色，镜检如发现带荚膜的革兰染色阳性双球菌，可初步诊断。痰培养+药敏试验可最终确诊并指导临床用药。

2．葡萄球菌肺炎

本病血白细胞计数增高、中性粒细胞比例升高，可见核左移并有中毒颗粒，年老体弱者可不升高。痰为脓血性，量多，带血丝或呈粉红色。痰涂片革兰染色可见革兰阳性球菌。痰培养可检出葡萄球菌。血源性传播者，血培养可培养出葡萄球菌。药敏结果可指导临床用药。

3．克雷白杆菌肺炎

患者白细胞计数增高，可达（25～30）×10^9 / L，中性粒细胞比例升高，部分病例白细胞计数正常或偏低提示预后不良。患者痰多为黏稠脓性、量多、带血，灰绿色或砖红色、胶冻状。痰涂片革兰染色可见革兰阴性杆菌。痰培养阳性有助于诊断。

4．肺炎支原体肺炎

患者白细胞总数正常或略增高，以中性粒细胞为主。患者血清肺炎支原体抗体阳性，有助于诊断。

5. 病毒性肺炎

本病患者白细胞计数正常，稍高或偏低，中性粒细胞增多，血沉通常在正常范围。痰培养无致病细菌生长。呼吸道合胞病毒、流感病毒、腺病毒、麻疹病毒、柯萨奇病毒、风疹病毒、巨细胞病毒等的抗体可为阳性，其滴度逐渐升高有助于诊断。

五、肺脓肿

【实验室检查】

1. 一般检查

血常规。

2. 特殊检查

（1）痰涂片革兰染色查致病菌。

（2）痰培养+药敏试验。

（3）血培养+药敏试验。

【参考范围】

痰涂片革兰染色查致病菌：阴性。

痰和血培养：阴性。

【结果分析】

急性肺脓肿患者白细胞计数可达（20～30）$\times 10^9$/L，中性粒细胞多在90%以上，核左移，常有中毒颗粒。患者痰可呈脓性、黄绿色，可带血，留置后分层。慢性患者白细胞可稍升高或正常，可有贫血。痰涂片染色可查见致病菌。痰、血培养，包括厌氧菌培养及药敏试验对确定病因，指导用药具有重要价值。

六、肺结核

【实验室检查】

1. 一般检查

血常规、红细胞沉降率（ESR）。

2．特殊检查

（1）结核菌素试验。

（2）结核特异性抗体。

（3）痰涂片查结核分枝杆菌。

（4）痰结核分枝杆菌培养。

(5)PcR 法检测痰、支气管肺泡灌洗液等中的结核分枝杆菌。

【参考范围】

（1）结核菌素试验：阴性。

（2）结核特异性抗体：阴性。

（3）痰涂片查结核分枝杆菌：阴性。

（4）肺结核分枝杆菌培养：阴性。

(5)PCR 法查结核分枝杆菌：阴性。

(6)ESR（成人）：男<15mm / 1h；女<20mm / 1h。

【结果分析】

结核病患者血象一般正常，严重患者可有继发性贫血。急性粟粒性肺结核时白细胞总数减低或出现类白血病反应。活动性肺结核血沉常增快。

痰涂片抗酸染色查结核菌是确诊肺结核最主要的依据。直接厚涂片法在目前普遍应用，阳性率高于薄涂片法。培养法更为精确，并可做药敏试验，但结核分枝杆菌生长缓慢，通常需要较长时间。PCR 法可快速查结核菌，但存在假阳性或假阴性。结核菌素试验强阳性，常表示为活动性肺结核。

七、原发性支气管肺癌

【实验室检查】

1．一般检查

胸腔积液常规。

2．特殊检查

肿瘤标志物检测：神经元特异性烯醇化酶（NSE）、cYFRA21-1、癌胚抗原（cEA）、鳞状细胞癌抗原（SCC）。

【参考范围】

(1)NSE：<15μg/L。

(2)CYFRA21-1：<3．3μg/L。

(3)CEA<15μg/L。

(4)SCC：<1．5μg/L。

【结果分析】

恶性胸腔积液是肺癌的常见症状之一，有些肺癌以胸腔积液为首发症状。胸腔积液找到癌细胞的阳性率为36%～82%，腺癌、未分化癌阳性率较高。

在不考虑肺癌的组织学类型时，肿瘤标志物的敏感度依次为cYFRA21—1

47%、cEA

27%、NSE16%、scc

15%。CYFRA21—1对非小细胞性肺癌的敏感度为49%，比CEA、scc都高。在诊断肺鳞状细胞癌时敏感度依次为cYFRA21—160%、scc

31%、CEA 18%、NSE 3%。肺腺癌敏感度较高的是CYF RA21—1 42%、CEA 40%，如将两者同时测定，则敏感度为55%。大细胞性肺癌较高的是CYFRA21-144%、cEA 31%，如将两者同时测定，则敏感度为52%。小细胞性肺癌敏感度较高的是NSE 54%、cY—FRA21-134%。

八、慢性呼吸衰竭

【实验室检查】

1．一般检查

（1）血常规。

（2）肝功能试验、肾功能试验、电解质检测。

2．特殊检查

动脉血气分析。

【参考范围】

动脉血 pH：7．35～7．45。动脉血二氧化碳分压（$PaCO_2$）：4．65～5．98kPa。动脉血氧分压（PaO_2）：10．0～13．3kPa。动脉血氧饱和度（SaO_2）：0．90～0.98。

【结果分析】

有急性呼吸道感染时，白细胞计数可升高。但呼吸衰竭患者的机体反应性常较差，白细胞计数可正常。

动脉血气分析对慢性呼吸衰竭的诊断及指导治疗都有很大价值。I 型呼吸衰竭时，PaO_2低于 8．0kPa(60mmFk)，伴或不伴有 $PaCO_2$高于 6．67kPa(50mmHg)。II 型呼吸衰竭除 PaO_2低于 8．0kPa（60mmHg）外必伴有 $PaCO_2$高于 6．67kPa(50mmHg)。如 $PaCO_2$升高，但 PaO_2高于 8．0kPa（60mmHg）则为II 型呼吸衰竭吸氧后的结果。

缺氧可损害肝肾功能，使得肝脏转氨酶升高。组织缺氧可促使红细胞生成，引起继发性红细胞增多。有肾功能不全时，血尿素氮升高。九、胸膜炎和胸腔积液

【实验室检查】

1．一般检查

（1）血常规。

（2）胸腔积液常规、胸腔积液生化。

2．特殊检查

（1）胸腔积液涂片查细菌。

（2）胸腔积液沉渣查癌细胞。

（3）胸腔积液培养+药敏试验。

【参考范围】

（1）胸腔积液涂片查细菌：阴性。

（2）胸腔积液沉渣查癌细胞：阴性。

（3）胸腔积液培养：阴性。

【结果分析】

胸腔积液的检查对明确积液性质及病因诊断都很重要。漏出液和渗出液的鉴别见表 1-1。胸腔积液以渗出性胸膜炎最为常见，中青年患者以结核病最为常见。中老年胸腔积液尤其是血性积液应慎重考虑恶性病变与恶性肿瘤（如肺癌、乳腺癌、淋巴瘤等）。

漏出性胸腔积液常见病因为充血性心力衰竭、缩窄性心包炎、肾病综合征、肝硬化、药物过敏、腹膜透析黏液性水肿等。渗出液的常见病因为胸膜炎（各类肺感染、结核病）、肺梗死、恶性肿瘤、膈下炎症、风湿热、系统性红斑狼疮、胸部手术后、气胸等。另外脓性胸腔积液常见于肺结核、各类肺感染、外伤及胸腔穿刺术后继发感染等。血性胸腔积液常见于肺结核、恶性肿瘤、血管瘤破裂、肺梗死等。

表 10-1　漏出液和渗出液的鉴别

鉴别要点	漏出液	渗出液
原因	非炎症性，多因血浆胶体渗透压降低或毛细血管压升高所致	多因炎症、恶性肿瘤、非感染性物质刺激所致
外观	淡黄色、清晰、透明	不定，可为深黄或血性、脓性、乳糜样

比重	<1. 0^{15}	>1. 0^{18}
凝固	不凝固	可自凝
黏蛋白定性	阴性	阳性
蛋白定量	<25g／L	>30g／L
积液与血清蛋白比值	<0. 5	>0. 5
葡萄糖定量	与血糖相近	常低于血糖
LDH／(U／L)	<200	200
积液与血清 LDH 比值	<0. 6	0. 6
有核细胞计数	常<100×10^{6}／L	常>500×10^{6}／L
有核细胞分类	以淋巴细胞为主，偶有间皮细胞单个核细胞>50%	急性炎症性积液以中性粒细胞为主，且伴有质的改变；慢性炎症所致积液以淋巴细胞为主，可见浆细胞；恶性肿瘤所致积液以淋巴细胞为主及大量间皮细胞
细菌学检查	阴性	可找到病原菌

第二节　心血管系统疾病

一、原发性高血压

【实验室检查】

（1）血常规、尿常规。

（2）肾功能、血尿酸、血脂、血糖、电解质。

【结果分析】

早期高血压患者血、尿常规可无异常，后期患者可出现尿蛋白、红细胞，偶见管型。随肾脏病变的进展，尿蛋白逐渐增多，管型主要是透明管型和颗粒管型。

早期患者肾功能可无异常，当成人肌酐超过114．3μmol／L，老年人和妊娠者超过91．5μmol／L时提示有肾脏损害。患者常有血糖或尿酸水平的升高。部分患者伴有血总胆固醇、三酰甘油（甘油三酯）、低密度脂蛋白胆固醇的增高以及高密度脂蛋白胆固醇的降低。

二、动脉粥样硬化

【实验室检查】

（1）胆固醇（TC）、甘油三酯（TG）、高密度脂蛋白胆固醇（HDL-C）、低密度脂蛋白胆固醇（LDL-C）、极低密度脂蛋白（VLD-C）、脂蛋白（a）[LP(a)]、载脂蛋白B(ApoB)。

（2）蛋白电泳。

（3）血流变检查。

（4）儿茶酚胺（CA）、5-羟色胺（5-HT）、组胺、激肽、内皮素、血管紧张素。

【参考范围】

(1)TC：2．8～5．2mmol／L。TG：0．23～1．70mmol／L。HDL C：1．00～1．55mmol／L。LDL-C：1．90～3．10mmol／L。VLDL-C：0．08～0．41mmol／L（电泳法）。LP(a)：0～300mg／L。ApoB：(0．450±0．147)g／L。

（2）脂蛋白电泳

乳糜微粒：阴性。

高密度脂蛋白：0．30～0．40。

低密度脂蛋白：0．50～0．60。

极低密度脂蛋白：0．13～0．25。

（3）全血黏度（低切）

正常情况（低切）：男，7．5～13．3mPa·S；女，5．8～12．6mPa·S。

全血黏度（高切）

正常情况（高切）：男，4．6～6．5mPa·S；女，4．7～6．01mPa·S。

血浆黏度正常情况：1．27～2．28mPa·S。

（4）儿茶酚胺（去甲肾上腺素正常值为0．3～2．8nmol／L，肾上腺素正常值为170～520pmol／L）。5-HT：0.57～1.13umol／L（全血）。内皮素：43.22～58．38ng／L。

【结果分析】

动脉粥样硬化患者多有脂代谢异常，主要表现为TC、TG、LDL、VLDL、Lp（a）增高，HDL减低等。90％以上患者表现为Ⅱ或Ⅳ型高脂蛋白血症。血液流变学显示血液黏滞度增高。患者常有血管活性物质如儿茶酚胺（VMA）、5-羟色胺（5-HT）、组胺、激肽、内皮素、血管紧张素的增高，从而引起血管内膜损伤、血管功能的改变。

三、急性肺源性心脏病

【实验室检查】

1．一般检查

（1）血常规、红细胞沉降率（ESR）。

（2）肝功能试验、血清乳酸脱氢酶。

2．特殊检查

血气分析。

【参考范围】

动脉血pH：7．35～7．45。动脉血二氧化碳分压（$PaCO_2$）：4．65～5．98kPa。

动脉血氧分压（PaO_2）：10．0～13．3kPa。动脉血氧饱和度（SaO_2）：0．90～0.98。

【结果分析】

血液白细胞可正常或增高，红细胞沉降率增快，血清乳酸脱氢酶常增高，血清胆红素可升高。动脉血气分析示氧分压可降低。

四、慢性肺源性心脏病

【实验室检查】

1．一般检查

（1）血常规、红细胞沉降率（ESR）。

（2）肝功能、肾功能、电解质。

2．特殊检查

（1）全血黏度、血浆黏度。

（2）动脉血气分析。

（3）痰细菌培养+药敏。

【参考范围】

（1）全血黏度（低切）

正常情况（低切）：男，7．5～13．3mPa・s；女，5．8～12．6mPa・s。

（2）全血黏度（高切）

正常情况（高切）：男，4．6～6．5mPa・s；女，4．7～6．01mPa・s。

（3）血浆黏度正常情况：1．27～2．28roPel・s。

（4）动脉血pH：7.35～7.45。动脉血二氧化碳分压（$PaCO_2$）：4.65～5.98kPa。动脉血氧分压（PaO_2）：10．0～13．3kPa。动脉血氧饱和度（SaO_2）：0．90～0.98。

（5）干细菌培养：阴性。

(6)ESR（成人）：男<1 5mm／1h；女<20mm／1h。

【结果分析】

患者红细胞和血红蛋白可升高，血细胞比容正常或偏高，血沉加快。合并感染时，白细胞总数增高，中性粒细胞比例升高。患者全血黏度、血浆黏度可增加。患者在心力衰竭期可有肝肾功能受损，表现为肝转氨酶升高，血尿素氮、肌酐增高等。

肺心病肺功能代偿期可出现低氧血症或合并高碳酸血症，当肺功能失代偿期，呼吸衰竭时有 PaO_2<8．0kPa(60mmHg)，$PaCO_2$>6．67kPa(50mmHg)。患者电解质可出现高钾、低钠、低钙、低氯等变化。

五、感染性心内膜炎

【实验室检查】

1．一般检查

（1）血常规、红细胞沉降率（ESR)。

（2）尿常规。

2．特殊检查

血培养及药敏。

【参考范围】

（1）血培养为阴性。

(2)：ESR（成人)：男<15mm / 1h；女<20mm / 1h。

【结果分析】

亚急性患者常见红细胞正色素性贫血，白细胞计数正常或轻度升高，有时可见核左移现象。急性患者白细胞计数增高和明显的核左移。血沉几乎均升高。常有显微镜下血尿和轻度蛋白尿。

血培养是诊断菌血症和感染性心内膜炎的最重要方法。急性者，主要由金黄色葡萄球菌引起，少数由肺炎球菌、淋球菌、A 群链球菌和流感杆菌等引起。亚急性者，草绿色链球菌最多见，其次是 D 群链球菌，表皮葡萄球菌和其他细菌较少见。

六、病毒性心肌炎

【实验室检查】

1．一般检查

血常规、红细胞沉降率（ESR）。

2．特殊检查

（1）血清天门冬氨酸氨基转移酶（AST）、肌酸激酶（CK）及同工酶MB(CK—MB)／乳酸脱氢酶（LDH）。

（2）心肌肌钙蛋白I(cTn I)、G反应蛋白（CRP）。

（3）柯萨奇病毒、埃可病毒（ECHO）、脊髓灰质炎病毒、流感病毒和人类免疫缺陷病毒（HIV）等的抗体检测。

【参考范围】

(1)AST：0～40U／L。CK：38～174U／L（男），26～140（女）。cK_MB：0～5．0ng／L（化学发光免疫法）。

(2)cTn I：0～1．5ng／L（化学发光免疫法）。CRP：0～10mg／L。

（3）病毒抗体检测为阴性。

【结果分析】

患者血清学检查AS″r、CK、CK-MB、LDH、cTn I增高，白细胞增高，血沉加快，CRP增加等有助于本病的诊断。血清病毒中和抗体检测时，需在发病早期和2～4周各取血标本，如抗体效价为4倍上升或其中一次≥1：160，可为近期感染该病毒的依据。引起病毒性心肌炎的主要病毒为柯萨奇A组病毒、柯萨奇B组病毒、ECHf)、脊髓灰质炎病毒、流感病毒等。

七、心肌梗死

【实验室检查】

1．一般检查

血常规、红细胞沉降率（ESR）。

2．特殊检查

（1）血清天门冬氨酸氨基转移酶（AST）、肌酸激酶（CK）及同工酶MB(CK—MB)／乳酸脱氢酶（LDH）。

（2）心肌肌钙蛋白I(cTn I)、肌红蛋白（Mb）、C-反应蛋白（CRP）。

【参考范围】

(1)　AST：0～40U／L。CK：38～174U／L（男），26～140（女）。CK-MB：0～5．0ng／L（化学发光免疫法）。

(2)cTn I：0～1．5ng／L（化学发光免疫法）。CRP：0～10mg／L。

Mb：血清（29．0±16．3）μg／L；尿液（29．85±16．04）μg／L(RIA)。

【结果分析】

心肌梗死起病24～48h后白细胞增高至10×10^9～20×10^9/L，中性粒细胞增多，嗜酸粒细胞减少或消失；血沉增快；以上变化可持续1～3周。

血清心肌酶含量增高：

(1)CK、cK-MB在起病6h内升高，24h达高峰，是正常人的6倍，3～4日恢复正常；（2）AST在起病6～12h后升高，1～2天达高峰，3～6天后降至正常；（3）LDH在起病8～10h后升高，2～3天达高峰，持续1～2周恢复正常。其中cK-MB和LDH的同工酶LDH1诊断的特异性高。

血和尿肌红蛋白均增高，其峰值较血清心肌酶出现早。肌钙蛋白I的增高也是反映急性心肌梗死的指标。

第三节　消化系统疾病

一、急性胃炎

【实验室检查】

血常规、呕吐物镜检+隐血、粪便常规+隐血。

【结果分析】

急性胃炎胃部出血常见，一般为少量、间歇性、可自止，但也可发生大出血引起呕血和（或）黑粪。持续少量渗血可致贫血。出血引起呕吐时，呕吐物镜检可见红细胞，隐血试验阳性。胃部出血时，粪便隐血试验阳性。

二、慢性胃炎

【实验室检查】

1．一般检查

血常规。

2．特殊检查

（1）胃酸、胃蛋白酶原Ⅰ。

（2）血清促胃液素（胃泌素）、五肽促胃液素试验、血清VitB12、血清抗壁细胞抗体（PCA）。

（3）幽门螺杆菌（Hp）检查：血清Hp抗体测定、活检标本快速血清尿素酶试验、标本涂片找幽门螺杆菌、细菌培养。

【参考范围】

(1)pH值：0．8～1．8。

（2）胃蛋白酶原Ⅰ：0．28～1μg／L。

（3）血清促胃液素（空腹）：15～105ng／L(RIA)。

（4）五肽促胃液素试验：基础胃液量，0．01～0．10L；基础泌酸量，(3.90±1．98)mmol／h。

（5）最大泌酸量：3～23mmol／h。高峰泌酸量：(20．60±8.77)mmol／L。

(6)VitB12：148～660pmol／L（RIA法）。

（7）血清PCA：阴性。

（8）幽门螺杆菌：阴性。

【结果分析】

胃液 pH 值：≥7．0 无胃酸；≥3．5 低胃酸。

A 型胃炎患者，可有恶性贫血。A 型胃炎均有胃酸缺乏，血清促胰岛素明显升高。用五肽促胃液素试验无胃酸分泌。可测得抗壁细胞抗体（约 90%）和抗内因子抗体（约 75%），VitB12 水平明显低下。胃蛋白酶原 I 小于 0．2μg / L，反映泌酸腺区胃黏膜有萎缩。

B 型胃炎患者，胃酸不缺乏，有时反增多，血清促胃液素水平下降不等，血清中也可有抗壁细胞抗体存在（30%），但滴度低。

目前临床上可做血清 Hp 抗体测定、活检标本快呋塞米素酶试验、取活检标本做微氧环境下培养、活检标本涂片找 Hp 等检测以明确治疗方案。此外非侵入性的 13c-尿素呼气试验或 14c-尿素呼气试验可作为筛选和治疗后复查用。

三、消化性溃疡

【实验室检查】

1．一般检查

粪便隐血试验。

2．特殊检查

（1）胃酸。

（2）血清促胃液素。

（3）幽门螺杆菌检查[快速尿素酶试验、组织学检查、黏膜涂片染色镜检、13c 或 14C-尿素呼气试验（13C-uBT 或 14C-UBT）]。

【参考范围】

（1）胃总促胰液素（酸度）（空腹）：10～50U。

（2）血清促胃液素（胃泌素）（空腹）：15～105ng / L(RIA)。

（3）幽门螺杆菌：阴性。

【结果分析】

粪便隐血试验阳性提示溃疡有活动。胃溃疡患者的胃酸分泌正常或低于正常，部分十二指肠溃疡患者胃酸分泌增多，但与正常人均有很大重叠。消化性溃疡患者血清促胃液素（胃泌素）较正常人稍高，诊断意义不大。

幽门螺杆菌检测已成为消化性溃疡的常规检测项目。快呋塞米素酶试验是侵入性试验中诊断幽门螺杆菌感染的首选方法；非侵入性试验 13C-uBT 或 14C-UBT 是根除治疗后复查的首选方法。

四、克罗恩病（Crohn 病）

【实验室检查】

（1）血常规、红细胞沉降率（ESR）。

（2）粪便常规+潜血试验（OB）。

（3）电解质、总蛋白（TP）、白蛋白（ALB）。

【结果分析】

克罗恩病患者贫血常见，活动期白细胞增高，血沉加快；人血白蛋白常降低。粪便多为糊状，一般无脓血或黏液。病变涉及下段结肠或肛门直肠者，可有黏液血便。粪便隐血试验常呈阳性。

五、溃疡性结肠炎

【实验室检查】

（1）血常规、红细胞沉降率（ESR）、凝血酶原时间（PT）。

（2）粪便常规。

（3）电解质、总蛋白（TP）、白蛋白（ALB）、C-反应蛋白。

【结果分析】

轻型病例多无贫血或轻度贫血，中、重型病例有轻或中度贫血，甚至重度贫血。白细胞计数在活动期增高。血沉和 G 反应蛋白增高是活动期的标志。严重或病情持续病例可有人血白蛋白下降、电解质平衡紊乱、凝血酶原时间延长。

粪便常规检查常有黏液脓血便，显微镜可见红细胞和脓细胞，急性发作期可见巨噬细胞。黏液血便是本病活动期的重要表现。粪便亦与病情轻重有关，多数为糊状，重可至稀水样。

六、肠易激综合征

【实验室检查】

1．一般检查

（1）血常规、红细胞沉降率（ESR）、尿常规。

（2）粪便常规+隐血试验。

2．特殊检查

粪便培养。

【参考范围】

粪便培养：阴性。

【结果分析】

肠易激综合征患者血、尿常规正常，血沉正常。多次粪便常规及粪便隐血试验阴性，多次粪便细菌培养阴性。

本病腹泻型患者粪便多呈稀糊状，也可为成形软便或稀水样。多带有黏液，部分患者为粪质少而黏液量多，但绝无脓血。便秘型患者粪便干结、量少，呈羊粪状或细杆状，表面可附黏液。

七、阑尾炎

【实验室检查】

血常规、尿常规。

【结果分析】

大多数急性阑尾炎和慢性阑尾炎急性发作患者的白细胞计数和中性粒细胞比例增高。白细胞计数升高到（10～20）$\times 10^9$/L，可发生核左移。部分患者白细胞可无明显升高，多见于单纯性阑尾炎或老年患者。尿检查一般无阳性发现，如尿中出现少量红细胞，说明炎性阑尾与输尿管或膀胱邻近。

八、慢性病毒性肝炎

【实验室检查】

1．一般检查

（1）血常规。

（2）凝血酶原时间（PT）。

（3）肝功能、补体（CH50、c3、c4）。

2．特殊检查

（1）血清蛋白电泳、前白蛋白。

（2）溴酚（BSP）排泄试验、靛青绿（ICG）排泄试验。

（3）乙型肝炎病毒指标：}msAg、抗 HBs、HBeAg、抗 HBe、抗 I-IBc、HBV-DNA。丙型肝炎病毒指标：抗 HCV、HCV-RNA(PCR)。

（4）甲胎蛋白（AFP）、类风湿因子（RF）、抗核抗体。

【参考范围】

醋酸纤维素膜血清蛋白电泳参考值见表 10-2。

表 10-2　醋酸纤维素膜血清蛋白电泳参考值

区带	比例／%	含量／(g／L)
ALb	53～63	37～57
α 蛋白	2．2～3．2	2～3
α 2 球蛋白	6．4～10．0	4～7
β 球蛋白	7．3～13．5	5～10
γ 球蛋白	14．1～20．0	11～16

(1) 前白蛋白(放射免疫扩散法)：1 岁，100mg／L；1～3 岁，160～281mg

/L；青春期，230mg/L；成人，200～400mg/L。

(2)BSP滞留率：0～2%。ICG滞留率：0～10%。

（3）乙型肝炎病毒指标：阴性。

（4）丙型肝炎病毒指标：阴性。

（5）甲胎蛋白：<20gg/L。

（6）类风湿因子：阴性。

（7）抗核抗体：阴性。

【结果分析】

慢性肝炎患者的肝功能异常程度随病情起伏而反复升高。活动期血清转氨酶和胆红素升高，人血白蛋白降低，球蛋白升高，白/球比例降低甚至倒置，前白蛋白降低，凝血酶原时间延长，血清碱性磷酸酶和γ-谷氨酰转移酶有不同程度升高，BSP和ICG排泄试验有明显滞留。有肝内胆汁淤积时，胆红素明显升高。血液学检查可有贫血，白细胞及血小板减少。

慢性乙型病毒性肝炎患者血清中HBsAg、抗HBc持续阳性，活动期抗HBC-IgM可呈阳性。在病毒复制时，HBV—DNA和HBeAg常呈阳性。免疫球蛋白常增高，特别是IgG。活动期总补体和c3常下降，类风湿因子可呈阳性。

慢性丙型病毒性肝炎患者血清抗HcV和HCV-RNA（PcR）阳性。可出现类风湿因子、抗核抗体等抗体。

九、肝硬化

【实验室检查】

1. 一般检查

（1）血常规、红细胞沉降率（ESR）、凝血酶原时间（PT）。

（2）尿常规、腹水常规及生化。

（3）肝功能、电解质。

2．特殊检查

（1）靛青绿（ICG）排泄试验。

（2）单胺氧化酶（MAO）、脯氨酰羟化酶、III型前胶原氨基末端肽（PIIINP）。

（3）免疫球蛋白（IgM、IgA、IgG）、乙型、丙型、丁型肝炎病毒标志物。

【参考范围】

(1)IcG滞留率：0～10%。

(2)MAO：12000～40000U／L（苄胺偶氮－β-萘酚法）。

（3）脯氨酰羟化酶：（39．50±11．87）／lg／L，其上限为70gg／L。

(4)PIIINP：均值为100ng／L，大于150ng／L为异常。

(5)IgG：7．6～16．6g／L。IgA：0．71～3．82g／L。IgM：0．60～2．72g／L。

（6）乙型、丙型、丁型肝炎病毒标志物：阴性。

【结果分析】

肝硬化患者在代偿期血常规结果多正常，失代偿期有轻重不一的贫血，脾亢进时白细胞和血小板计数减少。尿常规在代偿期一般无异常，有黄疸时可出现胆红素，并有尿胆原增加。有时可见到蛋白、管型和血尿。

肝功能在代偿期大多正常或有轻微异常，失代偿期有多方面的异常。重症者血清胆红素有不同程度增高。转氨酶常有轻、中度增高，一般以ALT增高较显著，肝细胞严重坏死时则AST活力常高于ALT，胆固醇酯亦常低于正常。血清总蛋白正常、降低或增高，但白蛋白降低、球蛋白增高。在血清蛋白电泳中，白蛋白减少，γ球蛋白增高。PT在代偿期可正常，失代偿期则有不同程度延长。III型前胶原氨基末端肽浓度常显著增高。ICG排泄试验有不同程度潴留。腹水检查一般为漏出液，如并发感染性腹膜炎时，腹水呈渗出液。肝硬化患者常见的电解质紊乱有低钠血症以及低钾、低氯血症与代谢性碱中毒。

病因为病毒性肝炎者，乙型、丙型或乙型加丁型肝炎病毒标记物检测呈阳性。

十、胆囊炎

【实验室检查】

（1）血常规、凝血酶原时间（PT）。

（2）尿常规。

（3）肝功能、血清淀粉酶。

【结果分析】

急性胆囊炎与慢性胆囊炎急性发作期大多数有白细胞增高，中性粒细胞增多；尿胆原常增高，感染消退后恢复正常。

胆囊炎发作时，肝功能常有一定程度改变，转氨酶升高，碱性磷酸酶升高较常见，1/2患者有血清胆红素升高，1/3患者血清淀粉酶升高。

十一、急性胰腺炎

【实验室检查】

1．一般检查

（1）血常规。

（2）血糖（Glu）、肝功能。

2．特殊检查

（1）血清淀粉酶（AMY）、尿AMY、胸腔积液AMY、腹水AMY、淀粉酶与肌酐清除率比值（Cam/Ccr）。

（2）甘油三酯（TG）、血清脂肪酶（uPA）。

【参考范围】

(1)AMY：28～120U/L（血清）。AMY：100～1200U/L（尿）。CalTl/Ccr：1%～4%。

(2)LIPA：23～300U／L。TG：0．56～1．70mmol／L。

【结果分析】

急性胰腺炎患者多有白细胞增多及中性粒细胞核左移，白细胞多在（10～20）$\times 10^9$／L，重症者可高于 20×10^9／L。血清淀粉酶在起病后 8～12h 开始升高，超过正常值 5 倍即可诊断本病。淀粉酶的高低不一定反映病情轻重，出血坏死型胰腺炎淀粉酶值可正常或低于正常。尿淀粉酶升高较晚，在发病后 12～14h 开始升高。胰源性腹水和胸腔积液中的淀粉酶值亦明显增高。Cam／Ccr 在胰腺炎时可增高 3 倍。血清脂肪酶在发病后升高较晚，在 24～72h 开始升高，持续 7～10 天，对病后就诊晚的患者有诊断价值。

急性胰腺炎时，暂时性血糖升高常见，持久性的空腹血糖高于 10mmol／L 提示胰腺坏死，表示预后严重。暂时性低钙血症常见于急性胰腺炎，低钙程度与临床严重程度平行。发病时可见高甘油三酯血症。

十二、慢性胰腺炎

【实验室检查】

1．一般检查

（1）血常规、粪便常规。

（2）肝功能、血糖（Glu）。

2．特殊检查

（1）血清淀粉酶（AMY）。

（2）糖耐量试验（OGTT）。

【参考范围】

(1)AMY：28～120U／L（血清）。

(2)OGTT

①空腹：3．9～6．1mmol／L。

②30min：6．1～9．4mmol／L。

③60min：6．7～9．4mmol／L。

④120min：<7．8mmol／L。

⑤180min：3．9～6．1mmol／L。

【结果分析】

慢性胰腺炎急性发作时，白细胞会有所增高，如合并胆道感染时白细胞可明显增高。粪常规可见未消化的肌肉纤维和脂肪滴。急性发作时血、尿淀粉酶和 Cam／ccr 比值可一过性增高。当慢性胰腺炎合并糖尿病时，血糖和糖耐量异常。

十三、乳糜泻

【实验室检查】

1．一般检查

（1）血常规、凝血酶原时间（PT）。

（2）粪便常规。

（3）电解质、总蛋白、白蛋白、胆固醇。

2．特殊检查

粪脂、叶酸。

【参考范围】

（1）粪脂：0～6．0g／24h。

（2）血清叶酸：3．8～10．5μg／L（男）；3．5～9．0μg／L（女）。

【结果分析】

乳糜泻患者多数有大红细胞性贫血，亦可能有正常红细胞性或混合性贫血。血清钾、钙、钠、镁均可降低。血浆白蛋白和胆固醇也可降低，凝血酶原时间延长。严重病例的血清叶酸、胡萝卜素和维生素 B_{12} 水平亦降低。绝大多数患者可出现轻至重度腹泻。如粪脂定量>6g／24h，或脂肪吸收率<95%，均可认为有脂肪吸收不良。

十四、出血性结肠炎

【实验室检查】

1．一般检查

（1）血常规、粪便常规。

（2）肾功能试验。

2．特殊检查

（1）血、尿淀粉酶。

（2）粪便培养+药敏试验。

【参考范围】

(1)AMY：28～120U／L（血清）。AMY：100～1200U／L（尿）。

（2）粪便培养：阴性。

【结果分析】

出血性结肠炎典型患者在发病24h后，水样便变为肉眼可见的血样便。新鲜粪便在显微镜下通常不易发现白细胞。大约5%的病例并发溶血性尿毒症综合征。其特征为溶血性贫血、血小板减少及急性肾功能衰竭。

从粪便中分离培养出大肠埃希菌0157：H7即可确诊。

十五、胃癌

【实验室检查】

1．一般检查

（1）血常规。

（2）粪便常规+隐血试验。

2．特殊检查

CA72-4、抗原（CEA）、CA19-9。

【参考范围】

(1)CA72-4<6μg/L（RIA 法）。

(2)CEA<15μg/L（RIA 法）。

(3)CA19—9<37ku/L（化学发光免疫法）。

【结果分析】

胃癌患者 50%有缺铁性贫血，部分患者有巨幼细胞贫血。粪便隐血试验常呈持续阳性，有辅助诊断意义。cA19—9 检测，胃癌阳性率为 50%。胃癌患者伴淋巴结转移血清 CA72 4 明显高于无淋巴结转移者。cA72—4 可作为胃癌手术前后及疗效观察的一项较敏感的指标。将 CA72—4、CEA、CA19—9 同时检测可提高胃癌的诊断，并对术后监测有一定意义。

十六、原发性肝癌

【实验室检查】

1．一般检查

（1）血常规。

（2）血糖、肝功能。

2．特殊检查

甲胎蛋白（AFP）、CEA、CA19—9、d—L 岩藻糖苷酶（AFU）、铁蛋白。

【参考范围】

(1)AFP：<20/1g/L(RIA)。

(2)AFU：200～400nmol/(ml·h)。

（3）铁蛋白：15～200˜tg/L（男性）；12～150μg/L（女性）。

【结果分析】

AFP 现已广泛用于肝细胞癌的普查、诊断、判断治疗效果、预测复发。AFP

检查诊断肝癌的标准为：（1）AFP 大于 500#g／L 持续 4 周；（2）AFP 由低浓度逐渐升高不降；（3）AFP 在 200tLg／L 以上的中等水平持续 8 周。AFu 对 AFP 阴性肝癌及小肝癌的阳性率为 70％。AFP、AFu、CEA、CA19 9、铁蛋白等的联合检测可提高原发性肝癌诊断的阳性率。原发性肝癌患者常有血糖降低。肝癌患者 ALP、γ-GT 显著升高。

十七、大肠癌

【实验室检查】

1．一般检查

血常规、粪便常规+隐血试验。

2．特殊检查

癌胚抗原（cEA）、胃肠道相关抗原（CA19—9）、糖类抗原 50(CA50)。

【参考范围】

(1)CEA<15gg／L（RIA 法）。

(2)cA19—9<37kU／L（化学发光免疫法）。

(3)CA50<23kU／L（RIA 法）。

【结果分析】

大肠癌患者常有贫血，排便习惯与粪便性状改变，常以血便为突出表现。各肿瘤抗原对本病的诊断不具有特异性，但联合检查有助于大肠癌阳性率的提高。cEA 的定量动态观察，对大肠癌手术效果的判断与术后复发的监测均有价值。

第四节　泌尿及男性生殖系统疾病

一、急性肾小球肾炎

【实验室检查】

1．一般检查

（1）血常规、红细胞沉降率（ESR）。

（2）尿常规、尿红细胞形态。

(3)。肾功能试验、电解质。

2．特殊检查

（1）内生肌酐清除率（Ccr）。

（2）血清补体（CH50、C3、C4）。

（3）尿蛋白定量。

（4）抗链球菌溶血素“0”（AS()）。

【参考范围】

Ccr：80～100ml／(min·1．73m^2)，成人1．3～1．7ml／s。CH50：60～120kU／L。C3：0．85～1．93g／L。C4：0．10～0．36g／L。尿蛋白0～0．15g／24h尿。ASO：阴性。

【结果分析】

几乎全部患者均有肾小球源性血尿，40％患者有肉眼血尿。可伴轻、中度蛋白尿，少数患者呈大量蛋白尿。尿沉渣除红细胞外，早期尚可见白细胞和上皮细胞稍增多，并可有颗粒管型和红细胞管型。急性期总补体活性及c3明显下降。肾功能可出现短暂氮质血症、血肌酐增高及内生肌酐清除率降低。此外还有抗“0”抗体等异常。

二、急进性肾小球肾炎

【实验室检查】

1．一般检查

（1）血常规、红细胞沉降率（ESR）。

（2）尿常规、尿红细胞形态。

（3）肾功能试验、电解质。

2. 特殊检查

（1）内生肌酐清除率（Ccr）。

（2）血清补体（CH50、c3、C4）、循环免疫复合物（CIC）。

（3）尿蛋白定量。

（4）冷球蛋白试验。

【参考范围】

Ccr：80～100ml／min·1.73m^2），成人1.3～1.7ml／s。CH50：60～120kU／L。C3：0.85～1.93g／L。c4：0.10～0.36g／L。CIc<28.4mg／L。尿蛋白：0～0.15g／24h尿。冷球蛋白试验：阴性。

【结果分析】

急进性。肾小球。肾炎起病急骤，病情演变迅速，有中度贫血及低蛋白血症。尿常规可出现肉眼及镜下血尿，尿蛋白多少不等。肾功能检查可出现血中尿素氮升高、肌酐升高、肌酐清除率下降。II型患者的血循环免疫复合物及冷球蛋白可呈阳性，并可伴血清补体C3下降。

三、慢性肾小球肾炎

【实验室检查】

1. 一般检查

（1）血常规、红细胞沉降率（ESR）。

（2）尿常规、尿红细胞形态。

（3）肾功能试验、电解质。

2. 特殊检查

（1）内生肌酐清除率（ccr）。

（2）尿蛋白定量。

【参考范围】

Ccr：80～100ml / (min·1.73m²)，成人 1.3～1.7ml / s。尿蛋白：0～0.15g / 24h 尿。

【结果分析】

实验室检查多为轻度蛋白尿，尿蛋白多在 1～3g / 24h，尿沉渣镜检红细胞可增多，可见管型。肾功能正常或轻度异常，轻度氮质血症、肌酐升高和内生肌酐清除率下降。肾功能逐渐恶化并出现相应临床表现（如贫血等），进入尿毒症。四、肾病综合征

【实验室检查】

1. 一般检查

（1）血常规、红细胞沉降率（ESR）。

（2）尿常规。

（3）血脂测定、肾功能试验、血清总蛋白（TP）、白蛋白（ALB）及白蛋白 / 球蛋白（A / G）比值。

2. 特殊检查

（1）血清蛋白电泳。

（2）尿蛋白定量。

【参考范围】

（1）血清蛋白电泳：参见表格 2。

（2）尿蛋白：0～0. 15g / 24h 尿。

【结果分析】

本病最大特点是尿蛋白大量丢失，超过 3. 5g / 24h，血浆白蛋白低于 30g / L、A / G 倒置。血脂测定，血胆固醇升高，β 脂蛋白比例升高；严重时甘油三酯、极低密度脂蛋白和胆固醇酯也增多。

五、急性肾功能衰竭

【实验室检查】

1．一般检查

（1）血常规。

（2）尿常规。

（3）肾功能试验、电解质。

2．特殊检查

（1）尿蛋白定量。

（2）尿钾、钠、氯、肌酐。

【参考范围】

尿蛋白：0～0.15g／24h。尿钠：130～250mmol／24h。尿肌酐：8.4～13mmol／24h。

【结果分析】

患者尿量明显减少，肾功能急剧恶化。肾功能衰竭的指标之一是血肌酐每日升高≥44.2μmol／L。患者除血肌酐、血尿素氮上升外，高血钾和酸中毒常见。低钠、低钙、高磷在少尿期也常见。

六、慢性肾功能衰竭

【实验室检查】

1．一般检查

（1）血常规、红细胞沉降率（ESR）。

（2）尿常规。

（3）肾功能试验、电解质。

2．特殊检查

血气分析。

【参考范围】

(1)Ccr：80～100ml／(min·1.73m^2)。

(2)动脉血 pH:7.35～7.45。动脉血二氧化碳分压($PaCO_2$):4.65～5.98kPa。动脉血氧分压（PaO_2）：10.0～13.3kPa。动脉血氧饱和度（SaO_2）：0.90～0.98。

【结果分析】

慢性肾功能衰竭患者，尿液比重低，多在1.018以下，晨尿渗透量多小于450mOsm／(kg·H_2O)，血液总蛋白质、白蛋白都降低；尿素氮、肌酐升高；患者常有酸中毒、低钙、高磷、高镁。

由于肾功能损害是一个较长的发展过程，不同阶段，有其不同的程度和特点，一般应按。肾功能水平分成四期。（1）肾功能代偿期：血生化检查正常，血肌酐和尿素氮仅比正常值轻微升高。（2）肾功能失代偿期：常有氮质血症，血肌酐>177μmol／L，血尿素氮>7.0mmol／L。患者有轻度贫血。（3）肾功能衰竭期：患者出现明显氮质血症，血肌酐>442μmol／L，血尿素氮>17.9～21.4mmol／L。患者有轻度或中度代谢性酸中毒，水、钠潴留，有低钙和高磷血症，有明显贫血。（4）尿毒症期：血尿素氮和肌酐显著升高。患者常有明显的代谢性酸中毒，低钠血症和高钾血症，血钙明显降低，血磷升高明显。

七、尿路感染

【实验室检查】

1．一般检查

（1）血常规、红细胞沉降率（ESR）。

（2）尿常规。

2．特殊检查

尿培养+细菌计数+药敏。

【参考范围】

尿细菌培养：阴性。

【结果分析】

尿蛋白常为阴性或微量，尿沉渣内白细胞多显著增加，如查见白细胞管型，有助于肾盂。肾炎的诊断。仅少数患者有明显的镜下血尿，极少数（<5%）有肉眼血尿。尿细菌定量培养对本病具有诊断意义：尿含菌量≥105／ml，为有意义的细菌尿，常为尿感；104～105／ml 者为可疑阳性，须复查；如为<104／ml，则可能为污染。最常见的致病菌为大肠杆菌，占尿感的 70%以上，其他依次是变形杆菌、克雷白杆菌、产气杆菌、沙雷杆菌、产碱杆菌、粪链球菌、铜绿假单胞菌和葡萄球菌。其中铜绿假单胞菌常发生于器械检查后。

八、尿路结石

【实验室检查】

1．一般检查

（1）尿常规。

（2）肾功能、电解质。

2．特殊检查

尿培养+菌落计数+药敏。

【参考范围】

尿细菌培养：阴性。

【结果分析】

尿路结石患者，尿常规可见红细胞；继发感染者有脓尿，尿培养有细菌生长。血中钙、磷、pH 值、尿酸、尿素氮、肌酐等变化随结石类型及原发病不同而异。

九、泌尿系统结核

【实验室检查】

1. 一般检查

（1）血常规、红细胞沉降率（ESR）。

（2）尿常规。

2. 特殊检查

尿沉渣查结核分枝杆菌。

【参考范围】

尿沉渣查结核分枝杆菌：阴性。

【结果分析】

血尿是肾结核一个重要症状。结核性膀胱炎、结核溃疡出血引起者多为终末血尿，也可为全程血尿，排尿终末加重。肾结核也可能出现全血尿。脓尿也是肾结核的常见症状。肾结核尿特征为酸性尿，少量尿蛋白，有白细胞和少量红细胞或呈脓血尿。肾结核排出结核分枝杆菌常为少量，尿沉渣查结核分枝杆菌阳性率不高。

十、膀胱癌

【实验室检查】

（1）血常规、红细胞沉降率（ESR）。

（2）尿常规。

【结果分析】

大多数患者有间歇性无痛性血尿。

十一、前列腺癌

【实验室检查】

1. 一般检查

尿常规、前列腺常规。

2. 特殊检查

（1）前列腺酸性磷酸酶（ACp）。

（2）前列腺特异抗原（PSA）。

【参考范围】

（1）前列腺 AcP：0～3．5U／L。

(2)PSA：0～4gg／L（化学发光免疫法）。

【结果分析】

前列腺液常规检查如发现癌细胞对前列腺癌确诊具有确诊意义。PSA 诊断阳性率为 62．96％，特异性为 91．81％；ACP 及其同工酶是另一项诊断前列腺癌的生化指标。

将 PSA 和 ACP 联合可提高前列腺癌的诊断准确性。

第五节　血液系统疾病

一、缺铁性贫血

【实验室检查】

1．一般检查

血常规、外周血细胞形态、网状红细胞计数。

2．特殊检查

（1）骨髓细胞学检查。

（2）铁代谢试验：血清铁、血清总铁结合力、血清铁蛋白、血清铁饱和度。

【参考范围】

骨髓细胞学检查参考范围见表 10—3。

血清铁：男性，11～30μmol／L；女性，9～27umol／L。

血清总铁结合力：男性，50～77μmol／L；女性，54～77μmol／L。

血清铁蛋白：男性，15～200／,g／L；女性，12～150μg／L。

血清铁饱和度：20%～55%。

表 10-3　健康成人骨髓细胞分类计数参考值

类别	细胞名称	参考范围 / %
粒细胞系	原始粒细胞	0～1.8
	早幼粒细胞	0.4～3.9
	中幼	2.2～12.2
	晚幼	3.5～13.2
	中性粒细胞　杆状核	16.4～32.1
	分叶核	4.2～21.2
	中幼	0～1.4
	晚幼	0～1.8
	嗜酸粒细胞　杆状核	0.2～3.9
	分叶核	0～4.2
	中幼	0～0.2
	晚幼	0～0.3
	嗜碱粒细胞　杆状核	0.2～0.4
	分叶核	0～0.2
红细胞系	原红细胞	0～1.9
	早幼红细胞	0.2～2.6
	中幼红细胞	2.6～10.7
	晚幼红细胞	5.2～17.5
淋巴细胞系	原淋巴细胞	0～0.4
	幼淋巴细胞	0～2.1
	淋巴细胞	10.7～43.1

单核细胞系	原单核细胞	0～0.3
	幼单核细胞	0～0.6
	单核细胞	1～6.2
浆细胞系	原浆细胞	0～0.1
	幼浆细胞	0～0.7
	浆细胞	0～2.1
其他细胞	巨核细胞	0～0.3
	网状细胞	0～1.0
	内皮细胞	0～0.4
	吞噬细胞	0～0.4
	组织嗜碱细胞	0～0.5
	组织嗜酸细胞	0～0.2
	脂肪细胞	0～0.1
	分类不明细胞	0～0.1
	核分裂细胞	0～0.1
	退化细胞	0～0.1

【结果分析】

缺铁性贫血血象呈现典型的小细胞低色素性贫血[红细胞平均体积（MCV）<80fl、红细胞平均血红蛋白（MCH）<27pg、红细胞平均血红蛋白浓度（MCHC）<32%]，血片中可见红细胞染色浅淡，中心淡染区扩大。网状红细胞大多正常或有轻度增多。白细胞正常或轻度减少，血小板计数高低不一。

骨髓涂片呈增生活跃，幼红细胞数量增多，早幼红和中幼红细胞比例增高，染色质颗粒致密，胞浆少。骨髓涂片铁染色，铁粒幼细胞极少或消失，细胞外铁亦减少。铁剂治疗后可迅速出现铁粒幼细胞较细胞外铁恢复早的现象。

铁代谢生化检查：血清铁降低<8．95μmol／L；总铁结合力增高>64．44μmol／L；转铁蛋白饱和度降低<15%；血清铁蛋白降低（<12g．g／L）。

二、巨幼细胞贫血

【实验室检查】

1．一般检查

血常规、外周血细胞形态、网状红细胞计数。

2．特殊检查

（1）骨髓细胞学检查。

（2）血清叶酸、维生素 B_{12}、血清铁和血清铁饱和度。

（3）内因子抗体、维生素 B_{12} 吸收试验。

【参考范围】

（1）骨髓细胞学检查参考范围见表1—3。

（2）血清叶酸：3．8～10．5／μg／L（男）；3．5～9．0μg／L（女）。

（3）维生素B12：200～900pg／ml。

（4）血清铁：男性，11～30μmol／L；女性，9～27μmol／L。

（5）血清铁饱和度：20%～55%。

（6）内因子抗体：阴性。

（7）维生素B12吸收试验：24h内排出量>7%摄入量。

【结果分析】

巨幼细胞贫血属大细胞性贫血，MCV>100fL。可出现全血细胞减少。血涂片中红细胞大小不等，以大卵圆形红细胞为主。中性粒细胞分叶过多，可有6叶或更多的分叶。网状红细胞数正常或轻度增多。

骨髓增生活跃，以红系细胞最为显著。各系细胞均可见到“巨幼变”的改变，巨核细胞减少，亦可见体积增大及分叶过多，骨髓铁染色增多。

血清叶酸和维生素 B_{12} 水平均可下降，分别低于 3μg / L（6.81nmol / L）及 140μg / L(74pmol / L)；血清铁及血清铁饱和度正常或高于正常。如内因子抗体为阳性，维生素 B_{12} 吸收试验结果减少则为恶性贫血。

三、再生障碍性贫血

【实验室检查】

1．一般检查

血常规、外周血细胞形态、网状红细胞计数。

2．特殊检查

骨髓细胞学检查。

【参考范围】

骨髓细胞学检查参考范围见表 1—3。

【结果分析】

血象显示全血细胞减少，三种细胞减少的程度不一定平行，重型再障的血象减低程度最为严重。网状红细胞计数降低明显。

骨髓穿刺物中骨髓颗粒很少，脂肪滴增多。大多数患者多部位穿刺涂片呈现增生不良，粒系及红系细胞减少，淋巴细胞、浆细胞、组织嗜碱细胞相对增多。

四、溶血性贫血

【实验室检查】

1．一般检查

血常规、外周血细胞形态、网状红细胞计数。

2．特殊检查

（1）骨髓细胞学检查。

（2）血浆游离血红蛋白测定、抗人球蛋白试验（Coombs 试验)、高铁血红蛋白试验、尿含铁血黄素试验（Rous 试验）、酸溶血试验（Hams 试验）。

(3)6-磷酸葡萄糖脱氢酶（G-6-PD）活性定量检测、G-6-PD 高铁血红蛋白还原试验。

【参考范围】

（1）骨髓细胞学检查参考范围见表 1-3。

（2）血浆游离血红蛋白：<50mg / L。

(3)Coombs 试验：阴性。

（4）高铁血红蛋白试验：阴性。

(5)Rous 试验：阴性。

(6)Hams 试验：阴性。

(7)G-6-PD 活性定量：(12．10±2．09)IU / gHb。

(8)G-6-PD 高铁血红蛋白还原率：≥0．75。

【结果分析】

红细胞和血红蛋白均减少，二者多呈平行性下降，MCV 值可见增高。白细胞计数值常增高，并可见中性粒细胞核左移现象。血小板计数可呈反应性增高。外周血涂片可见大红细胞、嗜碱点彩红细胞、嗜多色性红细胞明显增多，常可见 Howell-Jollys body、cabotsring，也可见到有核红细胞。

骨髓象一般增生明显活跃，以红系增生为主，百分率>50%，原红、早幼红细胞比例增高，但以中幼红细胞为主，晚幼红细胞亦明显增加，核分裂象易见，成熟红细胞中 Howell-Jollys body、Cabols ring 常见。粒系百分率相对减少，各阶段比例及细胞形态、染色大致正常。粒 / 红比值明显减低甚至倒置。巨核系大致正常。

血浆游离血红蛋白含量明显增多见于阵发性睡眠性血红蛋白尿症（PNH）、阵发性冷性血红蛋白尿症（PcH）、温抗体型自身免疫性溶血性贫血、微血管病性溶血性贫血等。coombs 试验可协助判断自身免疫性溶血性贫血的诊断。Rous 试验和 Hams 试验阳性对判断阵发性睡眠性血红蛋白尿症有重要价值。G-6-PD 和高铁血红蛋白还原试验对判断血管外溶血有重要价值。

五、白细胞减少和粒细胞缺乏

【实验室检查】

1．一般检查

血常规、外周血细胞形态。

2．特殊检查

骨髓细胞学检查。

【参考范围】

（1）骨髓细胞学检查参考范围见表 1-3。

（2）正常人体细胞染色体有 23 对，共 46 条，其中 1 对为性染色体，女性为 46XX，男性为 46xY。

【结果分析】

1．急性粒细胞白血病未分化型（M1 型）

患者大多中至重度贫血，属浆细胞正色素性贫血。外周血涂片可见幼红细胞。白细胞计数不定，多在（10～50）$\times 10^9$/L，以原始粒细胞为主，细胞质中可查见 Au-er 小体。血小板中至重度减少，半数患者在 50×10^9/L 以 F。

骨髓增生明显，活跃至极度活跃，粒 / 红比值明显增高，粒细胞大量增生，分类以原始粒细胞为主≥90%（非红系），早幼粒细胞很少，中幼粒细胞及以下各阶段细胞罕见。红系、巨核系细胞明显减少，淋巴细胞也减少。POX 染色阳性细胞>3%原粒细胞。

染色体检查可见 Ph 染色体 t(9；22)(q34；q11）以及 inv(3)(q21；q26)。

2．急性粒细胞白血病部分分化型（M2 型）

患者贫血显著，白细胞中度升高，以原粒、早幼粒细胞为主，血小板中度至重度减少。

骨髓增生明显，活跃至极度活跃。M2a：骨髓中原始粒细胞占30%～90%（非红系）。早幼粒及以下节段细胞>10%。M2b：原始粒细胞及早幼粒细胞明显增多，以异常中性中幼粒细胞增生为主，大于30%（非红系）。异常中性中幼粒表现为核质发育不平衡，核染色质细致疏松，核仁大而明显，胞质丰富，含弥散分布细小粉红色中性颗粒。

POX与sB染色均呈阳性反应，NAP活性明显减低，NSE弱阳性，不被NaF抑制。M2a的染色体检查可见t(6；9)，t / del(12)(P11～13)。M2b的染色体检查可见t(8；21)(q22；q22)等。

3．急性早幼粒细胞白血病（M3型）

患者血红蛋白及红细胞计数呈轻到中度减少，部分病例为重度减少。白细胞计数大多在15×10^9/L以下，也可正常或明显增高或减少，减少者可表现为全血细胞减少。分类以异常早幼粒细胞为主，可达90%，可见原粒及其他阶段粒细胞，Auer小体易见。血小板中到重度减少，多数为（10～30）$\times10^9$/L。

骨髓增生极度活跃或明显活跃，个别病例增生低下，分类以颗粒增多的早幼粒细胞为主，占30%～90%（非红系），可见到一定数量的原粒细胞和中幼粒细胞，早幼粒细胞与原始粒细胞之比超过3：1。红系、巨核系细胞受抑制。

细胞化学染色过氧化物酶（POx）、非特异性酯酶（NSE）、酸性磷酸酶（ACP）呈阳性反应，NSE虽可呈阳性反应，不被NaF抑制。染色体检查：70%～90%的患者具有特异染色体异位t(15；17)。

4．急性粒一单核细胞白血病（M4型）

血红蛋白及红细胞计数为中度到重度减少。白细胞数可增高、正常或减少。外周血可见粒及单核两系早期细胞。原、幼单核细胞可占30%～40%，粒系早幼粒以下各阶段均易见到。血小板为重度减少。

骨髓增生极度活跃或明显活跃。粒系、单核系两系同时增生，红系、巨核系受抑制。①如以原粒和早幼粒细胞增生为主，而幼单核细胞超过 20%（非红系）为 M4a 型。②如以原、幼和单核细胞增生为主，而原粒和早幼粒细胞超过 20%（非红系）为 M4b 型。③原始和幼稚细胞同时具有粒系和单核系细胞的形态和免疫组化特点，此类细胞超过 30%（非红系）为 M4c 型。④有异常嗜酸粒细胞超过 5%（非红系）为 M4Eo 型。

POx 和 SB 染色呈阳性。α-醋酸萘酚酯酶染色，原始和幼稚细胞呈阳性反应，原始粒细胞不被 NaF 抑制，而原始单核细胞可被 NaF 抑制。染色体检查：以 t(9；11)(p21；q23）多见，其他还有 5q-/-5、7q/-7、inV(16)、del（16）等。

5．急性单核细胞白血病（M5 型）

血红蛋白及红细胞计数为中度到重度减少。多数白细胞减低，分类以原单和幼单核细胞为主。血小板重度减少。

骨髓增生极度活跃或明显活跃，以单核细胞增生为主，原单核加幼单核大于 30%。未分化型（M5a）以原单核细胞为主，超过 80%（非红系），幼单核少见。部分分化型（M5b）原单核、幼单核和单核细胞均可见到，原始单核细胞少于 80%（非红系）。白血病细胞中可见 Auer 小体。

POx 和 SB 染色，原始单核细胞呈阴性或弱阳性反应，幼单核呈阳性反应。非特异性酯酶染色阳性，可被 NaF 抑制。染色体检查：t/del(11)（q23）约见于 1/5 的 M5 型，此外还可见 9q-/12q－及 22p+等。

6．急性红白血病（M6 型）

血红蛋白及红细胞计数为中度到重度减少，为正细胞性色素性贫血。网织红细胞升高。血片可见嗜碱点彩，靶形、异形红细胞，可见各阶段幼红细胞，以中、晚幼红为主。白细胞数一般偏低，可见原粒和早幼粒，血小板多减少，可见畸形血小板。

骨髓增生极度活跃或明显活跃。红系和粒系同时恶性增生。原粒（原单加幼单）细胞大于 30%（非红系），部分细胞可见 Auer 小体。大部分病例以中晚幼红细胞为主，原红、早幼红次之，幼红细胞呈巨幼样变。还有幼红细胞核浆发育不平衡和同一阶段细胞大小不等等特点。巨核系细胞显著减少。

幼红细胞 PAS 染色呈阳性反应。染色体检查有 5q-／-5、7q-／7、dup(1)、-8 等异常。

7. 急性巨核细胞白血病

患者常见全血细胞减少，呈正细胞正色素性贫血。血片中可见淋巴细胞样小巨核细胞，易见畸形和巨型血小板，可见到有核红细胞，网织红细胞一般减低。

骨髓象增生活跃或明显活跃。红系、粒系增生减低，巨核系异常增生。原始巨核细胞>30%，可见巨型原始细胞和小巨核细胞。血小板易见，成堆或散在分布，多畸形，颗粒较多。

ACP 和 PAS 染色呈阳性反应。染色体检查有 inv(3)、del(3)、+8、+21 等异常。

八、急性淋巴细胞白血病（ALL）

【实验室检查】

1. 一般检查

血常规、外周血细胞形态。

2. 特殊检查

（1）骨髓细胞学检查。

（2）染色体检查。

ALL 形态学分型见表 10-4。

表 10-4 ALL 形态学分型

分型	L1	L2	L3
细胞形态			
细胞大小	小细胞为主大小较一致	大细胞为主大小不一致	大细胞为主大小较一致
染色质	较粗，每例结构较一致	较疏松，每例结构较不一致	呈细点状，较均匀
核形	规则，偶见凹陷或折叠	不规则，常见凹陷、折叠	较规则
核仁	小而不清楚	清楚，一个或多个	明显，一个或多个，呈小泡状
胞浆量	少	不定，常较多	较多
胞浆嗜碱性	轻或中度	不定，有些细胞深染	深蓝
胞浆空泡	不定	不定	常明显，呈蜂窝状

患者呈中到重度贫血，为正细胞正色素性贫血，外周血片可见幼红细胞。白细胞大多增高，大多在（10～50）$\times10^9$ / L，少数可达 100×10^9 / L，原始及幼稚淋巴细胞增多，蓝细胞易见。粒细胞减少。血小板大多减少，常低于 50×10^9 / L。

骨髓增生极度活跃或明显活跃，以原始和幼稚淋巴细胞为主，常为 Rieder 型原始淋巴细胞（形态异常，胞核形态不规则，可见凹陷、折叠、裂痕，核染色质呈泥浆状或咖啡色颗粒状，核仁较大，胞浆内有空泡）。成熟淋巴较少见。红系、粒系增生受抑制，巨核系多数显著减少，血小板减少。退化细胞明显增多，蓝细胞多见。

过氧化物酶（P0x）和苏丹黑（sB）呈阴性反应，糖原（PAS）染色呈阳性反应。染色体检查可见6q-、t(4；11)t(9；22)

(q34；q11)、t(8；14)

(q24；q32）等异常。

九、慢性粒细胞白血病

【实验室检查】

1．一般检查

血常规、外周血细胞形态。

2．特殊检查

（1）骨髓细胞学检查。

（2）染色体检查。

（3）血清及尿中尿酸、血清维生素B12。

十、慢性淋巴细胞白血病

【实验室检查】

1．一般检查

血常规、外周血细胞形态。

2．特殊检查

（1）骨髓细胞学检查。

（2）染色体检查。

（3）抗人球蛋白试验（cooiilbs)。

十一、多发性骨髓瘤和浆细胞白血病

【实验室检查】

1．一般检查

（1）血常规、外周血细胞形态、红细胞沉降率（ESR）。

（2）尿常规。

（3）肾功能、电解质。

2．特殊检查

（1）骨髓细胞学检查。

（2）尿本周蛋白试验。

（3）血清蛋白电泳。

【参考范围】

（1）骨髓细胞学检查参考范围见表 1-3。

（2）尿本周蛋白试验：阴性。

（3）血清蛋白电泳：见表 6-2。

【结果分析】

血常规显示一般为中度贫血，多属正细胞正色素性，晚期贫血有加重倾向。血涂片上红细胞排列成缗钱状。白细胞计数多少不一，部分患者外周血浆细胞明显增多，可见骨髓瘤细胞。晚期全血细胞减少，并可发现骨髓瘤细胞在血中大量出现，超过 2．0×10^9/L 者，称为浆细胞白血病。EsR 显著增快。尿液检查：90%以上患者有蛋白尿，约 50%患者尿中出现本组蛋白。血清尿素氮和肌酐可增高。

骨髓象主要为浆细胞系异常增生，占有核细胞的 15%以上，并伴有形态学异常。瘤细胞大小形态不一，胞浆丰富呈灰蓝色，可见多核（2～3 个），有核仁 1～4 个，核旁淡染区消失，核染色质疏松，很少排列成车轮状。瘤细胞呈灶状分布，宜做多部位穿刺。

血清异常球蛋白增多，约 75%患者血清蛋白电泳可见一染色浓而密集的单峰(偶尔双峰)的 M 蛋白。按 M 蛋白性质不同可分为 IgG 型(52%)、IgA 型(21%)、轻链型（11%）及少见的 IgD 型和罕见的 IgE 型、IgM 型。

十二、真性红细胞增多症

【实验室检查】

1．一般检查

（1）血常规、外周血细胞形态。

（2）血尿酸。

2．特殊检查

（1）骨髓细胞学检查。

（2）维生素 B12、血清铁。

【参考范围】

（1）骨髓细胞学检查参考范围见表 1—3。

（2）维生素 B12：200～900pg／ml。

（3）血清铁：男性，11～30μmol／L；女性，9～27μmol／L。

【结果分析】

患者血常规红细胞计数在（6～10）$\times 10^{12}$／L，血红蛋白可高达 170～240g／L。红细胞为小细胞低色素性，网状红细胞计数大多正常，偶见幼红细胞。大部分患者白细胞增多，可见核左移，常有中、晚幼粒细胞。半数患者血小板增多，可见巨型和畸形血小板。

骨髓象示各系造血细胞均显著增生，以红系为主，粒／红比例下降。铁染色显示储存铁减少。NAP 阳性率及积分高于正常。

多数患者血尿酸增加，血清维生素 B_{12} 含量及维生素 B12 结合力增加。

十三、原发性血小板增多症

【实验室检查】

1．一般检查

（1）血常规、外周血细胞形态。

（2）血尿酸、电解质。

2．特殊检查

骨髓细胞学检查。

十四、原发性骨髓纤维化

【实验室检查】

1．一般检查

（1）血常规、外周血细胞形态。

（2）血尿酸。

2．特殊检查

骨髓细胞学检查、维生素 B_{12}。

十五、过敏性紫癜

【实验室检查】

1．一般检查

（1）血常规、外周血细胞形态、尿常规。

（2）肾功能。

（3）凝血酶原时间（PT）。

2．特殊检查

骨髓细胞学检查。

【参考范围】

骨髓细胞学检查参考范围见表 10-2。

【结果分析】

患者红细胞和血红蛋白多正常。白细胞计数正常或偏高，分类可见嗜酸粒细胞增高。血小板计数和功能正常，PT 多正常。肾型或混合型患者可有血尿、蛋白尿和管型尿。严重者肾功能受损。骨髓象基本正常，巨核系无质与量的改变。

十六、特发性血小板减少性紫癜

【实验室检查】

1．一般检查

血常规、外周血细胞形态。

2．特殊检查

（1）骨髓细胞学检查。

（2）血小板相关抗体 PAIg、血小板相关抗体 PAC3。

十七、血友病

【实验室检查】

1．一般检查

（1）血常规、外周血细胞形态。

（2）凝血试验。

2．特殊检查

（1）凝血因子Ⅷ、Ⅸ、Ⅺ活性测定。

（2）血浆蝰蛇毒时间（RVVT）。

【参考范围】

(1)Ⅷ：C 1．030±0．255(103．0%±25．5%)。

(2)Ⅸ：C 0．981±0．304(98．1%±30．4%)。

(3)Ⅺ：C 1．000 ± 0．184(100．0%±18．4%)。

(4)RVVT：13～14s（比正常对照超过 3s 为延长）。

【结果分析】

患者血常规大多正常，如有急性失血，则可有失血性贫血。凝血时间（CT）

正常或延长，APTT 多数延长。凝血活酶纠正试验可区分血友病甲、乙及Ⅺ缺乏症。RVVT 时间延长，有助于排除缺乏症，复钙试验阴性和Ⅷ抗体测定正常，有助于排除获得性因子Ⅷ缺乏症。

十八、弥散性血管内凝血

【实验室检查】

1．一般检查

（1）血常规、外周血细胞形态。

（2）血凝分析。

2．特殊检查

(1)D－二聚体测定。

（2）抗凝血酶III（Arr-III）含量和活性。

（3）血浆鱼精蛋白副凝固试验（3P 试验）。

（4）凝血因子Ⅷ活性（Ⅷ：C）。

【参考范围】

(1)D－二聚体测定：阴性。

(2)AT-III含量：290～320mg／L。

(3)AT-III活性：92％～108％（发色底物法）。

(4)3P 试验：阴性。

(5)Ⅷ：C：1．030±0．255(103．0％±25．5％)。

【结果分析】

患者血小板计数低于 100×109／L，或呈进行性下降。血浆纤维蛋白原含量低于 1．5g／L，或进行性下降，或超过 4g／L。3P 试验阳性，D－二聚体呈阳性。血浆 PT 缩短或较正常对照延长 3s 以上。ATIII含量和活性降低（不适用于肝病）。Ⅷ：C 低于 0．5（50％）为肝病必备。

第六节　内分泌系统疾病

一、甲状腺功能亢进症

【实验室检查】

1．一般检查

血脂检查。

2．特殊检查

（1）血清总甲状腺素（TT4）、总三碘甲状腺原氨酸（TT3）、游离甲状腺素（FT4）、游离三碘甲状腺原氨酸（FT3）、促甲状腺激素（TSH）。

（2）抗甲状腺球蛋白抗体（TGAb）、甲状腺过氧化物酶抗体（TPOAb）。

（3）促甲状腺素受体抗体（TRAb）。

【参考范围】

(1)TT4：58～161nmol / L(RIA)。TT3：1．2～3．4nmol / L(RIA)。FT4：10～25pmol / L(RIA)。FT3：2．5～9．8pmol / L(RIA)。TSH：0．8～4．5mU / L(RIA)。

(2)TGAb：阴性。

(3)TPOAb：阴性。

(4)TRAb：阴性。

【结果分析】

甲亢时TT4、TT3、FT4、FT3升高，TSH降低；TGAb、TPOAb可呈阳性，TRAb阳性且可作为判断甲亢复发的指标之一。血总胆固醇常降低。

二、甲状腺功能减退症

【实验室检查】

1．一般检查

（1）血常规。

（2）血糖、血胆固醇、甘油三酯。

2. 特殊检查

（1）血清总甲状腺素（TT4）、总三碘甲状腺原氨酸（TTa）、游离甲状腺素（FT4）、游离三碘甲状腺原氨酸（FT3）、促甲状腺激素（TsH）。

（2）抗甲状腺球蛋白抗体（TGAb）、甲状腺过氧化物酶抗体（TPOAb）。

【参考范围】

(1)TT4：58～161nmol／L(RIA)。TT3：1. 2～3. 4nmol／L(RIA)。FT4：10～25pmol／L(RIA)。FT3：2. 5～9. 8pmol／L(RIA)。TSH：0. 8～4. 5mU／L(RIA)。

(2)TGAb：阴性。

(3)TPOAb：阴性。

【结果分析】

血清 TSH 升高为原发性甲减的最早表现。如果 TSH 升高而 TT4、TT3 正常，可能为亚临床型甲减。血 TT4（或 FT4）降低早于 TT3（或 FT3）下降。TT3（或 FT3）下降仅见于后期或病重者。原发性甲减者血 TSH 增高，下丘脑垂体性甲减者常降低。如 TGAb、TPOAb 阳性表明原发性甲减由自身免疫性甲状腺病所致。甲减患者常有轻、中度贫血，多为正细胞正色素性，也可见巨幼细胞贫血。血糖正常或偏低，血胆固醇、甘油三酯常增高。

三、亚急性甲状腺炎

【实验室检查】

1. 一般检查

血常规、红细胞沉降率（ESR)。

2. 特殊检查

TT3、TT4、TSH、甲状腺 ^{131}I 摄取率。

【参考范围】

T4：58～161nmol／L(RIA)。T3：1. 2～3. 4nmol／L(RIA)。TSH：0. 8～4.5mU

/L(RIA)。

甲状腺131I摄取率：5%～25%(3h)；20%～45%(24h)，高峰在24h出现。

【结果分析】

（1）白细胞计数轻度增高，ESR显著增快。

（2）早期，甲状腺^{131}I摄取率明显降低，而血清TT3、TT4等可一过性增高，呈所谓的“分离现象”。以后血清TT3、TT4降低，TSH增高，随病情好转，甲状腺^{131}I摄取率与血清TT3、TT4等均可恢复正常。

四、库欣综合征

【实验室检查】

1．一般检查

（1）血常规。

（2）血糖、电解质。

2．特殊检查

(1)24h尿17-羟皮质类固醇（17-OHCS)、皮质醇。

（2）血皮质醇、促肾上腺皮质激素（ACTH)。

【参考范围】

(1)24h尿17 OHCS：11．0～30．3μmol（男)，8．3～24．8μmol（女)。

(2)24h尿皮质醇：88．20～257．97nmol/24h。

（3）血皮质醇：8：00am～10：00am测定，138～635nmol/L；4：00pm~6：00pm测定，83～359nmol/L。

(4)ACTH：8am，2．2～12．0pmol/L；24pm，<2．2pmol/L，二者之比>2。

【结果分析】

库欣综合征患者血糖偏高，葡萄糖耐量减低，明显的低血钾性碱中毒主要见于肾上腺皮质癌和异位ACTH综合征。五、肾上腺皮质功能减退症

【实验室检查】

1．一般检查

（1）血常规。

（2）血糖、电解质。

2．特殊检查

(1)24h 尿 17-羟皮质类固醇（17-OHCS）、皮质醇。

（2）血皮质醇、促肾上腺皮质激素（ACTH）。

（3）口服葡萄糖耐量试验（OGTT）。

【参考范围】

(1)24h 尿 1 7-OHCS：11．0～30．3~mol（男），8．3～24．8／~mol（女）。

(2)24h 尿皮质醇：88．20～257．97nmol／24h。

（3）血皮质醇：8：00am～10：00am 测定，138～635nmol／L；4：00pm~6：00pm 测定，83～359nmol／L。

(4)ACTH：8am，2．2～12．0pmol／L；24pm，<2．2pmol／L，二者之比>2。

(5)OGTT

①空腹：3．9～6．1mmol／L。

②30min：6．1～9．4mmol／L。

③60min：6．7～9．4mmol／L。

④120min：<7．8mmol／L。

⑤180min：3．9～6．1mmol／L。

【结果分析】

肾上腺皮质功能减退症患者基础血、尿皮质醇、24h 尿 17-OHCS 测定常降低，但也可接近正常。原发性肾上腺皮质功能减退症患者 ACTH 高于正常，继发性患者低于正常。

患者常有浆细胞正色素性贫血，少数患者合并有恶性贫血。白细胞分类示中性粒细胞减少，淋巴细胞相对增多，嗜酸粒细胞明显增多。患者血 Na+下降，血 K+。升高，少数患者可有轻、中度高血钙，如有低血钙和高血磷则提示同时合并有甲状腺功能减退症。患者有空腹低血糖，口服葡萄糖耐量试验显示低平曲线。

六、嗜铬细胞瘤

【实验室检查】

1．一般检查

（1）血常规。

（2）电解质。

2．特殊检查

24h 尿：香草杏仁酸（VMA）、甲氧基。肾上腺素（MN）、甲氧基去甲肾上腺素（NMN）。

【参考范围】

VMA：2～6mg／24h。MN：0～10ug／24h。NMN：10~70／xg／24h。

【结果分析】

持续性高血压型嗜铬细胞瘤患者尿儿茶酚胺和 VMA、MN 和 NMN 均升高。患者血糖升高，糖耐量减低及糖尿病。血常规白细胞增多，有时红细胞也可增多。

七、尿崩症

【实验室检查】

1．一般检查

尿常规。

2．特殊检查

（1）尿渗量。

（2）抗利尿激素（ADH）。

【参考范围】

（1）尿渗量：600 1000mOsm／kg·H2O。

(2)ADH：0．922～4．610pmol／L。

【结果分析】

尿崩症患者尿比重<1．010，尿渗透压＜300mmol／L。正常人禁尿后 ADH 可增高至 13．83～27．66pmol／L，尿崩症患者 ADH 低于正常值，禁尿后增高亦不明显。

第七节　代谢疾病和营养疾病

一、糖尿病

【实验室检查】

1．一般检查

（1）尿常规。

（2）血糖、肾功能、血脂（TC、TG、HDL-C、LDL-C）。

2．特殊检查

（1）口服葡萄糖耐量试验（OGTT）。

（2）糖化血红蛋白（GHb）、糖化血红蛋白（GSP）。

（3）血浆胰岛素、D 肽测定。

【参考范围】

(1)OGTT

①空腹：3．9～6．1mmol／L。

②30min：6．1～9．4mmol／L。

③60min：6．7～9．4mmol／L。

④120min：<7．8mmol／L。

⑤180min：3．9～6．1mmol／L。

(2)GHb：4．5%～7．5%（HPLC 法）。

(3)GSP：1．18～2．2mmol／L（硝基四氮唑蓝法）。

（4）血浆胰岛素；(14．0±8．7)mU／L。

（5）血浆 c—肽：0．3～1．3nmol／L。

【结果分析】

尿糖阳性是诊断糖尿病的重要线索，但尿糖阴性不能排除糖尿病的可能。当肾糖阈降低（如妊娠）时，虽然血糖正常，尿糖可阳性。血糖升高是目前诊断糖尿病的主要依据。一般采用空腹血糖，餐后定点血糖来检测。空腹血糖<6．0mmol／L 为正常，≥6．0mmol／L 而<7．0mmol／L 为空腹血糖过高，≥7.0 时为糖尿病(需再次证实)。当血糖高于正常范围而又未达到诊断糖尿病标准者，可进行口服葡萄糖耐量试验（OGTT)。OGTTO0 2h 血糖<7．8mmol／L 为正常，≥7．8mmol／L 而<11．1mm01／L 为糖耐量减低，≥11．1mmol／L 考虑为糖尿病（需再取一天证实)。

糖化血红蛋白测定可反映 4～12 周血糖的总水平，可作为糖尿病控制情况的检测指标之一。糖化血清蛋白可反映患者 2～3 周内血糖总水平，亦可作为糖尿病患者近期病情监测的指标。

血浆胰岛素和 C 肽测定可反映胰岛 B 细胞的内分泌功能，C—肽不受外源胰岛素影响，能更准确反映 B 细胞功能。他们可作为了解 B 细胞功能和指导治疗的依据，但不作为诊断糖尿病的依据。

糖尿病控制不良者可有高 TG、高 TC、高 LDL、低 HDL。糖尿病长期控制不良可并发糖尿病肾病，影响。肾功能。

二、糖尿病酮症酸中毒

【实验室检查】

1．一般检查

（1）血常规、尿常规。

（2）血糖、肾功能、电解质。

2．特殊检查

血酮体、血气分析。

【参考范围】

（1）血酮体：其中7-羟丁酸，0．03～0．27mmol／L。

（2）血气分析：动脉血pH，7．35～7．45；动脉血二氧化碳分压（PaC02），4．65～5．98kPa～动脉血氧分压（PaO_2），10．0～13．3kPa～动脉血氧饱和度，0．90～0．98。

【结果分析】

糖尿病患者酮症酸中毒时，尿糖、尿酮体强阳性。可有尿蛋白和管型。患者血糖多在16．7～33．3mmol／L严重者血糖可达55．5mmol／L以上。血酮体升高，大多超过4．8mmol／L。血气分析显示患者C02结合力降低，PaC02降低，pH小于7．35。血K+正常或偏低，血Na+、Cl-降低，血尿素氮、肌酐常偏高。白细胞计数常升高，中性粒细胞比例升高。

三、血脂异常和脂蛋白异常血症

【实验室检查】

（1）血脂测定：TC、TG、HDL-C、LDI，C、ADoAI、ApoB、Lp(a)。

（2）脂蛋白电泳。

【参考范围】

(1)TC：2．84～5．20mmol／L

(2)TG：0．56～1．70mm01／L

(3)HDLC：1．00～1．55mmol／L

(4)LDL C：2．1～3．1mmol／L

(5)ApoA I：1．0～1．6mmol／L

(6)ApoB：0．60～1．12mmol／L

(7)Lp(a)：0～300mg／L。

（8）脂蛋白电泳

①乳糜微粒：阴性。

②高密度脂蛋白：0．30～0．40.

③低密度脂蛋白：0．50～0．60.

④极低密度脂蛋白：0．13～0．25。

【结果分析】

(1)TC 增高见于脂肪肝、甲状腺功能减退症、严重糖尿病、动脉粥样硬化、肾病综合征等疾病；减低见于肝硬化、急性重型肝炎、溶血性贫血、甲亢、恶性贫血等疾病。

TG 增高见于动脉粥样硬化、糖尿病、肾病综合征、脂肪肝、急性胰腺炎、糖原贮积症等疾病；减低见于营养不良、脑梗死、甲亢、吸收不良综合征等疾病。

(2)HDL-C 增高见于慢性中毒性疾病、遗传性高 HDL 血症等疾病；减低见于冠心病、高脂血症、肝硬化、糖尿病、慢性病。肾功能不全等疾病。

LDL C 增高见于动脉粥样硬化、冠心病、脑血管疾病、肾病综合征、糖尿病等疾病；减低见于肝功能异常、遗传性无 B 脂蛋白血症等。

(3)ApOA I 增高见于妊娠、雌激素疗法等情况；减低见于冠心病、糖尿病、肾病综合征、活动性肝炎、肝硬化等。

ApoB 增高见于冠心病、糖尿病、肾病综合征、血液透析、脑血管疾病、慢性。肾炎等；减低见于雌激素疗法、肝病、肝硬化等。

(4)Lp（a）升高是动脉粥样硬化的独立危险因素之一。Lp（a）增高同时伴有LDL升高者，脑血管意外的危险性显著高于LDL正常者。

根据脂蛋白电泳结果中各种脂蛋白升高程度不同将原发性高脂蛋白血症分成五型，见表10-5。

四、痛风

【实验室检查】

表10-5 原发性高脂蛋白血症分型特点

类型	病名	脂蛋白				电泳宽β带	血脂	
		CM	LDL	VLDL	HDL		TC	TG
Ⅰ	家族性高脂蛋白（cM）血症	明显升高	降低	正常或升高	降低	无	常升高	升高
Ⅱ	Ⅱa家族性高胆固醇血症 Ⅱb高β脂蛋白及高前β脂蛋白血症	无 无	升高 升高	正常或降低 升高	正常 正常	无 无	升高 升高	正常 升高
Ⅲ	高G VLDL血症	升高	降低	升高	降低	有	升高	升高

Ⅳ	家族性高甘油三酯血症或高 VLDL 血症	无	正常或降低	升高	正常或	无	正常	升高
Ⅴ	高 CM 与高前β脂蛋白血症	有	降低	升高	降低	无	升高	升高

1．一般检查

（1）血常规、红细胞沉降率（ESR）。

（2）尿常规。

2．特殊检查

（1）血尿酸测定、尿尿酸测定。

（2）抗链球菌溶血素“O”

(ASO)、类风湿因子（RF）。

（3）关节腔滑液查尿酸盐结晶。

【参考范围】

（1）血尿酸：150～420μmol／L（男），90～36%mol／L（女）。

（2）尿尿酸：1．2～5．9mmol／24h 尿。

(3)ASO：0～200U／ml。

(4)RF：<30U／ml。

（5）关节腔滑液尿酸盐结晶：阴性。

【结果分析】

痛风急性发作可引起白细胞增高，血沉加快。一般血尿酸男性>420μmol／L，女性>350μmol／L 可确定高尿酸血症。限制嘌呤饮食 5 天后，24h 尿尿酸超过3.57mmol，可确认尿酸生成增多。急性关节炎期，抽取关节腔滑液，在旋光显微镜下，查见尿酸盐结晶是诊断本病的重要证据。

第八节　结缔组织病和风湿病

一、类风湿关节炎

【实验室检查】

1. 一般检查

血常规、红细胞沉降率（ESR）。

2. 特殊检查

（1）免疫球蛋白（Ig）、补体、C-反应蛋白（cRP）、类风湿因子（RF）。

（2）关节腔积液常规。

【参考范围】

(1)IgG 7.6～16.6g／L；IgA 0.71～3.35g／L；IgM0.48～2.12g／L。

(2)CH50，60～120kU／L；C3，0.85～1.93g／L；C4，0.10～0.36g／L。

(3)CRP：0～10mg／L。

(4)RF：<30U／ml。

（5）抗核抗体：阴性。

（6）抗双链DNA抗体：阴性。

【结果分析】

患者常有轻到中度贫血，白细胞及分类多正常，活动期血小板增高。血沉与关节炎症的活动性和严重性相关，C-反应蛋白是炎症时的急性期蛋白之一。70%的患者可检测到IgM型RF。在急性期和活动期，患者血清补体均有升高。

患者有关节腔积液时，抽取关节腔积液检查可见滑液中白细胞明显增高，可达（2000～75000）$\times 10^6$／L，且中性粒细胞比例升高。糖含量降低。

二、系统性红斑狼疮

【实验室检查】

1．一般检查

（1）血常规、红细胞沉降率（ESR)。

（2）尿常规。

（3）血清总蛋白（TP)、白蛋白（ALB)、球蛋白（GLB)。

2．特殊检查

（1）免疫球蛋白（Ig)、补体（c)、类风湿因子（RF)。

（2）抗核抗体（ANA)、抗 SS-A 抗体、抗 SS-B 抗体、抗双链 DNA 抗体、抗 Sm 抗体。

【参考范围】

(1)IgG 7．6～16．6g／L；IgA 0．71～3．35g／L；IgM 0．48～2．12g／L。

(2)CH50，60～120kU/L；C3，0．85～1．93g／L；C4，0．10～0．36g／L。

(3)RF：<30U／ml。

（4）抗核抗体（ANA)、抗 SS—A 抗体、抗 SS—B 抗体、抗双链 DNA 抗体、抗 Sm 抗体：阴性。

【结果分析】

系统性红斑狼疮（sLE）患者常有慢性贫血，白细胞减少，血小板减少。血沉加快，活动期加快明显，缓解期可恢复正常。尿液检查可见大量蛋白、管形、白细胞、红细胞。患者白蛋白降低，球蛋白和总蛋白升高。

抗核抗体对 SLE 的敏感性为 95%，是目前最佳的筛选试验。ds-DNA 抗体对 sLE 特异性为 95%，敏感性较低，对确诊和判断 sLE 的活动性意义重大。抗 Sm 抗体特异性高达 99%，但敏感性很低，可作为回顾性诊断的依据。抗 SS-A 抗体、抗 SS-B 抗体的特异性、敏感性均较低，可作为辅助试验。

c3、c4、CH50 降低，有助于 sLE 的诊断，并提示活动期。免疫球蛋白 IgG、IgM、IgA 升高，特别是 Ig0 升高显著。

三、强直性脊柱炎

【实验室检查】

1．一般检查

（1）红细胞沉降率（ESR）。

(2)c 反应蛋白。

2．特殊检查

（1）血清免疫球蛋白（Ig)、类风湿因子（RF)。

(2)HLA-Bz7。

【参考范围】

(1)IgG7．6～16．6g／L；IgA 0．71～3．35g／L；IgM 0．48～2．12g／L。

(2)RF：<30U／ml。

(3)HLA-B27：阴性。

【结果分析】

患者在疾病活动期红细胞沉降率加快，C-反应蛋白升高，血清免疫球蛋白 IgG、IgA、IgM 升高，尤其是 IgA 明显升高。类风湿因子阴性。约 90％患者 HLA-B27 阳性。

四、系统性硬化症

【实验室检查】

1．一般检查

（1）血常规、红细胞沉降率（ESR)。

（2）血清免疫球蛋白（Ig)。

2. 特殊检查

（1）类风湿因子（RF）、抗核抗体（ANA）。

（2）抗 scl-70 抗体、抗着丝点抗体（AcA）、抗核仁抗体。

【参考范围】

(1)RF：<30U / ml。

(2)ANA：阴性。

（3）抗 scl-70 抗体、抗着丝点抗体（ACA）、抗核仁抗体：阴性。

【结果分析】

患者血沉正常或轻度升高，与疾病活动性有关，可有缺铁性贫血、血中嗜酸粒细胞比例升高。50％病例有高免疫球蛋白血症，60％病例类风湿因子阳性。70％患者抗核抗体阳性。抗 scl 70 抗体是该病弥漫型的标记性抗体，见于约半数患者。抗着丝点抗体（ACA）是该病局限型的标记性抗体，见于约 1 / 5 患者。抗核仁抗体的阳性率为 30％～40％，以弥漫型多见。

五、干燥综合征

【实验室检查】

1. 一般检查

（1）血常规、红细胞沉降率（ESR）。

（2）血清免疫球蛋白。

2. 特殊检查

（1）抗核抗体（ANA）。

（2）抗 SS A 抗体、抗 SS—B 抗体。

【参考范围】

ANA、抗 SS—A 抗体、抗 SS—B 抗体：阴性。

【结果分析】

患者可出现贫血，白细胞减少或（和）血小板减少，血沉加快。约半数患者抗核抗体滴度升高。抗 ss—A 抗体、抗 ss B 抗体的阳性率分别为 70％和 40％，两抗体阳性对本病有诊断意义。其他还有抗 RNP 抗体、抗着丝点抗体、抗心磷脂抗体和类风湿因子有不同程度的阳性。90％以上患者有高丙种球蛋白血症，其特点为多克隆性，强度高，少数患者出现巨球蛋白血症或单克隆丙种球蛋白血症。

第九节　神经系统疾病

一、化脓性脑膜炎

【实验室检查】

1．一般检查

（1）血常规。

（2）脑脊液常规。

（3）血清免疫球蛋白（IgM、IgG、IgA）、cRP、LDH、CK。

2．特殊检查

（1）脑脊液涂片检查。

（2）脑脊液细菌培养+药敏。

【参考范围】

（1）脑脊液涂片检菌：阴性。

（2）脑脊液细菌培养：阴性。

【结果分析】

化脓性脑膜炎脑脊液外观混浊呈脓样，静置 1～2h 有凝块形成。细胞数增多，可达 1．0×109／L 以上，以中性粒细胞为主。蛋白质定性（+++）以上，定量可达 3～6g／L。葡萄糖含量减低至 0．5mmol／L 以下或 0，氯化物减低。

葡萄糖含量减低、脑脊液葡萄糖／血葡萄糖比值低于 0．23，白细胞>2．0×109／L 或多形核细胞>1．18×109／L 有确诊意义。

IgM 显著增加、IgA 增加、IgG 轻度增加。CRP 明显增高，LDH、cK 活性增高。

细菌学检查查到病原菌有确诊意义，引起化脓性脑膜炎的病原菌有：脑膜炎双球菌、肺炎链球菌、金黄色葡萄球菌、链球菌、大肠埃希菌、铜绿假单胞菌、变形杆菌等。

二、流行性脑脊髓膜炎

【实验室检查】

1．一般检查

（1）血常规。

（2）脑脊液常规。

2．特殊检查

（1）涂片检查（包括皮肤瘀点和脑脊液沉淀涂片检查）。

（2）脑脊液细菌培养+药敏。

（3）血清学检查（包括测定夹膜多糖抗原的免疫学试验和测定抗体的免疫学试验）。

【参考范围】

（1）涂片检菌：阴性。

（2）脑脊液细菌培养：阴性。

（3）血清学检查：阴性。

【结果分析】

流行性脑脊髓膜炎患者白细胞总数明显增加，一般在（10～30）×109／L 以上。中性粒细胞在 80%～90%以上。脑脊液漏病程初期外观仍清亮，稍后则浑浊似米汤样。细胞数常达 1×109／L，以中性粒细胞为主。蛋白显著增高，糖含量常低于 400mg／L，有时甚或为零。涂片检查皮肤瘀点阳性率可达 80%左右。脑脊液沉淀涂片阳性率为 60%～70%。脑脊液细菌培养阳性率较低。测定夹膜多糖抗原的免疫学试验主要有乳胶凝集试验、金黄色葡萄球菌 A 蛋白协同凝集试验、反向被动血凝试验、酶联免疫吸附试验等，用、以检测血液、脑脊液或尿液中的夹膜多糖抗原。一般在病程 1～3 日内可出现阳性，较细菌培养阳性率高，方法简便、快速、敏感、特异性强。测定抗体的免疫学试验如恢复期血清效价大于急性期 4 倍以上，则有诊断价值。

三、结核性脑膜炎

【实验室检查】

1．一般检查

（1）血常规。

（2）脑脊液常规。

（3）腺苷脱氨酶（ADA）。

2．特殊检查

（1）脑脊液沉渣涂片查抗酸杆菌。

（2）脑脊液结核分枝杆菌培养。

【参考范围】

（1）脑脊液沉渣涂片查抗酸杆菌：阴性。

（2）脑脊液结核分枝杆菌培养：阴性。

【结果分析】

结核性脑膜炎患者脑脊液，外观呈毛玻璃样混浊，静置 12～24h 可见漏斗状薄膜。细胞数增多，多在（0．025～0．500）×109/L，大多数病例以淋巴细胞为主。蛋白定性（+～+++），定量多在 1～2g／L。葡萄糖含量减低，氯化物含量明显减低。ADA 明显增加。脑脊液沉渣涂片抗酸染色可查见结核分枝杆菌，阳性率约为 50%，结核分枝杆菌培养是诊断的金标准，但耗时长、阳性率低（约 20%）。

四、脑及蛛网膜下腔出血

【实验室检查】

（1）脑脊液常规。

（2）脑脊液 LDH、CK。

【结果分析】

脑及蛛网膜下腔如为新鲜出血，脑脊液呈均匀红色，镜检可见大量红细胞。如出血时间很长，脑脊液离心后上清为黄色，蛋白质轻度增加。

五、流行性乙型脑炎

【实验室检查】

1．一般检查

（1）血常规。

（2）脑脊液常规。

2．特殊检查

（1）乙型脑炎病毒 IgM 检测。

（2）乙型脑炎病毒分离、培养。

【参考范围】

（1）乙型脑炎病毒 IgM：阴性。

（2）乙型脑炎病毒培养：阴性。

【结果分析】

流行性乙型脑炎患者白细胞总数常在（10～20）×109 / L，中性粒细胞在 80%以上；少数轻型患者中，血象可在正常范围内。脑脊液外观呈无色透明或微混，白细胞多数轻度增多，在（0. 05～0. 5）×109 / I，个别可达 1. 0×109 / L。脑脊液糖正常或偏高，蛋白质常轻度增高，氯化物正常。特异性 IgM 抗体在感染后 4 天即可出现，2～3 周内达高峰，血或脑脊液中特异性 IgM 抗体在 3 周内阳性率达 70%～90%，可作早期诊断。与血凝抑制试验同时测定，符合率可达 95%，恢复期抗体滴度比急性期有 4 倍以上升高者有诊断价值。对疑诊死亡病例，可取脑组织或延髓穿刺抽取脑组织做病毒分离，做回顾性诊断。

六、多发性硬化

【实验室检查】

1. 一般检查

脑脊液常规、脑脊液生化。

2. 特殊检查

脑脊液电泳。

【参考范围】

脑脊液电泳：前白蛋白，0. 03～0. 07；白蛋白，0. 51～0. 63；α1 球蛋白，0. 06～0. 08；α2 球蛋白，0. 06～0. 10；β 球蛋白，0. 14～0. 19；γ 球蛋白，0. 06～0. 10。

【结果分析】

患者脑脊液静止期细胞数量变化不大，活动期总数增加，但一般不超过 0.1×109 / L，细胞分类 60%为淋巴细胞，蛋白质正常或轻度增高，但很少超过 1g / L。

脑脊液蛋白电泳以 7 球蛋白（IgG、IgM）为主，免疫球蛋白 70%以 IgG 为主，脑脊液 IgG 指数 70%～80%增高。出现寡克隆区带对本病诊断有重要价值。

第十节　性传播疾病

一、淋病

【实验室检查】

1. 一般检查

血常规、尿常规、白带常规。

2. 特殊检查

（1）分泌物涂片找病原菌。

（2）分泌物淋球菌培养。

【参考范围】

（1）分泌物涂片镜检：阴性。

（2）分泌物淋球菌培养：阴性。

【结果分析】

淋病急性发病期患者白细胞总数升高，中性粒细胞比例升高，尿检可查见大量白细胞和脓细胞，也可见红细胞。慢性期尿中有少量白细胞和蛋白。白带常规可见大量白细胞。

分泌物涂片或白带涂片染色镜检有初步诊断价值，淋球菌的分离培养是淋病实验室诊断的“金标准”。

二、梅毒

【实验室检查】

（1）穿刺液涂片暗视野查梅毒螺旋体。

（2）梅毒螺旋体的抗原和抗体检测。

【参考范围】

（1）穿刺液涂片暗视野查梅毒螺旋体：阴性。

（2）梅毒螺旋体的抗原和抗体检测：阴性。

【结果分析】

暗视野查梅毒螺旋体加特异性血清学试验是实验室诊断梅毒的“金标准”。

一期梅毒取皮肤黏膜或淋巴结穿刺液过暗视野查见梅毒螺旋体，梅毒血清学试验可阳性也可阴性，如果阴性应在感染后 4 周复查。

二期梅毒首选梅毒血清学试验，包括筛选试验和确诊试验。梅毒血清学试验为强阳性，皮肤黏膜损害暗视野显微镜检查也可查到梅毒螺旋体。

三期梅毒血清学试验多数阳性，也可阴性。神经梅毒脑脊液检查：淋巴细胞≥10×106／L，蛋白>50mg／L，性病研究实验室试验（VDRL）阳性。

三、获得性免疫缺陷综合征

【实验室检查】

(1)CD4+T 淋巴细胞／CD8+T 淋巴细胞（CD4+／CD8+)。

（2）人类免疫缺陷病毒（HIV）的抗原检测。

（3）人类免疫缺陷病毒（HIV）的抗体检测。

【参考范围】

(1)cD4+T 淋巴细胞：41．47%±5．28%（流式细胞分析)。

(2)CD8+T 淋巴细胞：24．58%±4．02%（流式细胞分析)。

(3)CD4+／CD8+：1．4～2．0。

(4)HIV 抗原、抗体：阴性。

【结果分析】

人类免疫缺陷病毒破坏人体细胞免疫功能，患者淋巴细胞总数减少，CD4+T 淋巴细胞明显减少，cD4+／cD8+比值下降，低于 0．9 提示有并发感染的趋势。

HIV 的抗原检测适用于感染后的窗口期，可作早期诊断。HIV 的抗体检测分初筛试验和确证试验。初筛试验包括：酶联免疫吸附试验和明胶凝集试验等。确证试验包括蛋白印迹试验、间接免疫荧光法、放射性免疫沉淀法等。初筛试验阳性者均应当做确证试验来确诊。

四、生殖器疱疹

【实验室检查】

1．一般检查

血常规。

2．特殊检查

单纯疱疹病毒（HsV）分离培养与鉴定、HSV抗原抗体检测、PCR方法检测HSV-DNA。

【参考范围】

(1)HSV分离培养与鉴定：阴性。

(2)HSV抗原抗体检测：阴性。

(3)PCR方法检测HsV—DNA：阴性。

【结果分析】

单纯疱疹病毒的分离培养加PcR是实验室检测HsV的“金标准”。改良培养法可缩短检测病毒时间，临床上对有症状患者可首先使用该方法。该法是检测HSV最敏感的实验室方法，且特异性强，标本中有较少的感染性病毒颗粒即可检出。标本中分离出病毒或检测出抗原可确诊。免疫荧光试验检测抗原的敏感性是病毒分离培养法的80%左右。中和试验、被动血凝试验、间接免疫荧光试验等方法检测血清中的抗Hsv_1和抗HsV-2抗体，IgM型抗体具有诊断意义；恢复期抗体滴度比急性期增加4倍及以上时有诊断意义。抗体检测可用于既往感染，对恢复期和复发性生殖器疱疹的诊断意义不大。

五、非淋菌性尿道炎

【实验室检查】

1．一般检查

尿常规、白带常规。

2．特殊检查

（1）生殖道沙眼衣原体和生殖道支原体的分离培养。

（2）生殖道沙眼衣原体和生殖道支原体的抗原抗体检测。

（3）生殖道沙根衣原体和生殖道支原体的核酸检测。

【参考范围】

生殖道沙眼衣原体和生殖道支原体的抗原抗体及核酸检测：阴性。

【结果分析】

患者尿检可见白细胞增多，尿蛋白阳性。女性患者白带中可查见大量白细胞。

生殖道沙眼衣原体和生殖道支原体的分离培养和PCR检测核酸是诊断其感染的“金标准”。生殖道沙眼衣原体和生殖道支原体的抗体检测可用于临床辅助诊断和流行病学调查。

六、软下疳

【实验室检查】

细菌培养及鉴定。

【参考范围】

细菌培养：阴性。

【结果分析】

该病由杜克雷嗜血杆菌引起。在患者溃疡基底部取材或肿大淋巴结穿刺液做细菌培养和鉴定是软下疳实验室诊断的“金标准”，该试验敏感性为56%～90%，特异性为100%。

第十一章　　临床血液学检验

第一节　一般检验白细胞计数（wBc）

【检验方法】仪器法（迈瑞 BC-3 000Dlus）

【检验标本】静脉血（抗凝）

【检验部门】临检室

【送检要求】EDTA—K2 抗凝管，取静脉血 2ml 即刻混匀，30min 内送检。

【参考区间】成人：男（3．97～9．15）$\times 10^9$ / L

女（3．69～9．16）$\times 10^9$ / L

儿童：(8～10)$\times 10^9$ / L

婴儿：(11～12)$\times 10^9$ / L

新生儿：20$\times 10^9$/L

【临床意义】

1．生理性增高　见于新生儿、妊娠晚期、分娩期、月经期、饭后、剧烈运动后、极度恐惧与疼痛等。

2．病理性增高　见于急性化脓性感染、尿毒症、严重烧伤、传染性单核细胞增多症、急性出血、组织损伤、手术创伤后、白血病等。

3．病理性减少　见于病毒感染、伤寒、副伤寒、黑热病、疟疾、再生障碍性贫血、极度严重感染、x 线照射、肿瘤化疗后等。

白细胞分类计数（DC）

【检验方法】瑞氏染色法、仪器法（迈瑞 BC-5500）

【检验标本】静脉血（抗凝）

【检验部门】临检室

【送检要求】EDTA-K2 抗凝管，取静脉血 2ml 即刻混匀，30min 内送检。

【参考区间】见表 11—1。

表 11—1　白细胞分类计数的参考区间

细胞类别	百分数（%）	绝对数（$\times 10^9$/L）
中性粒细胞		
杆状核	1～5	0．04～0．6
分叶核	50~70	2～7
嗜酸性粒细胞	0．5～5	0．02～0．5
嗜碱性粒细胞	0～1	0～1
淋巴细胞	20~40	0．8～4
单核细胞	3～10	0．12～1

【临床意义】

1．中性粒细胞增多　见于急性化脓性感染、粒细胞性白血病、急性出血、手术后等。

2．中性粒细胞减少　见于伤寒、疟疾、流感、再生障碍性贫血、病毒感染、粒细胞缺乏症等。

3．嗜酸性粒细胞增多　见于变态反应、寄生虫病、某些皮肤病、慢性粒细胞白血病。

4．嗜酸性粒细胞减少　见于伤寒、副伤寒以及应用肾上腺皮质激素后。

5．嗜碱性粒细胞增多　见于慢性粒细胞白血病、转移癌、骨髓纤维化、铅铋中毒等。

6．淋巴细胞增多　见于传染性单核细胞增多症、慢性淋巴细胞白血病、百日咳、麻疹、腮腺炎、结核、传染性肝炎等。

7．淋巴细胞减少　见于传染病急性期、放射病、细胞免疫缺陷等。

嗜酸性粒细胞直接计数（EC）

【检验方法】显微镜计数，仪器法（迈瑞 BC-5500）

【检验标本】静脉血（抗凝）

【检验部门】临检室

【送检要求】EDTA-K2 抗凝管，取静脉血 2ml，即刻混匀 30min 内送检。

【参考区间】

(50～300)$\times 10^6$/L

【临床意义】

1. EC 增加见于变态反应、皮肤病、寄生虫感染病、嗜酸性粒细胞性白血病及慢性粒细胞白血病。

2. EC 减少　见于肾上腺皮质功能亢进或应用肾上腺皮质激素治疗后。

血红蛋白测定（HGB）

【检验方法】仪器法（迈瑞 BC-5500）

【检验标本】静脉血（抗凝）

【检验部门】临检室

【送检要求】EDTA0K2 抗凝管，取静脉血 2ml 即刻混匀，30min 内送检。

【参考区间】成人：男 131～172g / L

女 113～151g / L

新生儿：180～190g / L

婴儿：110～120g / L

儿童：120～140g / L

【临床意义】

1. 生理性增加见于新生儿、高原地区居住者。

2. 病理性增加见于真性红细胞增多症、代偿性红细胞增多症，如先天性青紫性心脏病、慢性肺部疾病、脱水。

3. 病理性减少　见于各种贫血、白血病、手术后、大量失血。红细胞计数（RBC）

【检验方法】仪器法（迈瑞 BC-5500）

【检验标本】静脉血（抗凝）

【检验部门】临检室

【送检要求】EDTA-K2 抗凝管，取静脉血 2ml 即刻混匀，30min 内送检。

【参考区间】成人：男（4．09～5．74）$\times 10^{12}$ / L

女（3．68～5．13）$\times 10^{12}$ / L

新生儿：（5．2～6．4）$\times 10^{12}$ / L

婴儿：（4．0～4-3）$\times 10^{12}$ / L

儿童：（4．0～4．5）$\times 10^{12}$/L

【临床意义】红细胞增加或减少的临床意义与血红蛋白测定相似。一般情况幼红细胞与血红蛋白浓度之间有一定的比例关系，但是在病理情况下，此比例关系会被打破，因此同时测定二者对贫血诊断和鉴别诊断有帮助。

血细胞比容（HCT）

【检验方法】仪器法（迈瑞 BC-5500）

【检验标本】静脉血（抗凝）

【检验部门】临检室

【送检要求】EDTA—K2 抗凝管，取静脉血 2ml 即刻混匀，30min 内送检。

【参考区间】男：0．380～0．508

女：0．335～0．450

【临床意义】

1. HcT 增高见于各种原因引起的血液浓缩，如脱水、大面积烧伤，因此可作为计算补液的参考指标。真性红细胞增多症时明显增高。

2．HCT 降低在各类贫血时随红细胞数的减少而有程度不同的降低。

三种红细胞参数平均值（MCV、MCH、MCHC）

【检验方法】仪器法（迈瑞 BC-5500）

【检验标本】静脉血（抗凝）

【检验部门】临检室

【送检要求】EDTA-K2 抗凝管，取静脉血 2ml 即刻混匀，30min 内送检。

【参考区间】MCV：男性 83．9～99．1fl

女性 82．6～99．1fl

MCH：男性 27．8～33．8pg

女性 26．9～33．3pg

MCHC．男性 320～355g / L

女性 322～362g / L

【临床意义】正常人和各型贫血时，红细胞平均参考值见表 11-2。

表 11-2 贫血的红细胞平均参考值红细胞体积分布宽度（ROW）

贫血类型	MCV	MCH	MCHC	常见原因或疾病
正常细胞性贫血	正常	正常	正常	急性贫血、急性溶血再生障碍性贫血、白血病
大细胞性贫血	>正常	>正常	正常	叶酸、维生素 B12 缺乏或吸收障碍
单纯小细胞性贫血	〈正常	〈正常	正常	慢性炎症、尿毒症
小细胞低色素性贫血	〈正常	〈正常	〈正常	铁缺乏、维生素 B6 缺乏、珠蛋白肽链合成障碍、慢性失血等

【检验方法】仪器法（迈瑞 BC-5500）

【检验标本】静脉血（抗凝）

【检验部门】临检室

【送检要求】EDTA-Ks 抗凝管，取静脉血 2ml 即刻混匀，30min 内送检。

参考区间 1 0. 110～0. 155

【临床意义】反映红细胞大小不均程度的指标，增大见于缺铁性贫血，当给予铁剂治疗有效时，RDW 将比给药前更大，随后逐渐降到正常。根据 ROW 与 MCV 的变化可对贫血进行进一步分类（表 11-3）。

表 11-3 贫血的形态学分类

分类	MCV	RDW
正常	→	→
缺铁性贫血	↓	↑
巨幼细胞性贫血	↑	↑
溶血性贫血	↑	↑
铁粒幼细胞贫血	→	↑
再生障碍性贫血	→	→
单纯小细胞性贫血	↓	→

→无变化，↑增大，↓减小

血小板计数（PLT）

【检验方法】仪器法（迈瑞 BC-5500）或目视计数法

【检验标本】静脉血（抗凝）

【检验部门】临检室

【送检要求】EDTA—K2 抗凝管，取静脉血 2ml 即刻混匀，30min 内送检。

【参考区间】成人：男（85～303）$\times 10^{9}$/L

女（101～320）$\times 10^9$/L

新生儿：（100～300）$\times 10^9$/L

儿童：（100～300）$\times 10^9$/L

【临床意义】

1. PLT减少 见于再生障碍性贫血、急性白血病、急性放射病、原发性血小板减少性紫癜（ITP）、脾功能亢进、弥散性血管内凝血（DIC）等。

2. PLT增多 见于骨髓增生综合征、急性反应（急性感染、急性失血）、脾切除术后。

血小板比积（PCT）

【检验方法】仪器法（迈瑞BC-5500）

【检验标本】静脉血（抗凝）

【检验部门】临检室

【送检要求】EDTA-K2抗凝管，取静脉血2ml即刻混匀，30min内送检。

【参考区间】

男：0. 00108～0. 00272(0. 108%～0. 272%)

女：0. 00114～0. 00282(0. 114%～0. 282%)

【临床意义】

1. PCT增高 见于骨髓纤维化、脾切除、慢性粒细胞性白血病等。

2. PCT减低见于再生障碍性贫血、化疗后、血小板减少症等。

血小板平均体积（MPV）

【检验方法】仪器法（迈瑞BC-5500）

【检验标本】静脉血（抗凝）

【检验部门】临检室

【送检要求】EDTA. K2抗凝管，取静脉血2ml即刻混匀，30min内送检。

【参考区间】9．4～12．5f1

【临床意义】MPV 的临床意义要结合血小板的变化才有价值，当骨髓造血功能损伤致血小板减少时，MPV 减小；当血小板在周围血液中破坏增多时，导致血小板减少，MPV 增大；血小板分布异常致血小板减少时，MPV 正常；骨髓造血功能衰退时，MPV 与 PLT 同时持续下降；造血功能抑制越严重，MPV 越小；当造血功能恢复时，MPV 增大常先于 PLT 升高。

1．MPV 增大见于原发性血小板减少性紫癜、骨髓纤维化、血栓性疾病及血栓前状态、脾切除、慢性粒细胞性白血病、巨大血小板综合征等。

2．MPV 减小　见于脾功能亢进、再生障碍性贫血、化疗后、巨幼细胞性贫血等。

附 11-4 全自动五分类血球分析仪报告模式（迈瑞 Bc-5500）

姓名：　　　　　　性别：　　　　　　年龄：　岁

病历号：　　　　　科室：　　　　　　床号：

检验时间：　2007-02-28 10：24　　编号：0227bdzd27　　模式：全血

采样时间：　　　　送检时间：

检验项目	结果	单位	参考值范围
白细胞数目	5．56	10^9/L	4．00～10．00
中性粒细胞数目	3．21	10^9/L	2．00～7．00
淋巴细胞数目	1．83	10^9/L	0．80～4．00
单核细胞数目	0．34	10^9/L	0．12～0．80
嗜酸粒细胞数目	0．17	10^9/L	0．02～0．50
嗜碱粒细胞数目	0．01	10^9/L	0．00～0．10
中性粒细胞百分	57．8	%	50．0～70．0

比			
淋巴细胞百分比	32．9	%	20．0～40．0
单核细胞百分比	6．2	%	3．0～8．0
嗜酸粒细胞百分比	3．0	%	0．5～5．0
嗜碱粒细胞百分比	0．1	%	0．0～1．0
红细胞数目	4．84	10^{12} / L	3．50～5．50
血红蛋白	143	g / L	110～160
血细胞比容	42．9	%	37．0～50．0
平均红细胞体积	88．6	n	80．0～100．0
平均红细胞血红蛋白含量	29．5	pg	27．0～31．0
平均红细胞血红蛋白浓度	333	g / L	320，360
红细胞分布宽度变异系数	14．1	%	11．5～14．5
红细胞分布宽度标准差	45．1	fL	35．0～56．0
血小板数目	191	10^{9} / L	100～300
平均血小板体积	8．2	fl	7．00～11．0
血小板分布宽度	16．1		15．0～17．0
血小板压积	0．157	%	0．108～0．282

送检者：检验者：审核者：打印时间：2007-02-28

备注：

附 11-5 全自动三分类血球分析仪报告模式（迈瑞 BC-3000plus）

姓名：　　科室：　　住院号：　　血样模式：全血

性别：　　病区：　　门诊号：　　时间：2008-05-14 10：50

年龄：　　床号：　　样本号：0000514001　　临床诊断：

检验项目	报警	结果	单位	参考值
白细胞数目（WBC）		8．5	10^9／L	4．0～10．0
淋巴细胞数目（Lymph#）		3．2	10^9／L	0．8～4．0
中间细胞数目（Mid#）		0．6	10^9／L	0．1～0．9
中性粒细胞数目（Gran#）		4．7	10^9／L	2．0～7．0
淋巴细胞百分比（Lymph%）		37．4	%	20．0～40．0
中间细胞百分比（Mid%）		7．5	%	3．0～9．0
中性粒细胞百分比（Gran%）		55．1	%	50．0～70．0
红细胞数目（RBC）		4-30	10^{12}／L	3．50～5．50
血红蛋白（HGB）		140	g／L	110～160
血细胞比容（HCT）		39．4	%	37．0～50．0
平均红细胞体积（MCV）		91．8	n	82．0～95．0
平均红细胞血红蛋白（MCH）	H	32．5	pg	27．0～31．0

平均红细胞血红蛋白浓度（MCtIC）		355	g / L	320，360
红细胞分布宽度变异系数（RDW~CV）		11．7	%	11．5～14．5
红细胞分布宽度标准差（RDW~SD）		39．0	n	35．0～56．0
血小板数目（PLT）		225	10^9 / L	100～300
平均血小板体积（MPV）		9．9	fl	7．0～11．0
血小板分布宽度（PDW）	L	13．8		15．0～17．0
血小板压积（PCT）		0．222	%	0.108～0.282

备注：

送检者：　　　检验者：　　　审核者：

附 11-6　白细胞、红细胞和血小板正常分布直方图

0　　100　　200　　300　　fl

淋巴细胞群：35～90fl

中间细胞群：90～160fl（单核细胞、嗜酸 / 嗜碱性粒细胞、幼稚细胞）

粒细胞群：160～450fl

0　　50　　100　　150　　200　　fl

正常红细胞分布：50～200fl（呈左偏态）

红细胞平均体积（MCV）：82～95fl

红细胞主群：50～125fl

大细胞群：125～200fl（较大红细胞和网状红细胞）

注意：如果红细胞体积大小发生变化均可见直方图左移或右移。

血小板平均体积（MPV）：9．4～12．5fl

正常血小板集中分布：2～15fl（呈左偏态）

异常情况：

1. 在20～40fl内血小板数超过正常标准，表示可能存在大血小板、血小板凝块、小红细胞、细胞碎片、纤维蛋白。

2. 在2～3fl内血小板数超过了正常标准，表示可能存在小血小板、细胞碎片、电噪声干扰。

网织红细胞计数（Rc）

【检验方法】煌焦油蓝染色法

【检验标本】静脉血（抗凝）

【检验部门】临检室

【送检要求】EDTA-K2抗凝管，取静脉血2ml即刻混匀，4h内送检。

【参考区间】

1. 网织红细胞百分数成人：0. 005～0. 015

新生儿：0. 03～0. 06

2. 网织红细胞绝对数 (24～84)×10^9/L

【临床意义】

1. Rc增加表示骨髓造血功能旺盛。各种增生性贫血均可增多，溶血性贫血增加尤为显著，巨幼细胞性贫血、缺铁性贫血在用维生素B12和铁剂治疗后显著增多，表示有疗效。

2. RC减少 常见于再生障碍性贫血。

红细胞沉降率（ESR）

【检验方法】魏氏法与自动血沉仪测定法

【检验标本】静脉血（抗凝）

【检验部门】临检室

【送检要求】取静脉血 1．6ml，加入含 109mmol／L 枸橼酸钠溶液 0．4ml 试管中，混匀 3h 内送检。

【参考区间】成人：男性<15mm／h

女性<20mm／h

【临床意义】

1．生理性加快见于月经期、妊娠 3 个月至产后 1 个月的妇女以及 60 岁以上的老年人。

2．病理性加快见于急性炎症、结缔组织病、风湿热活动期、组织严重破坏、贫血、恶性肿瘤、高球蛋白和异常球蛋白血症等。红斑狼疮细胞（LEC）

【检验方法】血块法

【检验标本】静脉血

【检验部门】临检室

【送检要求】取静脉血 2ml，加入干燥试管中，及时送检。

【参考区间】阴性

【临床意义】

1．多出现于系统性红斑狼疮，其活动期较缓解期阳性率高。

2．结缔组织病如风湿病、类风湿关节炎、硬皮病、活动性肝炎、恶性贫血等也可偶见 LE 细胞。

3．未找到狼疮细胞，并不能否定红斑性狼疮的诊断，应进一步做其他有关免疫学检查。

疟原虫检查（MP）

【检验方法】涂片法

【检验标本】末梢血

【检验部门】临检室

【送检要求】采指端血，间日疟及三日疟患者在发作后数小时至 10h 采血。

【参考区间】阴性

【临床意义】查出疟原虫病原体可确诊疟疾。一次检查结果为阴性不能排除患病可能，对高度可疑患者应多次复查，以免漏诊。

微丝蚴（MF）

【检验方法】鲜血片法

【检验标本】末梢血

【检验部门】临检室

【送检要求】21：00～24：00 采血。

【参考区间】阴性

【临床意义】丝虫病患者可在血液中查到微丝蚴。

第二节　骨髓细胞学检查

骨髓细胞形态学检查（CBM）

【检验方法】涂片染色法

【检验标本】骨髓片

【检验部门】血液室

【送检要求】请医生详细填写申请单，每例送骨髓片 3～5 张，若需进行细胞化学染色检查时，可再推 3～5 张。

【正常骨髓象】骨髓增生活跃，各个系统的血液细胞按一定的比例组合在一起，细胞形态无明显异常，巨核细胞和成簇血小板可见到，并能见少量正常非造血性细胞，成熟红细胞大小均匀，染色正常，无其他异常细胞和血液寄生虫。骨髓增生程度分级判断标准见表 11-7。

表 11-7 骨髓增生程度分级判断标准

增生程度	红细胞与有核细胞之比	常见疾病
增殖极度活跃	1：1	急慢性白血病等
增生明显活跃	10：1	白血病、增生性贫血等
增生活跃	20：1	正常骨髓、某些贫血等
增生减低	50：1	慢性再生障碍性贫血
增生重度减低	300：1	急性再生障碍性贫血等

【临床意义】确定造血系统疾病如急、慢性白血病等；诊断某些类脂质沉积病；诊断某些感染性疾病；诊断恶性肿瘤转移；协助诊断某些血液病及其相关疾病；协助鉴别诊断某些血液病及其相关疾病。

粒红比值（M：E）

【检验方法】涂片染色法

【检验标本】血片或骨髓片

【检验部门】血液室

【送检要求】涂片后立即送检。

【参考区间】粒：红：2～4：1

【临床意义】粒红比值是指粒细胞与未成熟红细胞的数量比。

1．比值增大（>4：1）　粒细胞相对增多，见于白血病、粒细胞性类白血病反应、单纯红细胞再生障碍性贫血或传染性疾病。

2．比值减低（<2：1）　红细胞相对增多，见于粒细胞缺乏症、各种增生性贫血、脾功能亢进及放射病早期。

3．比值正常　多发性骨髓瘤、原发性骨髓纤维化（骨髓硬化症）、再生障碍性贫血及真性红细胞增多症等比值正常。

粒细胞系统

【检验方法】涂片染色法

【检验标本】骨髓片 2 张

【检验部门】血液室

【送检要求】涂片后立即送检。

【参考区间】正常骨髓象中，粒细胞系占 1／2，一般原始粒细胞<2%，早幼粒细胞<5%，中幼粒细胞<9%，晚幼粒细胞及杆状粒细胞不超过 20%，分叶核细胞占 10%左右，嗜酸性粒细胞<5%，嗜碱性粒细胞<1%。

【临床意义】

1. 以原粒细胞及早幼粒细胞增多为主（20%～90%）见于急性粒细胞白血病、慢性粒细胞白血病急性变；

2. 以中性中幼粒细胞增多为主（20%～50%） 见于亚急性粒细胞白血病；

3. 以中性晚幼粒及杆状核粒细胞增多为主 常见于慢性粒细胞白血病，各种感染、代谢性障碍（如尿毒症、酸中毒）、某些药物和毒性影响、消化道恶性肿瘤、严重烧伤、大出血、大手术等。

4. 嗜酸性粒细胞增多 常见于慢性粒细胞白血病、放射治疗后反应、寄生虫等。

5. 粒细胞减少 见于理化因素（长期接触 X 射线、化学药品等）及严重感染所致的粒细胞缺乏症。

淋巴细胞系统

【检验方法】涂片染色法

【检验标本】骨髓片 2 张

【检验部门】血液室

【送检要求】涂片后立即送检。

【参考区间】约占 20%以下，小儿可达 40%。

【临床意义】以原始淋巴细胞及幼稚淋巴细胞增多为主，见于急性淋巴细胞白血病。成熟淋巴细胞增多为主，见于传染性单核细胞增多症、传染性淋巴细胞增多症及百日咳等。

单核细胞系统

【检验方法】涂片染色法

【检验标本】骨髓片 2 张

【检验部门】血液室

【送检要求】涂片后立即送检。

【参考区间】不超过 5%，均为成熟阶段的细胞。

【临床意义】原始单核细胞及幼单核细胞增多见于急性单核细胞白血病，急性粒、单核细胞白血病。巨核细胞系统

【检验方法】涂片染色法

【检验标本】骨髓片 2 张

【检验部门】血液室

【送检要求】涂片后立即送检。

【参考区间】7～35 个 / 片，原幼巨核细胞 0～5%，颗粒型巨核细胞 10%～27%，成熟巨核细胞 44%～60%，裸核细胞 8%～30%。

【临床意义】以原始巨核细胞增多为主见于巨核细胞白血病。以幼巨核及颗粒增多为主见于慢性粒细胞白血病、原发性血小板减少性紫癜、脾功能亢进等，急性失血以成熟巨核细胞增多为主。巨核细胞减少，见于急性、慢性再生障碍性贫血，急性白血病及阵发性睡眠性血红蛋白尿。

浆细胞系统

【检验标本】骨髓片 2 张

【检验部门】血液室

【送检要求】涂片后立即送检。

【参考区间】<1%。

【临床意义】原浆细胞、幼浆细胞增多见于多发性骨髓瘤及浆细胞性白血病。再生障碍性贫血、粒细胞减少症等可见成熟浆细胞轻度增多。

过氧化物酶染色（POX）

【检验标本】血片或骨髓片

【检验部门】血液室

【送检要求】取材后立即送检。

【参考区间】淋巴细胞和红细胞在其成熟的各个阶段均无POX，中性粒细胞发育的各个阶段均有POX，正常人成熟嗜碱性粒细胞均无POX，嗜酸性粒细胞呈．POX强阳性反应。

【临床意义】有助于急性白血病类型的鉴别：急性淋巴细胞白血病呈现阴性反应；急性单核细胞性白血病呈现弱阳性反应；急性早幼粒细胞白血病呈强阳性反应；急性粒细胞白血病呈阳性反应。

中性粒细胞碱性磷酸酶染色（NAP）

【检验标本】血片或骨髓片

【检验部门】血液室

【送检要求】取材后立即送检。

【参考区间】积分30～130分。

【临床意义】

1．积分升高　见于类白血病反应、急性细菌性感染、再生障碍性贫血。

2．积分降低见于未治疗的慢性粒细胞白血病、阵发性血红蛋白尿和骨髓增生异常综合征。病毒感染正常或降低。酸性磷酸酶染色

【检验标本】血片或骨髓片

【检验部门】血液室

【送检要求】取材后立即送检。

【参考区间】正常粒细胞除原粒阴性外，其余各阶段呈弱阳至中度阳性，单核细胞为弱至强阳性，红系为阴性，淋巴细胞可呈弱阳性，浆细胞和巨核细胞可呈中度阳性。

【临床意义】

1. 诊断毛细胞白血病　毛细胞性白血病可呈现强阳性或中度阳性，且不被L(+)-酒石酸抑制。

2. 鉴别淋巴细胞类型　T淋巴细胞ACP染色呈阳性反应，B淋巴细胞阴性或颗粒细小的弱阳性。

3. 鉴别细胞戈谢细胞ACP染色呈强阳性;尼曼一匹克细胞呈阴性或弱阳性。

苏丹黑B染色（SBB）

【检验标本】血片或骨髓片

【检验部门】血液室

【送检要求】取材后立即送检。

【临床意义】

1. 鉴别急性白血病类型　SBB染色与POX染色临床意义相似，由于较早的原粒细胞SBB有时也能显示阳性反应,其灵敏度高于POX,但其特异性不如POx。

2. 诊断类脂质沉积病　神经磷脂和脑苷脂SBB均为阳性，有助于类脂质沉积病的诊断。

过碘酸一雪夫反应（PAs）

【检验标本】血片或骨髓片

【检验部门】血液室

【送检要求】取材后立即送检。

【参考区间】

1．一般原粒细胞呈阴性反应，早幼粒细胞以下随着细胞成熟而阳性增强，成熟中性粒细胞最强；

2．嗜酸性粒细胞颗粒不着色，细胞质为阳性，嗜碱性粒细胞阳性：

3．淋巴母细胞阳性程度低，随着细胞成熟阳性程度稍增加；

4．单核细胞仅有少量、细小颗粒；

5．幼红细胞为阴性；

6．巨核细胞和血小板为阳性。

【临床意义】

1. 幼红细胞 PAS 染色强阳性见于红血病及红白血病。溶血性贫血有的为弱阳性，巨幼细胞性贫血和再生障碍性贫血一般为阴性。

2. 急性粒细胞白血病呈阴性或弱阳性；急性淋巴细胞白血病的原、幼淋巴细胞为红色颗粒状或块状阳性，少数为阴性反应；急性单核细胞白血病的原、幼单核细胞为红色细颗粒、胞质边缘及伪足处颗粒明显，分化差的原单核细胞为阴性；急性巨核细胞白血病的原巨核细胞为红色颗粒、块状阳性或强阳性。

铁粒染色

【检验标本】血片或骨髓片

【检验部门】血液室

【送检要求】取材后立即送检。

【参考区间】

1．细胞外铁+～+T；

2．铁粒幼红细胞 12%~44%。

【临床意义】

1. 诊断缺铁性贫血细胞外铁减少或消失，重度贫血时，细胞内铁明显减少

（常<10%）甚至为阴性。

2．诊断铁粒幼红细胞性贫血　可出现环形铁粒幼红细胞增多，常大于15%。

特异性酯酶染色

【检验标本】血片或骨髓片

【检验部门】血液室

【送检要求】取材后立即送检。

【参考区间】中性粒细胞（除原粒外）及肥大细胞可呈现阳性反应。嗜酸和嗜碱粒细胞为阴性或弱阳性，巨核细胞、淋巴细胞、浆细胞、幼红细胞、血小板为阴性。

【临床意义】

1．鉴别急性白血病类型　急性粒细胞白血病大多呈现阳性反应，急性单核细胞、淋巴细胞白血病时呈阴性。

2．鉴别嗜碱性粒细胞与肥大细胞前者阴性，后者阳性。

非特异性酯酶染色

【检验标本】血片或骨髓片

【检验部门】血液室

【送检要求】取材后立即送检。

【参考区间】单核细胞、吞噬细胞阳性，且受到氟化钠抑制；粒细胞、淋巴细胞、巨核细胞、血小板、幼红细胞等呈阴性。

【临床意义】

1．鉴别急性白血病　急性单核细胞A血病的幼稚细胞呈强阳性。急性粒细胞白血病幼稚细胞为弱阳性，但AML—M3早幼粒细胞呈现强阳性。急性淋巴细胞白血病为阴性。

2. 氟化钠抑制试验可使单核细胞明显抑制，有助于上述三种急性白血病的鉴别。

第三节　贫血的检查

一、溶血性贫血的检查红细胞孵育脆性试验

【检验方法】孵育法

【检验标本】静脉血（抗凝）

【检验部门】血液室

【送检要求】抽取静脉血 2ml 注入 1．5～2．2mgEDTA—K2 抗凝管摇匀后即刻送检。

【参考区间】MCF（50％溶血的氯化钠浓度）即中间脆性：4．65～59g／L。

【临床意义】

1．MCF 增高　见于遗传性球形红细胞增多症、椭圆形红细胞增多症及非球形红细胞溶血性贫血。

2．MCF 减低见于靶形红细胞增多症，如各型地中海贫血、缺铁性贫血、镰状红细胞贫血等。高铁血红蛋白还原试验

【检验方法】分光光度法

【检验标本】静脉血（抗凝）

【送检要求】抽取 3ml 静脉血注入含 1．5～2．2mgEDTA-K2 抗凝管，混匀送检。

【检验部门】血液室

【参考区间】高铁血红蛋白还原率应超过 75％。

【临床意义】蚕豆病和伯氨喹药物型溶血性贫血由于葡萄糖-6－磷酸脱氢酶缺陷，高铁血红蛋白还原率明显下降。变性珠蛋白小体（Heinz）

【检验标本】静脉血

【送检要求】抽取3ml静脉血注入含1．5～2．2mgEDTA-K2抗凝管，混匀送检。

【检验部门】血液室

【参考区间】正常人无或偶见Heinz小体。

【临床意义】Heinz小体增加见于葡萄糖-6－磷酸脱氢酶缺乏所致的蚕豆病、伯氨喹药物所致的溶血性贫血和不稳定血红蛋白病等。

葡萄糖．6－磷酸脱氢酶活性测定（G-6-PD）

【检验方法】简易法

【检验标本】静脉血（抗凝）

【送检要求】抽取3ml静脉血注入含1．5~2．2mgEDTA-K2抗凝管，混匀送检。

【检验部门】血液室

【参考区间】健康成人红细胞G．6．PD活性为8～18U／g Hb。

【临床意义】Heinz小体减低见于遗传性G-6-PD缺乏症，如蚕豆病；药物性溶血性贫血，服用伯氨喹、对氨基水杨酸钠、磺胺、阿司匹林、非那西丁等。

丙酮酸激酶活性测定（PK）

【检验方法】酶法

【检验标本】静脉血（抗凝）

【送检要求】抽取3．5ml静脉血肝素抗凝，混匀送检。

【检验部门】生化室

【参考区间】健康成人为15±199U／g Hb。

【临床意义】PK减低见于先天性丙酮酸激酶缺乏，PK活性降低或消失；继发性丙酮酸激酶缺陷如白血病、再生障碍性贫血、骨髓增生综合征（MDS）等，

PK 活性也可减低。

血红蛋白电泳检测（HEE）

【检验方法】电泳法

【检验标本】静脉血（抗凝）

【送检要求】抽取 2ml 静脉血注入含 1．5～2．2mgEDTA-K2 抗凝管，混匀送检。

【检验部门】生化室

【参考区间】HbA：96．8%~98．9%

HbA2：1．05%～3．12%

【临床意义】血红蛋白是一种结合蛋白，是由四条多肽链，亚铁和原卟啉组成，在正常人血液中主要含有 HbA、HbA2。

HbA2 正常或降低（<3．5%），抗碱血红蛋白（HbF）正常（<2．5%），提示α-地中海贫血；如 HbA2 增加（>3．5%），伴或不伴 HbF 增高，则提示β-地中海贫血。重型和中间型β-地中海贫血患者的 HbF 含量明显增高，轻型β-地中海贫血患儿的 HbA2 含量增高。

抗碱血红蛋白测定（HbF）

【检验方法】电泳法

【检验标本】静脉血（抗凝）

【送检要求】同血红蛋白电泳

【检验部门】生化室

【参考区间】成人：1．0%～3．1%；新生儿：55%～85%，2～4 个月后逐渐下降，1 岁左右接近成人水平。

【临床意义】抗碱血红蛋白明显增高见于β-珠蛋白生成障碍性贫血患者，重型患者可达 80%～90%。急性白血病、再生障碍性贫血、红白血病、淋巴瘤等也可轻度增多。

蔗糖水溶血试验

【检验标本】静脉血（抗凝）

【送检要求】抽取 3ml 静脉血注入含 1．5～2．2mgEDTA-K，抗凝管，混匀送检。

【检验部门】血液室

【参考区间】阴性

【临床意义】阵发性睡眠性血红蛋白尿（PNH）、再生障碍性贫血患者呈阳性，部分自身免疫性溶血性贫血患者可呈弱阳性。

酸溶血试验（Ham 试验）

【检验标本】静脉血（抗凝）

【送检要求】抽取 3ml 静脉血注入含 1．5～2．2mgEDTA-K2 抗凝管，混匀送检。

【检验部门】血液室

【参考区间】阴性

【临床意义】阳性主要见于阵发性睡眠性血红蛋白尿（PNH）患者。部分自身免疫性溶血性贫血患者发作严重时也可呈阳性。抗人球蛋白试验（coomb's Test）

【检验方法】微柱凝胶抗人球蛋白检测法

【检验标本】静脉血（抗凝）

【检验部门】血液室

【送检要求】抽取 3ml 静脉血注入含 1．5～2．2mgEDTA-K2 抗凝管，混匀送检。

【参考区间】直接、间接试验均阴性。

【临床意义】抗人球蛋白试验检测的抗体属 IgG 型免疫性抗体，是诊断免疫性溶血性贫血的重要试验。直接试验阳性提示红细胞被不完全抗体致敏，如血型不合的新生儿溶血病和血型不合引起的输血反应、部分自身免疫性疾病；间接试验阳性提示血清中存在游离的不完全抗体，常用于检测 Rh 或 ABO 血型不合妊娠的母亲血清中不完全抗体。

冷凝集素试验

【检验标本】静脉血

【送检要求】抽取 4ml 静脉血，其中 2ml 注入干燥管，另外 2ml 注入 1．5～2．2mg EDTA-K2 抗凝管，同时送检。

【检验部门】血液室

【参考区间】正常人血清中含有少量冷凝集素（滴度〈1：16)。

【临床意义】阳性见于冷凝集素综合征（>1：1 000)，支原体肺炎、传染性单核细胞增多症、疟疾、肝硬化、淋巴瘤、多发性骨髓瘤等患者亦可增高，但滴度不超过 1：1 000。

冷热溶血试验

【检验标本】静脉血

【送检要求】抽取 3ml 静脉血加到 3 支小试管中送检。

【检验部门】血液室

【参考区间】正常人为阴性。

【临床意义】 阳性对阵发性寒冷性血红蛋白尿(PCH)的诊断有一定价值。某些病毒感染如麻疹、流行性腮腺炎、水痘、传染性单核细胞增多症也可有阳性反应。

二、造血原料缺乏性贫血的检查血清铁测定

【检验方法】亚铁嗪比色法

【检验标本】静脉血

【送检要求】生化室

【检验部门】抽取静脉血 2ml 注入干燥试管尽快送检，避免标本溶血。

【参考区间】成年男性：11～30μmol／L

成年女性：9～27μmol／L

【临床意义】

1．血清铁增高　见于溶血性贫血、再生障碍贫血、巨红细胞性贫血。

2．血清铁降低见于缺铁性贫血、慢性长期失血、恶性肿瘤等。

总铁结合力（TIBC）

【检验方法】亚铁嗪比色法

【检验标本】静脉血

【送检要求】生化室

【检验部门】抽取静脉血 2ml 注入干燥试管尽快送检，避免标本溶血。

【参考区间】成年男性：50～77μmol／L

成年女性：54～77μmol／L

【临床意义】

1．TIBc 增高　见于缺铁性贫血、红细胞增多症、急性肝炎等。

2．TIBC 降低见于肝硬化、恶性肿瘤、溶血性贫血、慢性感染、肾病综合征、尿毒症等。

血清铁蛋白测定（SF）

【检验方法】磁分离酶联免疫法

【检验标本】静脉血

【送检要求】抽取空腹静脉血 2rnl 注入干燥试管，避免溶血及时送检。

【检验部门】免疫室

【参考区间】男性：14～203ng / ml；

女性：6～12ng / ml（<45 岁）

5～189ng / ml（>45 岁）

【临床意义】铁蛋白是一组同质异构的糖蛋白，对机体的铁代谢和铁储备起重要的作用，是诊断缺铁性贫血最灵敏的指标。

1．sF 增高　反复输血后，某些肿瘤病人如肝癌、肺癌、胰腺癌、乳腺癌、白血病、多发性骨髓瘤等。

2．sF 减低缺铁性贫血、妊娠、营养不良。

血清转铁蛋白测定（TF）

【检验方法】免疫注射比浊法

【检验标本】静脉血

【送检要求】抽取空腹静脉血 2ml 注入干燥试管，避免溶血及时送检。

【检验部门】生化室

【参考区间】2．0～3．6g / L

【临床意义】

1．TF 升高见于缺铁性贫血、怀孕后期和口服避孕药妇女。

2．TF 降低见于：①蛋白质丢失增加的疾病，如肾病综合征、慢性肾衰竭、严重烧伤与蛋白质丢失『生胃肠病；②蛋白质缺乏状态；③严重肝病；④在感染状态和严重疾病时可见其降低。叶酸检测（FA）

【检验方法】　电化学发光法

【检验标本】　静脉血

【送检要求】　抽取空腹静脉血 2ml 注入干燥试管送检。

【检验部门】　免疫室

【参考区间】　18．7ng / ml

【临床意义】　叶酸减少见于巨幼细胞贫血，此外可见于红细胞过度增生叶酸利用增加，如溶血性贫血、骨髓增生性疾病等。维生素 B_{12} 测定（$VitB_{12}$）

【检验方法】电化学发光法

【检验标本】静脉血

【送检要求】抽取空腹静脉血 2ml 注入干燥试管送检。

【检验部门】免疫室

【参考区间】187～1059pg／ml

【临床意义】维生素 B_{12} 降低对巨幼红细胞性贫血诊断有重要价值；而白血病患者维生素 B_{12} 含量明显增高；真性红细胞增多、某些恶性肿瘤和肝细胞损伤也可见增加。

第四节　出凝血检验出血时间测定（BT）

【检验方法】模板式刀片法

【检验标本】末梢血

【检验部门】血液室

【送检要求】采血部位应保暖，血液应自动流出。试验前 1 周内不能服用抗血小板药物（如阿司匹林），以免影响结果。

【参考区间】　(6．9±2．1)min

【临床意义】

1．BT 延长见于血小板数量异常，如血小板减少症；血小板质量缺陷，如先天性和获得性血小板病和血小板无力症等；见于某些凝血因子缺乏，如血管性血友病（vWD）和弥散性血管内凝血（DIC）等；还可见于血管疾病，如遗传性出血性毛细血管扩张症等。

2．BT 缩短　见于某些严重的血栓病。

凝血时间测定（cT）

【检验方法】试管法

【检验标本】静脉血

【检验部门】血液室

【送检要求】采静脉血 2ml 分别注入管径为 10mm 的 3 支普通试管内。每管 1ml（标明抽血时间后立即送检）。

【参考区间】4～12min

【临床意义】反映内源系统凝血活性的筛选试验。与 APTT 的临床意义相同。

血管性血友病因子抗原测定（vWF：Ag）

【检验方法】ELISA 法

【检验标本】静脉血（抗凝）

【检验部门】免疫室

【送检要求】抽静脉血按 9：1 比例加入 109mmol／L 枸橼酸钠抗凝管中，1h 内送检。

【参考区间】 (107．5±29．6)％

【临床意义】

1．vWF：Ag 浓度减低是诊断 vWD 的重要指标。

2．vWF：Ag 浓度增高见于周围血管病变、心肌梗死、心绞痛、脑血管病变、糖尿病、肾小球疾病、尿毒症、肺部疾病、肝脏疾病、妊娠高血压综合征、大手术后和剧烈运动等。6－酮-前列腺素 F1 α 测定

【检验方法】ELISA 法

【检验标本】静脉血（抗凝）

【检验部门】免疫室

【送检要求】抽静脉血按 9：1 比例加入 109mmol／L 枸橼酸钠抗凝管中，

及时送检。

【参考区间】　(17．9±7．2)pg/ml

【临床意义】减少见于糖尿病、动脉粥样硬化、急性心肌梗死、心绞痛、脑血管病变、肿瘤转移、周围血管血栓形成及血栓性血小板减少性紫癜等。

血小板聚集试验（PAgT）

【检验方法】比浊法

【检验标本】静脉血（抗凝）

【检验部门】血液室

【送检要求】抽静脉血按 9：1 比例加入 109mmol / L 枸橼酸钠抗凝管中，及时送检。

【参考区间】见报告单（依测定方法不同报告的结果不一样）

【临床意义】

1．血小板聚集率减低见于血小板无力症、贮藏池病及低（无）纤维蛋白原血症、尿毒症、肝硬化、维生素 B_{12} 缺乏症、服用血小板抑制药物。

2．血小板聚集率增高　见于血栓性疾病如急性心肌梗死、脑血管病变等。

血小板因子Ⅲ有效性测定（PF3aT）

【检验方法】复钙时间法

【检验标本】静脉血（抗凝）

【检验部门】血液室

【送检要求】抽静脉血按 9：1 比例加入 109mnol / L 枸橼酸钠抗凝管中，及时送检。

【参考区间】<5s

【临床意义】血小板因子Ⅲ是血小板在活化过程形成的一种膜表面，参与内源性凝血活酶形成。血小板功能缺陷时不能形成血小板因子Ⅲ，凝血即有异常。血小板因子Ⅲ活性减低见于血小板无力症、先天性血小板第 3 因子缺乏症、贮藏池病、尿毒症、异常血红蛋白血症、系统性红斑狼疮（SLE）及某些药物影响。

血块收缩试验（cRT）

【检验方法】血浆法

【检验标本】静脉血（抗凝）

【检验部门】血液室

【送检要求】抽静脉血按 9：1 比例加入 10^9mmol／L 枸橼酸钠抗凝管中，及时送检。

【参考区间】40％以上。

【临床意义】血块收缩<40％表明收缩不佳，见于血小板无力症、血小板减少症、低（无）纤维蛋白溶血症。血浆凝血酶原时间测定（PT）

【检验方法】自动血凝仪法

【检验标本】静脉血（抗凝）

【检验部门】血液室

【送检要求】抽静脉血按 9：1 比例加入 10^9mmol／L 枸橼酸钠抗凝管中，及时送检。

计算：凝血酶原时间比值（PTR）

待检血浆的凝血酶原时间（S）

正常参比血浆的凝血酶原时（s）

国际正常化(凝血活酶时间)比值(INR)=PTRISI

【参考区间】

1．PT 值：男性 11～13．7s，女性 11～14．3s，超过正常对照 3s 以上才有临床意义。

2．凝血酶原时间比值（PTR）0．82～1．15。

3．INR 依 ISI 不同而异。

【临床意义】反映外源性凝血活性的筛选试验。

1．PT 延长或 PTR 增加见于先天性因子Ⅱ、Ⅴ、Ⅶ、Ⅹ缺乏症和低（无）纤维蛋白原血症；获得性见于 DIC、原发性纤溶症、维生素 K 缺乏症、血液循环中有抗凝物质如口服抗凝药、肝素和纤维蛋白原降解产物（FDP）存在。

2．PT 缩短或 PTR 降低见于先天性因子Ⅴ增多症、口服避孕药、高凝状态和血栓病等。

3．监测口服抗凝药　国人 INR 以 1．8～2．5 为宜，不超过 3．0。

活化部分凝血活酶时间测定（APTT）

【检验方法】自动血凝仪法

【检验标本】静脉血（抗凝）

【检验部门】血液室

【送检要求】抽静脉血按 9：1 比例加入 10^9mmol／1 枸橼酸钠抗凝管中，及时送检。

【参考区间】男性（37+3．3）s，女性（37．5 土 2．8）s。超过正常对照 10s 以上才有临床意义。

【临床意义】APTT 是内源性凝血因子缺乏最可靠的筛选试验，主要用于发现轻型血友病。

1．APTT 延长见于：①因子Ⅷ、Ⅸ、Ⅺ和Ⅶ减少，如血友病 A、B 及凝血因子Ⅺ、Ⅶ缺乏症：因子Ⅷ减少还见于部分血管性血友病（vWD）患者。②严重的凝血酶原、因子Ⅴ、因子Ⅹ和纤维蛋白原缺乏，如肝脏疾病、梗阻性黄疸、新生儿溶血病、口服抗凝药、应用肝素以及纤维蛋白原缺乏症等。③纤溶亢进，如 DIC 后期及原发性纤溶。

2. APTT缩短见于：①高凝状态，如DIC早期。②血栓性疾病，如心肌梗死、不稳定型心绞痛、脑血管病变、糖尿病伴血管病变、肺梗死、深静脉血栓形成、妊娠高血压综合征和肾病综合征以及严重烧伤等。

凝血酶时间测定（TT）

【检验方法】自动血凝仪法

【检验标本】静脉血（抗凝）

【检验部门】血液室

【送检要求】 抽静脉血按9：1比例加入10^9mmol/L枸橼酸钠抗凝管中，及时送检。

【参考区间】16～18s，超过正常对照3s以上者为异常。

【临床意义】

1. 凝血酶时间延长见于肝素增多或类肝素物质存在，纤维蛋白（原）降解产物（FDP）增多以及低（无）纤维蛋白原血症等。

2. 凝血酶时间缩短 常见于血样本有微小凝块或存在钙离子。纤维蛋白原（Fg）

【检验方法】自动血凝仪法

【检验标本】静脉血（抗凝）

【检验部门】血液室

【送检要求】抽静脉血按9：1比例加入10^9mmol / L枸橼酸钠抗凝管中，及时送检。

【参考区间】2～4g / L

【临床意义】

1. 纤维蛋白原增加 见于月经期和妊娠期、糖尿病、动脉硬化症、大叶性肺炎、支气管肿瘤、肾病综合征、淀粉样变性、尿毒症、亚急性细菌性心内膜炎、心包炎、心肌梗死、血栓性静脉炎等。剧烈运动后纤维蛋白原可增加。

2.纤维蛋白原减少　见于先天性纤维蛋白原缺乏症、异常纤维蛋白原血症、肝损伤、恶性肿瘤、严重结核病、烧伤、纤维蛋白原溶解活性增高等。也见于降纤药治疗和溶血栓治疗（UK、t. PA）后，判断治疗是否有效的临床指标之一。

抗凝血活酶. Ⅲ测定（AT-Ⅲ）

【检验方法】比浊法

【检验标本】静脉血（抗凝）

【检验部门】血液室

【送检要求】抽静脉血 2ml 置于干燥管中，及时送检。

【参考区间】250～330mg / ml

【临床意义】抗凝血酶-Ⅲ主要由肝脏合成，有分解脂蛋白的作用，AT-Ⅲ对凝血分解中几乎所有的活性丝氨酸蛋白酶都有抑制作用，占抗凝活性的 70%左右。

AT-Ⅲ降低见于：①先天性 AT-Ⅲ缺陷：患者 AT-Ⅲ活性为正常人的 30%～60%，往往幼年就易发生血栓，发病常在儿童期。②弥散性血管内凝血（DIC）。③动脉粥样硬化、冠心病、心肌梗死和其他血栓性疾病。④肝脏疾病：合成减少。⑤血液病：急性早幼粒细胞性白血病患者 AT-Ⅲ显著降低。

蛋白 c 抗原测定（PC：Ag）

【检验方法】免疫火箭电泳法

【检验标本】静脉血（抗凝）

【检验部门】血液室

【送检要求】109mmol / L 枸橼酸钠 0. 2ml，采集 1. 8ml 静脉血，混匀及时送检。

【参考区间】　(102. 5+20. 1)%

【临床意义】

1. 先天性 Pc 缺陷　Ⅰ型 PC：Ag 含量与活性均降低；Ⅱ型 PC：Ag 正常而活性降低。

2. 获得性 PC 减少可见于 DIC、肝功能不全、手术后及口服双香豆素抗凝药等。

蛋白 s 抗原测定（Ps：Ag）

【检验方法】免疫火箭电泳法

【检验标本】静脉血（抗凝）

【检验部门】血液室

【送检要求】l 09mmol / L 枸橼酸钠 0. 2ml，采集 1. 8ml 静脉血，混匀及时送检。

【参考区间】TPS：（96. 6 至 9. 8）%

FPS：（100. 9±11. 6）%

【临床意义】

1. 先天性 PS 缺陷 PS 作为 PC 辅因子，对因子Ⅴa、Ⅷa 有加速灭活作用。先天性 PS 缺陷者常伴发严重的深静脉血栓栓塞。

2. 获得性 Ps 缺乏见于肝功能障碍、口服双香豆素类抗凝药物。

优球蛋白溶解时间测定（ELT）

【检验方法】加钙法

【检验标本】静脉血（抗凝）

【检验部门】血液室

【送检要求】l 0^{9}mmol / L 枸橼酸钠 0. 2ml，采集 1. 8ml 静脉血，混匀及时送检。

【参考区间】溶解时间大于 120min，小于 90min 为异常。

【临床意义】本实验用于观察纤溶系统总的活性，是纤溶活性的筛选试验。当原发性或继发性纤溶亢进（如弥散性血管内凝血）时，ELT 缩短（小于 90min 有价值）。

纤溶酶原活性测定（PLG）

【检验方法】发色底物法

【检验标本】静脉血（抗凝）

【送检要求】抽静脉血按 9：1 比例加入 10^9mmol／L 枸橼酸钠抗凝管中，摇匀送检。

【检验部门】血液室

【参考区间】（94．5 至 9．0）％

【临床意义】

1．PLG 强阳表示纤溶活性降低，见于血栓前状态和血栓性疾病。

2．PLG 减弱表示纤溶活性增高，见于原发性纤溶亢进（如肝硬化、肝叶切除手术、肝移植等）和继发性纤溶亢进（如前置胎盘、胎盘早期剥离、羊水栓塞、癌症播散、严重感染及 DIC）。

鱼精蛋白副凝固试验（3P 试验）

【检验方法】凝固法

【检验标本】静脉血（抗凝）

【送检要求】抽静脉血按 9：1 比例加入 10^9mmol／L 枸橼酸钠抗凝管中，即时送检。

【检验部门】血液室

【参考区间】正常人为阴性。

【临床意义】本试验是 DIC 早中期确诊试验之一。阳性见于 DIC：早期或中期，但在大出血（创伤、手术、咯血）或样本置冰箱后可呈阳性。阴性见于

DIC：晚期和原发性纤溶症。

血浆 D－二聚体测定（D-D）

【检验方法】乳胶法（定性），亲和层析法（定量）

【检验标本】静脉血（抗凝）

【送检要求】抽静脉血按 9：1 比例加入 109mmol／L 枸橼酸钠抗凝管中，及时送检。

【检验部门】血液室

【参考区间】阴性（定性）；0～0．3mg／L（定量）

【临床意义】

1．对血栓形成性疾病有早期快速诊断意义，可用于 DIC、肺栓塞、深静脉血栓、急性心肌梗死、先兆子痫等疾病的早期诊断。

2．可作为溶栓治疗有效的观察指标。

纤维蛋白（原）降解产物（FDP）

【检验方法】乳胶凝集法

【检验标本】静脉血或尿液

【送检要求】抽静脉血 2ml 置于干燥管中，及时送检；或采 10ml 新鲜尿液及时送检。

【检验部门】血液室

【参考区间】血清 FDP<5mg／L；尿液<28±17μg／L

【临床意义】

1．原发性纤溶亢进时，FDP 含量明显升高。

2．高凝状态，DIC，肺栓塞，器官移植的排斥反应，妊娠高血压综合征，恶性肿瘤，心、肝、肾疾病及静脉血栓，溶栓治疗等所致的继发性纤溶亢进时，FDP 含量升高。

第五节　血液流变学检验全血黏度测定（ηB）

【检验方法】黏度计

【检验标本】静脉血（抗凝）

【送检要求】抽 5ml 静脉血注入干包被肝素管（含 1g / L 肝素 0．5ml），混匀及时送检。

【检验部门】血液室

【参考区间】

高切（200 / s）4．60±0．48mPa·s

中切（30 / s）5．350±0．82mPa·s

低切（3 / s）　9．34±0．96mPa·s

【临床意义】

1．全血黏度增高主要见于心脑血管病、周围血管病、血液病、恶性肿瘤、肾病、慢性肝炎等。

2．全血黏度降低不常见，多由一些出血性疾病，如出血性脑卒中、上消化道出血、子宫出血等引起。血浆黏度（ηP）

【检验方法】黏度计

【检验标本】静脉血（抗凝）

【送检要求】抽．5ml 静脉血注入干包被肝素管（含 1g / L 肝素 0．5ml），混匀及时送检。

【检验部门】血液室

【参考区间】1．46±0．28mPa·s

【临床意义】血浆黏度主要是由血浆的蛋白成分所形成，蛋白质含量越高，血浆黏度也就越高，血浆纤维蛋白原对血浆黏度的影响最大，其次是球蛋白和脂蛋白。血浆黏度增高的临床意义与全血黏度同。

红细胞变形指数（RDI）

【检验方法】黏度计

【检验标本】静脉血（抗凝）

【送检要求】抽 5ml 静脉血注入干包被肝素管（含 1g / L 肝素 05ml），混匀及时送检。

【检验部门】血液室

【参考区间】0．82±0．44

【临床意义】红细胞的变形性 RDI（或称流动性）是影响血液黏度的重要因素，当 RDI 值降低时，红细胞的变形能力差，血液黏度就升高，主要见于溶血性贫血、急性心肌梗死、脑梗死、高脂血症、肝硬化、糖尿病等。

红细胞聚集指数（ARBC）

【检验方法】黏度计

【检验标本】静脉血（抗凝）

【送检要求】抽 5ml 静脉血注入干包被肝素管（含 1g / L 肝素 0．5ml），混匀及时送检。

【检验部门】血液室

【参考区间】6．20±3．70

【临床意义】ARBC 升高主要见于糖尿病、高血压、心肌梗死、周围血管疾病、动脉或静脉血栓形成等，同时血液黏度亦增高。全血还原黏度（RV）

【检验方法】黏度计

【检验标本】静脉血（抗凝）

【送检要求】抽 5ml 静脉血注入干包被肝素管（含 1g / L 肝素 05ml），混匀及时送检。

【检验部门】血液室

【参考区间】7. 10±3. 34mPa·s

【临床意义】RV 意义与全血黏度相同。

血沉方程 K 值

【检验方法】黏度计

【检验标本】静脉血（抗凝）

【送检要求】抽 5ml 静脉血注入干包被肝素管（含 1g / L 肝素 0. 5ml），混匀及时送检。

【检验部门】血液室

【参考区间】53±20mm / h

【临床意义】K 值排除了血细胞比容对红细胞沉降率的影响，无论血沉是否增快，K 值高都能反映红细胞聚集性增加。K 值正常而血沉增高，是由于红细胞比值低而引起的血沉增高；沉降率大，K 值也大，可以肯定血沉快；沉降率正常，K 值正常，可以肯定血沉正常；沉降率正常，K 值增大，可以肯定血沉加快。

附 11-8 血流变分析仪报告模式

测量结果	参考值
1. 全血黏度（mPa·S）	4. 60±0. 84
高切（200 / s）	5. 35±0. 82
中切（30 / s）	9. 34±0. 96
低切（3 / s）	1. 46±0. 28
2. 血浆黏度（mPa·S）	0. 45±0. 1
3. 血细胞比容	7. 10±4. 34
4. 全血还原黏度	6. 20±3. 70
5. 红细胞聚集指数	0. 82±0. 44

6．红细胞变形指数	0～20
7．血沉（mm / h）	53±20
8．血沉方程 K 值	2．0～4．0
9．纤维蛋白原（g / L）	3～6
10．胆固醇（mmol / L）	0．4～1．8
11．甘油三酯（mmol / L）	

第六节 血型与输血ABO血型鉴定

【检验方法】玻片法、试管法

【检验标本】静脉血

【送检要求】末梢血或抽静脉血 1 ml 置于含 EDTA-K21．5～2．2mg 抗凝管中即刻送检。

【检验部门】血液室、血库

【临床意义】血型是人体的一种遗传性状。临床输血、组织器官移植均需要进行血型鉴定。

Rh 血型鉴定

【检验方法】盐水介质法

【检验标本】静脉血

【送检要求】抽静脉血 1 ml 置于含 EDTA-K71．5～2．2mg 抗凝管中即刻送检。

【检验部门】血库

【临床意义】Rh 血型系统通过输血或妊娠可产生免疫性抗体。当遇到有相应抗原时，可致溶血反应或新生儿溶血病。Rh 血型系统主要有 C、C、D、E、e 等 5 种抗原，临床上将凡带有 D 抗原者，称为 Rh 阳性，不带 D 抗原者称为 Rh 阴性。我国汉族人群中，Rh 阳性占 99．66%，Rh 阴性占 0．34%。

ABO 血型交叉配合试验

【检验方法】盐水试管配血试验、凝聚胺法

【检验标本】静脉血

【送检要求】抽静脉血 2ml 置于干燥试管内送检。

【检验部门】血库

【临床意义】ABO 同型配血，主侧和次侧均无溶血及凝集表示无输血禁忌，可以输血。

新生儿溶血病检测

【检验方法】微柱凝胶检测法

【检验标本】静脉血（抗凝）

【检验部门】血液室

【送检要求】抽取静脉血 2ml 注入 1．5～2．2mgEDTA-K2 抗凝管摇匀后即刻送检。

【参考区间】正常新生儿或胎儿血样“直抗”“游离试验”“放散试验”三者均为阴性，母亲（或孕妇）血清无意外抗体（即不规则抗体筛查阴性），母亲血清中无 IgG 型抗-A（或抗-B）。

【临床意义】新生儿溶血病（HDN）是因母婴血型不合引起的，可见于 ABO、Rh 及 MN 等血型不合。以上三项试验均阴性则否定 HDN；如果检测到与新生儿血型相应的 IgG 型抗．A / 抗-B 时，应考虑 ABO 系 HDN。“直接抗人球蛋白试验”和“放散试验”阳性者即可判定为 HDN，“游离试验”可表现为阳性也可表现为阴性。“直接抗人球蛋白试验”阳性者，在能排除 ABO 系 HDN 而母亲不规则抗体筛选呈阴性时，应考虑低频抗原的抗体引起 HDN 的可能性。

孕妇。IgG 抗-A / 抗-B 效价测定

【检验方法】微柱凝胶检测法

【检验标本】静脉血（抗凝）

【检验部门】血液室

【送检要求】抽取静脉血 2ml 注入 1．5～2．2mgEDTA-K2 抗凝管摇匀后即刻送检。

【参考区间】正常效价<1：64

【临床意义】新生儿红细胞的破坏程度与母亲血清中 IgG 型抗体的效价呈正相关。高滴度 IgG 型抗体的存在往往预示溶血严重。

注：当新生儿溶血病试验出现阳性结果或双亲血型不合时，应测定母亲血清中 IgG 型抗-A / 抗-B 的效价。

红细胞抗体筛查

【检验方法】微柱凝胶检测法

【检验标本】静脉血（抗凝）

【检验部门】血液室

【送检要求】抽取静脉血 2ml 注入 1．5～2．2mgEDTA-K2 抗凝管摇匀后即刻送检。

【参考区间】正常者为阴性。

【临床意义】抗体筛查阳性者提示可能存在意外抗体（也称不规则抗体），需进一步鉴定抗体类别。不规则抗体是除 ABO 系统以外的抗体，是引起交叉配血不合的重要原因，也是引起输血反应、新生儿溶血病的重要原因之一。

血小板抗体检测和配型

【检验方法】微柱凝胶检测法

【检验标本】静脉血

【检验部门】血液室

【送检要求】取 3ml 静脉血注入含 1．5～2．2mgEDTA-K2 抗凝管，混匀送检。

【参考区间】正常者血清中血小板抗体应为阴性，供、受者血小板交叉配型应阴性。

【临床意义】血小板抗体检测可以协助诊断病理性血小板减少性紫癜。

在血小板输注前进行血小板配型，在血小板供者中选择同型者输注可避免产生血小板抗体，以有效预防血小板输注无效。

第十二章　临床体液检验

第一节　尿液检验

一、一般性状检查尿量（urine volume）

【检验标本】24h 尿

【送检要求】按每升加 5ml 甲苯送检。

【检验部门】体液室

【参考区间】健康成人 1．0～1．5L／24h；小儿按公斤体重计算，较成人多 3～4 倍。

【临床意义】

1．尿量增多　①生理性尿量增多见于饮水过多，饮浓茶、咖啡、乙醇类或精神紧张；②病理性尿量增多常见于糖尿病、尿崩症、慢性肾小球肾炎、神经性多尿等。

2．尿量减少　①生理性尿量减少见于饮水少、出汗多等；②病理性尿量减少常见于休克、脱水、严重烧伤、心功能不全、尿毒症、急慢性。肾衰竭。气味（Urine odor）

【检验标本】尿液

【送检要求】采集新鲜尿，及时送检。

【检验部门】体液室

【参考区间】新鲜尿有一种挥发性芳香味。

【临床意义】慢性膀胱炎、尿潴留、尿液放置过久细菌分解尿素生成氨，有氨臭味；泌尿系统化脓性感染时有腐臭味；膀胱、直肠瘘时有粪便味；糖尿病酮症酸中毒时可有烂苹果气味。

尿色（Urine color）

【检验标本】尿液

【送检要求】采集新鲜尿，及时送检。

【检验部门】体液室

【参考区间】淡黄色

【临床意义】

1. 黄色服用某些药物（维生素 B2、金霉素、呋喃妥因、米帕林）及胡萝卜等。

2. 黄褐色胆红素（泡沫为黄色）、尿胆素增加等。

3. 淡红色至红色血尿、血红蛋白尿。

4. 棕黑色见于高铁血红蛋白尿、黑色素尿。

5. 乳白色丝虫病（乳糜尿）、尿路感染（脓尿）。

6. 蓝红色胆红素氧化后、绿脓杆菌感染等。

透明度（Tufbidity）

【检验标本】尿液

【送检要求】采集新鲜尿，及时送检。

【检验部门】体液室

【参考区间】清晰，透明。

【临床意义】

1. 乳糜样见于乳糜尿。

2. 浑浊　见于脓尿、血尿、无机盐结晶尿。

二、尿液 11 项分析酸碱度（pH）

【检验方法】试带法

【检验标本】尿液

【送检要求】患者自留取新鲜尿液（以清晨空腹第 1 次尿为宜），1h 内送检。

【检验部门】体液室

【参考区间】5．4～8．4

【临床意义】

1．pH 增高久置腐败尿、泌尿系感染、脓血尿、磷酸盐 / 碳酸盐结石。

2．pH 降低酸中毒、服用氯化铵等酸性药物、尿酸盐（草酸盐、胱氨酸）结石。

注：正常尿液可呈弱酸性(pH=6)，但因饮食种类不同，pH 波动范围可为 5．4～8．4。肉食者为酸性，食用蔬菜水果可致碱性。

尿比重（SG）

【检验方法】试带法

【检验标本】尿液

【送检要求】患者自留取新鲜尿液（以清晨空腹第 1 次尿为宜），1h 内送检。

【检验部门】体液室

【参考区间】正常成人任意尿（1．003～1．030），晨尿>1．020，新生儿 1．002～1．004。

【临床意义】

1．尿比重增高尿少时，SG 增高，见于急性肾小球肾炎，而发热、心功能不全、脱水等；SG 增高同时尿量增多常见于糖尿病。

2．尿比重降低　见于慢性肾小球肾炎、肾功能不全、尿崩症等。

注：连续测定尿比重比一次测定更有价值，慢性肾功能不全者呈持续低比重尿。

尿胆原（uBG）

【检验方法】试带法

【检验标本】尿液

【送检要求】患者自留取新鲜尿液（以清晨空腹第 1 次尿为宜），1h 内送检。

【检验部门】体液室

【参考区间】正常人为弱阳性反应，尿液稀释 20 倍后多为阴性。

【临床意义】

1．尿胆原阴性常见于完全梗阻性黄疸；

2．尿胆原增加　常见于溶血性疾病及肝实质性病变（如肝炎）。尿白细胞（LEu）

【检验方法】试带法

【检验标本】尿液

【送检要求】患者自留取新鲜尿液（以清晨空腹第 1 次尿为宜），1h 内送检。

【检验部门】体液室

【参考区间】阴性或 0～5 / HP

【临床意义】尿白细胞增多见于泌尿系感染（肾盂。肾炎、膀胱炎、尿道炎、前列腺炎等）、泌尿系结石、泌尿系结核以及肿瘤等。

注：成人妇女生殖系统有炎症时，常有阴道分泌物混入尿液中，其特点是除可见成团的脓细胞外，尚伴有大量扁平上皮细胞，应与尿道炎症区别。

尿葡萄糖（GLU）

【检验方法】试带法

【检验标本】尿液

【送检要求】患者自留取新鲜尿液（以清晨空腹第1次尿为宜），1h内送检。

【检验部门】体液室

【参考区间】阴性（<5.5mmol/L）

【临床意义】尿糖阳性见于糖尿病、肾性糖尿病、甲状腺功能亢进症等；内服或注射大量葡萄糖及情绪激动等也可致阳性反应。

尿酮体（KIT）

【检验方法】试带法

【检验标本】尿液

【送检要求】患者自留取新鲜尿液（以清晨空腹第1次尿为宜），1h内送检。

【检验部门】体液室

【参考区间】阴性

【临床意义】严重未治疗的糖尿病酸中毒患者酮体呈强阳性反应；妊娠剧吐、长期饥饿、营养不良、剧烈运动后可呈阳性反应。

尿蛋白（PRO）

【检验方法】试带法

【检验标本】尿液

【送检要求】患者自留取新鲜尿液（以清晨空腹第1次尿为宜），1h内送检。

【检验部门】体液室

【参考区间】阴性

【临床意义】

1. 生理性增高　见于高蛋白饮食、剧烈运动和情绪激动等。

2．病理性增高　见于肾小球肾炎、尿路感染、肾结核、红斑狼疮、高热、败血症、前列腺炎等。

注：试带法仅适用于正常人及肾病筛查，不适用于肾病疗效观察、预后判断及病情轻重的估计。

尿胆红素（BIL）

【检验方法】试带法

【检验标本】尿液

【送检要求】患者自留取新鲜尿液（以清晨空腹第 1 次尿为宜），1h 内送检。

【检验部门】体液室

【参考区间】阴性

【临床意义】阳性见于肝实质性或梗阻性黄疸。溶血性黄疸患者的尿中一般不见胆红素。

注：尿中含有高浓度的维生素 C（>0．5g／L）和硝酸血时可出现假阴性结果；当患者接受大剂量的氯丙嗪治疗以及尿中含有盐酸苯偶氮吡啶（泌尿道止痛药）的代谢物时，可出现假阳性。

尿血红蛋白（BLD）

【检验方法】试带法

【检验标本】尿液

【送检要求】患者自留取新鲜尿液（以清晨空腹第 1 次尿为宜），1h 内送检。

【检验部门】体液室

【参考区间】阴性

【临床意义】

1．急性溶血性疾病（如血型不合输血）、阵发性睡眠性血红蛋白尿。

2．各种病毒感染、链球菌败血症、疟疾、大面积烧伤、手术后所致的细胞大量破坏等。

尿亚硝酸盐（NIT）

【检验方法】试带法

【检验标本】尿液

【送检要求】患者自留取新鲜尿液（以清晨空腹第1次尿为宜），1h内送检。

【检验部门】体液室

【参考区间】阴性

【临床意义】尿路细菌感染，如大肠埃希菌属、克雷白杆菌属、变形杆菌属和假单胞菌属感染者可呈阳性反应。

尿维生素C定性试验（维生素C）

【检验方法】试带法

【检验标本】尿液

【送检要求】患者自留取新鲜尿液（以清晨空腹第1次尿为宜），1h内送检。

【检验部门】体液室

【参考区间】阴性

【临床意义】检测尿维生素C用于提示尿液隐血、胆红素、亚硝酸盐和葡萄糖检测结果是否准确，防止出现上述项目的假阴性结果。附2-1美国泰利特200型尿液分析仪报告模式（表12-1）

表12-1　美国泰利特200型尿液分析仪报告模式

缩写语	项目名称	定性	半定量	单位

GLU	葡萄糖	Negative Trace Positive (+, ++, +++)	Negative 14 28 55	mmol / L
BIL	胆红素	Negative Positive (+. ++. +++)	Negative Small Moderate Large	
KET	酮体	Negative Trace Positive (+, ++, +++)	Negative Trace 1. 5 3. 9 >7.8	mmol / L
SG	比重		<1 005 1. 010 1 015 1. 020 1. 025 >1. 030	
BLD	潜血	Negative Trace Positive (+, ++. +++)	Negative Moderate Trace Small Large	

pH	酸碱度		5. 0 5. 5 6 0 6. 5 7. 0 7. 5 8. 0 8 5 >9 0	
PRO	蛋白质	Negative Trace Positive (+, ++, +++)	Negative Trace Positive(0 3. 1. 0. >3. 0)	g/L
UBG	尿胆原		3. 2 16 33 66 >131	μmol / L
NIT	亚硝酸盐	Negative Positive		
LEU	白细胞	Negative Trace Positive (+. ++. +++)	Negative Positive(1 5, 70, 1 25, 500)	Cells / ul

Negative：阴性；Trace：微量；Moderate：中等量（++）；Positive 阳性；Small：少量（+）；Large：大量（H+）

三、尿液沉渣分析（urinary sediment）

【检验方法】自动分析法 / 显微镜法

【检验标本】尿液

【送检要求】新鲜尿液或首次晨尿

【检验部门】体液室

【参考区间】

1．红细胞

男：4．67±3．46 / μl(0～12 / μl，2．2 / HPF)

女：8．14±6．37 μl(0～21 / μl，4．3 / HPF)

显微镜检法：0～3 / HP

2．白细胞

男：5．69±4．21 / μl(0～14 / μl，2．2 / HPF)

女：12．66±7．84 μl(0～28 / μl，4．7 / HPF)

显微镜检法：0～5 / HP

3．管型偶见透明管型。

【临床意义】

1．尿红细胞增加　常见于肾小球肾炎，泌尿系结石、结核或恶性肿瘤。

2．尿白细胞增加见于泌尿系有感染性、非感染性炎症如肾盂肾炎、膀胱炎等，嗜酸性粒细胞出现，对间质性肾炎诊断有价值。

3．透明管型　可偶见于正常人清晨浓缩尿、剧烈运动后等。

4．颗粒管型　提示肾单位有淤滞的现象，见于肾小球肾炎、肾移植排斥反应、肾盂肾炎等。

5. 红细胞管型　常见于急性肾小球肾炎、慢性肾小球肾炎急性发作等。

6. 白细胞管型　反应肾化脓性炎症，见于急性肾盂肾炎、间质性肾炎等，也可见于肾病综合征、狼疮肾炎。

7. 肾小管上皮细胞管型　见于急性肾小管坏死、急性肾小球肾炎等。

8. 肾衰竭管型　在慢性肾功能不全时，尿内出现宽形管型，提示预后不良。

9. 脂肪管型　见于慢性肾炎肾病型及类脂肪性肾病。

10. 蜡样管型　见于慢性肾小球肾炎的晚期和肾淀粉样变时，提示肾脏有长期而严重的病变。

四、尿本-周蛋白（B-JP）

【检验方法】加热凝溶法

【检验标本】尿液

【送检要求】取新鲜尿 10ml 置于干净容器中，及时送检。

【检验部门】体液室

【参考区间】阴性

【临床意义】本. 周蛋白尿是多发性骨髓瘤、原发性巨球蛋白血症的重要特征。肾淀粉样变、慢性肾盂肾炎及恶性淋巴瘤患者亦可出现本. 周蛋白。

五、尿乳糜试验（chVluria）

【检验方法】乙醚抽提

【检验标本】尿液

【送检要求】取新鲜尿 10ml 置于干净容器中，及时送检。

【检验部门】体液室

【参考区间】阴性

【临床意义】尿中的乳糜是一种脂肪微滴，如泌尿系统的淋巴管破裂，乳糜液即进入尿中，形成乳糜尿。阳性多见于丝虫病及其他原因引起的淋巴管阻塞的疾病。

六、尿肌红蛋白（Mb）

【检验方法】邻联甲苯胺法

【检验标本】尿液

【送检要求】取新鲜尿 5ml 置于干净容器中，及时送检。

【检验部门】体液室

【参考区间】阴性

【临床意义】

1. 阵发性肌红蛋白尿见于肌肉痛发作后 72h 后出现。

2. 行军性肌红蛋白尿见于非习惯性过度运动。

3. 外伤性肌红蛋白尿见于打击伤、挤压伤、电击伤等。

4. 缺血性肌红蛋白尿见于动脉阻塞、心肌梗死。

5. 原发性肌红蛋白尿见于肌营养不良、皮肌炎和多发性肌炎等。

6. 代谢性肌红蛋白尿见于酒精中毒、一氧化碳中毒、糖尿病酸中毒、全身感染和高热等。

七、尿妊娠试验（HcG）

【检验方法】金标抗体检测法

【检验标本】尿液

【送检要求】新鲜尿液或首次晨尿

【检验部门】体液室

【参考区间】正常非妊娠女为阴性，正常妊娠女性为阳性。

【临床意义】

1. 主要用于妊娠的诊断。

2. 用于妊娠相关疾病和肿瘤的诊断及鉴别诊断。

3. 过期流产或不完全流产，子宫内仍有活胎盘组织时，本试验仍呈阳性。

4. 人工流产后，如果仍呈阳性，提示宫内尚有残存胚胎组织。

5. 宫外孕时，HCG 低于正常妊娠，仅有 60%阳性。

第二节 粪便检验

一、一般性状检查颜色（Colour）

【检验方法】目测法

【检验标本】新鲜大便

【送检要求】留取指头大小（约 5g）新鲜大便放入干燥清洁无吸水有盖容器送检。

【检验部门】体液室

【参考区间】棕黄色

【临床意义】正常粪便因粪胆素而呈棕黄色，但可因饮食、药物或病理原因而改变粪便颜色。

1. 淡黄见于乳儿便，服用大黄、山道年时。

2. 绿色见于食用绿色蔬菜，乳儿肠炎等。

3. 灰白　见于胆道阻塞，服用钡剂、过量脂肪。

4. 果浆色见于阿米巴痢疾，服用大量咖啡、可可、樱桃等。

5. 红色见于下消化道出血（如直肠癌、肛裂、痔疮出血等）或食用大量红辣椒及西瓜等。

6. 黑色（柏油样）　见于上消化道出血，服用铋剂或铁剂等药物，食用动物血或肝脏后。

性状（Consistency）

【检验方法】目测法

【检验标本】新鲜大便

【送检要求】留取指头大小（约5g）新鲜大便放入干燥清洁无吸水有盖容器送检。

【检验部门】体液室

【参考区间】正常时为有形软便

【临床意义】

1．黏液便常见于肠炎、痢疾、急性血吸虫病、结肠癌。

2．酱色黏液便常见于阿米巴痢疾。

3．脓血使常见于痢疾、肠道肿瘤、慢性血吸虫病。

4．鲜血便常见于直肠、肛门出血。

5．水样便常见于消化不良、急性肠炎。

6．米泔样便常见于霍乱、副霍乱等。

7．蛋花样便常见于婴儿消化不良。

8．球状硬便常见于便秘。粪胆素（Stercobilin）

【检验方法】氧化汞煮沸法

【检验标本】新鲜大便

【送检要求】留取指头大小（约5g）新鲜大便放入干燥清洁无吸水有盖容器送检。

【检验部门】体液室

【参考区间】正常时为阳性。

【临床意义】胆道梗阻时，粪便中粪胆素会减少或消失。不完全梗阻时，可呈弱阳性；完全梗阻时呈阴性。

二、显微镜检查

【检验方法】直接涂片镜检

【检验标本】新鲜大便

【送检要求】留取指头大小（约 5g）新鲜大便放入干燥清洁无吸水有盖容器送检。

【检验部门】体液室

【参考区间】红细胞为阴性；偶见白细胞；偶见上皮细胞；可有少量结晶；细菌少量；真菌少量；无致病性虫卵；原虫包囊为阴性。

【临床意义】

1．白细胞增多　见于肠道炎症，细菌性痢疾以中性粒细胞增多为主。

2．红细胞见于肠道下段炎症出血、痢疾、溃疡性结肠炎、结肠癌等。阿米巴痢疾时，血中带有脓，以红细胞为主。

3．吞噬细胞增多　主要见于急性肠炎和痢疾。

4．上皮细胞大量出现，是肠壁炎症的特征。

5．结晶　夏科．莱登结晶见于过敏性肠炎、肠道溃疡、寄生虫感染、阿米巴痢疾等。

6．真菌　标本污染或大量使用抗生素后引起真菌二重感染。

7．寄生虫卵及原虫　常见寄生虫卵有蛔虫、鞭虫、钩虫、蛲虫、绦虫、华支睾吸虫、血吸虫、姜片虫等；致病性肠道原虫有痢疾阿米巴滋养体及包囊、隐孢子虫。查到寄生虫卵、原虫即可确诊疾病。

三、隐血试验（OB）

【检验方法】邻联甲苯胺法、金标法

【检验标本】新鲜大便

【送检要求】留取指头大小（约 5g）新鲜大便及时送检。送检前 3d 禁食动物血、肉、肝脏、铁剂、中药及富含叶绿素食物。

【检验部门】体液室

【参考区间】阴性

【临床意义】阳性见于消化道出血，消化道恶性肿瘤，食用肉类或动物血、深绿色蔬菜、铁剂等。

注：齿龈出血、鼻出血、月经血等均可导致阳性反应。大剂量的抗坏血酸（>500mg／d），可致大便隐血假阴性。第三节体液及排泄物检查脑脊液检查性状（Consistency）

【检验方法】目测法

【检验标本】脑脊液

【送检要求】临床医生常规腰穿抽取脑脊液 3～5ml 盛于无菌试管中，立即送检。

【检验部门】体液室

【参考区间】无色透明

【临床意义】

1. 颜色改变①红色：蛛网膜下腔出血、穿刺损伤血管；②黄色：颅内陈旧性出血；③乳白色：化脓性脑膜炎；④米汤样浑浊：常见于脑膜炎双球菌性脑膜炎；⑤棕色或黑色：见于侵犯脑膜的中枢神经系统黑色素肉瘤；⑥绿色：见于绿脓杆菌、肺炎链球菌、甲型链球菌引起的脑膜炎。

2. 浑浊度改变结核性脑膜炎呈毛玻璃样浑浊，化脓性脑膜炎时呈脓样。

3. 薄膜形成及凝块化脓性脑膜炎 1～2h 形成薄膜、凝块或沉淀；结核性脑膜炎在 12～24h 可形成薄膜；神经梅毒凝块常为细小絮状物。

细胞计数（Cell count）

【检验方法】显微镜计数法

【检验标本】脑脊液

【送检要求】临床医生常规腰穿抽取脑脊液 3～5ml 盛于无菌试管中，立即送检。

【检验部门】体液室

【参考区间】正常人脑脊液中无红细胞，仅有少量白细胞（多为淋巴细胞）。

成人：$(0\sim8)\times10^6/L$

儿童：$(0\sim15)\times10^6/L$

新生儿：$(0\sim30)\times10^6/L$

【临床意义】

1. 红细胞增多　见于脑出血、蛛网膜下腔出血、脑脊髓外伤、肿瘤、脑炎等。

2. 白细胞增多　见于中枢神经系统感染、肿瘤、脑膜炎白血病等。

3. 中性粒细胞增多　见于化脓性脑膜炎。

4. 淋巴细胞增多　见于中枢神经系统病毒感染、结核性或真菌性脑膜炎。

5. 嗜酸性粒细胞增多　见于脑寄生虫病或过敏性疾病。

细菌及真菌涂片检查（Gram stain for bacteiia and fungi）

【检验方法】直接涂片染色镜检

【检验标本】脑脊液

【送检要求】临床医生常规腰穿抽取脑脊液 3～5ml 盛于无菌试管中，立即送检。

【检验部门】体液室

【参考区间】阴性

【临床意义】脑脊液白细胞总数增高时应做细菌直接涂片检查。

1. 化脓性脑膜炎可以检出脑膜炎双球菌、肺炎球菌、葡萄球菌、流感杆菌等。

2. 真菌感染墨汁染色可检出新型隐球菌。

3．结核性脑膜炎抗酸染色可检出结核分枝杆菌。

球蛋白定性试验（Pandy test）

【检验方法】潘氏法

【检验标本】脑脊液

【送检要求】临床医生常规腰穿抽取脑脊液 3～5ml 盛于无菌试管中，立即送检。

【检验部门】体液室

【参考区间】阴性

【临床意义】阳性见于化脓性脑膜炎、结核性脑膜炎、梅毒性中枢神经系统疾病、脊髓灰质炎、流行性脑膜炎等，脑出血时可呈强阳性反应，如外伤性血液混入脑脊液中，亦可呈阳性反应。附 2-2 常见脑、脑膜疾患的脑脊液改变（表 12-2）

表 12-2 常见脑、脑膜疾患的脑脊液改变

疾病	外观	凝固	细胞增多	蛋白增高	糖	氯化物	致病菌
化脓性脑膜炎	浑浊	可有凝块	多核细胞	中度或显著	↓	↓	化脓菌
结核性脑膜炎	透明或浑浊	薄膜形成	早期中性晚期淋巴	中度	↓	↓	抗酸杆菌
病毒性脑炎	透明	（一）	先为多核后为淋巴	轻度	正常	正常	（一）
新型隐	透明或	（＋／	淋巴细	中度	↓	↓	隐球菌

球菌脑膜炎	微黄	—）	胞				
脑室及蛛网膜下腔出血	血性	（＋/—）	红细胞	轻度	↓	正常	无
脑瘤	透明	（—）	淋巴细胞	轻度	正常	正常	无
脑脓肿	微浑	（＋/—）	淋巴细胞	轻度	正常	正常	有或无

二、浆膜腔积液检查

性状（Consistency）

【检验方法】目测法

【检验标本】浆膜腔积液

【送检要求】临床医生抽取积液 3～5ml 盛于无菌试管中，立即送检。

【检验部门】体液室

【临床意义】

1．颜色漏出液多为无色或淡黄色，渗出液多呈现深浅不同的黄色。红色多为血性，可能为结核感染、肿瘤、出血性疾病及穿刺损伤等。乳酪色见于化脓性感染。乳白色多为胸导管或淋巴管阻塞及破裂所致。绿色见于绿脓杆菌感染。

2．透明度漏出液多为清晰透明或微浑，渗出液有不同程度的浑浊。

3．凝固性漏出液一般不凝固，渗出液往往自行凝固或有凝块出现。

黏蛋白定性试验（Rivalta test）

【检验方法】李凡他法

【检验标本】浆膜腔积液

【送检要求】临床医生抽取积液 3～5ml 盛于含 0．1ml100 叽 EDTA-Na2 无菌试管中，立即送检。

【检验部门】体液室

【参考区间】阴性

【临床意义】阳性见于炎症、肿瘤或物理化学刺激所致的渗出液；漏出液为阴性。

细胞计数（Cell count）

【检验方法】显微镜计数

【检验标本】浆膜腔积液

【送检要求】临床医生抽取积液 3～5ml 盛于含 0．1 ml 100g / LEDT1A-Na_2 无菌试管中，立即送检，及时完成细胞涂片检查。

【检验部门】体液室

【参考区间】　漏出液常<0．1×10^9 / L，渗出液>0．5×10^9 / L。

【临床意义】用于漏出液与渗出液的鉴别诊断。

1．穿刺液中以多形核白细胞为主，提示化脓性炎症或早期结核性积液。

2．以淋巴细胞增多为主，提示慢性炎症，可见于结核性渗出液、病毒感染等。

3．以间皮细胞及组织细胞增多为主，提示浆膜上皮脱落旺盛，可见于淤血、恶性肿瘤。附 12-3　渗出液与漏出液的鉴别表（表 12-3）

表 12-3　渗出液与漏出液的鉴别表常规检验

鉴别点	漏出液	渗出液
原因	非炎症所致	炎症、肿瘤、物理化学刺激

外观	淡黄浆液性	不定，可为黄色、脓性、血性、乳糜性
透明度	透明或微黄	大多浑浊
比重	<1. 018	1. 018
凝固性	不自凝	能自凝
黏蛋白定性试验	阴性	阳性
蛋白总量	常<25g / L	常>25g/L
葡萄糖定量	与血糖相近	常低于血糖水平
有核细胞计数	常<0. 1×10^9L	常>0. 5×10^9 / L
有核细胞分类	以淋巴细胞、间皮细胞为主	依病因不同而异，急性感染以嗜中性粒细胞为主，慢性以淋巴细胞为主
细菌检查	阴性	可找到病原菌

三、精液检查

【检验方法】显微镜检查

【检验标本】精液

【送检要求】禁欲 5～7d，将精液全量收集于清洁干燥小瓶内，1h 内送检。不宜采用避孕套内的精液。冬天应注意保温。

【检验部门】体液室

【参考区间及临床意义】见表 12-4。

表 12-4　精液检查的参考区间及临床意义常规检验

项目	参考区间	临床意义
1. 量	2～5ml	<1. 5ml 为不正常，见于

		睾丸功能不全、睾丸炎、输精管阻塞、前列腺炎、精囊病变、性交过频等。
2. pH	72～80	
3. 颜色	灰白色或乳白色	黄色脓样见于精囊炎、前列腺炎。鲜红色或暗红色见于生殖系统的炎症、结核和肿瘤
4. 黏稠度	黏稠胶冻状，半小时可自行液化	液化时间延长或不液化见于不孕症
5.显微镜检查		
精子活动力	Ⅲ～Ⅳ级	0级和Ⅰ级精子>40%，可为男性不育的原因
精子活动率	射精后30～60min >70%	活动精子减少可导致不育症
精子形态	异常精子<0. 20	>20%可引起不育。精索静脉曲张患者常出现形态不正常的精子
细胞	RBC、WBC<5 / HP	增高见于炎症、肿瘤、结核等
精子计数	>20~10^9 / L	<20×10^9 / L为不正常，连续3次检查皆低下者可确定为少精子症

四、前列腺检查

【检验方法】显微镜检查

【检验标本】前列腺液

【送检要求】临床医生给病人做前列腺按摩后，采集标本于清洁玻片上，立即送检。

【检验部门】体液室

【参考区间】乳白色。正常人卵磷脂小体为多量或满视野。老年人可见淀粉样体。wBC<10／HP，RBC<5／HP。

【临床意义】前列腺炎时，白细胞增多，卵磷脂常减少。前列腺癌时，可有血性液体，镜检见多量红细胞，可见癌细胞。

五、阴道分泌物检查

清洁度

【检验方法】显微镜检查

【检验标本】阴道分泌物拭子

【送检要求】由临床医生用棉拭子取阴道分泌物置含 1ml 生理盐水试管中立即送检。

【检验部门】体液室

【参考区间】Ⅰ～Ⅱ度

【临床意义】清洁度在Ⅰ～Ⅱ度内为正常，清洁度Ⅲ～Ⅳ度为异常，主要见于各种阴道炎，可发现真菌、阴道滴虫等病原体。单纯清洁度改变常见于非特异性阴道炎。

阴道毛滴虫

【检验方法】显微镜检查法

【检验标本】阴道分泌物拭子

【送检要求】由临床医生用棉拭子取阴道分泌物置含 1ml 生理盐水试管中

立即送检。

【检验部门】体液室

【参考区间】阴性

【临床意义】病理情况下，滴虫可寄生于阴道后穹隆，常引起滴虫性阴道炎，检出阴道毛滴虫可确诊。

真菌【检验方法】显微镜检查法

【检验标本】阴道分泌物拭子

【送检要求】由临床医生用棉拭子取阴道分泌物置含 1 rnl 生理盐水试管中立即送检。

【检验部门】体液室

【参考区间】阴性

【临床意义】阴道分泌物真菌检查阳性多见于真菌阴道炎，诊断以找到真菌为依据。阴道真菌多为白念珠菌。

细菌性阴道炎检查

【检验方法】唾液酸酶法

【检验标本】阴道分泌物拭子

【送检要求】由临床医生用棉拭子取阴道分泌物置含 1ml 生理盐水试管中立即送检。

【检验部门】体液室

【参考区间】阴性

【临床意义】用于细菌性阴道病的快速诊断。

六、胃液检查

胃液性状

（一）气味

【检验方法】理学

【检验标本】胃液

【送检要求】洁净试管，取胃液，立即送检。

【检验部门】体液室

【参考区间】正常略带酸味。

【临床意义】消化不良时，食物在胃内残留过久可有发酵味；氨味见于尿毒症；粪臭味见于肠梗阻；晚期胃癌有恶臭味。

（二）总量

【检验方法】理学

【检验标本】胃液

【送检要求】洁净试管，取胃液，立即送检。

【检验部门】体液室

【参考区间】正常空腹胃液在12h内分泌20～100ml。

【临床意义】

1. 胃液过多　见于幽门梗阻或痉挛、十二指肠液反流、十二指肠溃疡、胃泌素瘤、胃动力功能减退。

2. 胃液<10ml主要见于蠕动功能亢进、萎缩性胃炎等。

（三）胃液pH

【检验方法】试纸法

【检验标本】胃液

【送检要求】洁净试管，取胃液，立即送检。

【检验部门】体液室

【参考区间】pH为0．9～1．8。

【临床意义】酸度减低见于十二指肠液反流、胃溃疡、胃癌、慢性胃炎、恶性贫血等。

（四）黏度

【检验方法】理学

【检验标本】胃液

【送检要求】洁净试管，取胃液，立即送检。

【检验部门】体液室

【参考区间】少量分布均匀的黏液。

【临床意义】胃有炎症时胃黏液可增多，慢性胃炎时显著增多。

胃液化学检查

（一）胃酸分泌试验

【检验方法】酸碱滴定法

【检验标本】胃液

【送检要求】洁净试管，取胃液，立即送检。

【检验部门】体液室

【参考区间】

基础胃酸分泌量（BAO）<5mmol／h

最大胃酸分泌量（MAO）20±8．37mmol／h

【临床意义】

1．胃酸分泌升高　见于十二指肠球部溃疡、胃泌素瘤等。

2．胃酸分泌降低见于胃癌、萎缩性胃炎等。

注：胃液酸度受精神、性别、嗜酒、食欲等多种因素影响，故在分析结果时应注意。

（二）胃液乳酸测定

【检验方法】定性法

【检验标本】胃液

【送检要求】洁净试管，取胃液，立即送检。

【检验部门】体液室

【参考区间】阴性

【临床意义】胃乳酸增高主要提示有胃癌，亦见于萎缩性胃炎、幽门梗阻、慢性胃扩张等。

（三）胃液隐血试验

【检验方法】试带法 / 免疫法

【检验标本】胃液

【送检要求】洁净试管，取胃液，立即送检。

【检验部门】体液室

【参考区间】阴性

【临床意义】隐血试验阳性主要见于急性胃炎、胃溃疡、胃癌等。胃溃疡粪隐血试验呈间歇性阳性反应，而胃癌时多呈持续性阳性反应。

胃液显微镜检查

（一）白细胞

【检验方法】显微镜检查

【检验标本】胃液

【送检要求】洁净试管，取胃液，立即送检。

【检验部门】体液室

【参考区间】阴性或少量裸核白细胞。

【临床意义】有大量的白细胞存在提示胃黏膜炎症。或者由于口腔、鼻窦、咽部及呼吸道炎症，白细胞被咽到胃液中。十二指肠、胰腺或胆道等部位炎症时，胃液中也可见到白细胞，但较少见。

（二）红细胞

【检验方法】显微镜检查

【检验标本】胃液

【送检要求】洁净试管，取胃液，立即送检。

【检验部门】体液室

【参考区间】阴性

【临床意义】大量出现提示有炎症、胃溃疡、胃癌存在。

（三）上皮细胞

【检验方法】显微镜检查

【检验标本】胃液

【送检要求】洁净试管，取胃液，立即送检。

【检验部门】体液室

【参考区间】少量的鳞状上皮细胞。

【临床意义】有大量的柱状上皮细胞时提示胃炎。胃液镜检发现大量成堆、大小不等、形态不规则、核大、多核的细胞时，高度提示癌症的可能，应做进一步的检查。

（四）细菌

【检验方法】显微镜检查

【检验标本】胃液

【送检要求】洁净试管，取胃液，立即送检。

【检验部门】体液室

【参考区间】一般无菌生长。

【临床意义】在低酸度或有食物残留时可查到八叠球菌、乳酸杆菌等，对幽门梗阻、胃溃疡或胃癌的诊断有参考意义。肺结核患者作胃液抗酸染色可查到结核分枝杆菌。

七、十二指肠引流液检查

性状

【检验方法】理学

【检验标本】十二指肠引流液

【送检要求】及时送检。

【检验部门】体液室

【参考区间】见表 12-5

表 12-5 十二指肠引流液检查参考区间

项目	D 液	A 液	B 液	C 液
量（ml）	10～20	10～20	30～60	不定
颜色	浅黄色	金黄色	深褐色	柠檬色
透明度	透明或微浊	透明	透明	透明
黏度	较黏稠	略黏稠	黏稠度较大	略黏稠
pH	7. 6	1.009～1.013	6. 8	7. 4
比重	—	A 液	1 026～1 032	1 007～1. 010

【临床意义】无胆汁提示胆管阻塞，见于胆石症、胆道肿瘤。如仅无 B 液见于胆道梗阻、胆囊收缩不良或做过胆囊手术；B 液墨绿色或黑色见于胆道扩张或有感染。排出的胆汁异常浓厚，见于胆石症所致的胆囊积液；胆汁稀淡样见于慢性胆囊炎，由于浓缩功能差引起。胆汁加入氢氧化钠后仍呈浑浊，见于十二指肠炎症和感染。如混有血液见于急性十二指肠炎和肿瘤。

显微镜检查

（一）细胞

【检验方法】显微镜检查

【检验标本】十二指肠引流液

【送检要求】及时送检。

【检验部门】体液室

【参考区间】少量柱状上皮细胞；红细胞为阴性；偶见白细胞。

【临床意义】

1. 上皮细胞十二指肠炎时，十二指肠上皮细胞大量增多，呈玻璃样及淀粉样改变。胆道炎时，胆道上皮细胞常成堆出现，灰白色团块状。

2. 红细胞大量出现可见于十二指肠、肝、胆、胰等出血性炎症及消化道溃疡、结石或癌症。

3. 白细胞　十二指肠炎或胆道感染时，可大量出现，常染成淡黄色，可成堆分布，结构模糊不完整。

（二）结晶

【检验方法】显微镜检查

【检验标本】十二指肠引流液

【送检要求】及时送检。

【检验部门】体液室

【参考区间】阴性

【临床意义】胆固醇结晶见于胆酸盐缺乏；胆红素结晶见于胆结石。

（三）寄生虫

【检验方法】显微镜检查

【检验标本】十二指肠引流液

【送检要求】及时送检。

【检验部门】体液室

【参考区间】阴性

【临床意义】十二指肠引流液检出寄生虫或寄生虫卵，如蛔虫、钩虫、肝吸虫卵等可确诊。

（四）细菌

【检验方法】显微镜检查

【检验标本】十二指肠引流液

【送检要求】及时送检。

【检验部门】体液室

【参考区间】阴性

【临床意义】胆道炎、胆囊炎时十二指肠液做细菌涂片可查到细菌。

八、痰液检查一般性状

【检验方法】目测法

【检验标本】痰液

【送检要求】及时送检。

【检验部门】体液室

【参考区间】无痰或少量，为无色或白色黏液样，无特殊气味。

【临床意义】黄色脓性痰提示呼吸道有化脓性感染。红色或棕红色痰是因含有血液或血红蛋白所致，见于肺癌、肺结核、支气管扩张等。铁锈色痰多因变性血红蛋白所致，见于细菌性肺炎、肺结核、肺梗死等。棕褐色或巧克力色痰见于阿米巴性肺脓肿、慢性充血性心脏病、肺淤血。烂桃样痰见于肺吸虫病。灰黑色痰见于各种肺尘埃沉着症。大量咳痰见于支气管扩张、肺脓肿、肺结核、肺水肿等。血性痰，有血腥味，见于各种呼吸道出血性疾病，肺脓肿、肺结核空洞性病变，晚期肺癌患者其痰常有恶臭味。干咯块痰见于肺坏疽和肺结核。

显微镜检查

（一）白细胞

【检验方法】显微镜检查

【检验标本】痰液

【送检要求】及时送检。

【检验部门】体液室

【参考区间】阴性

【临床意义】大量的白细胞，见于呼吸道有炎症，如支气管炎、肺炎等常为中性粒细胞。嗜酸性粒细胞增多见于慢性支气管哮喘、过敏性支气管炎、肺吸虫病、热带嗜酸性粒细胞增多症患者。

（二）红细胞

【检验方法】显微镜检查

【检验标本】痰液

【送检要求】及时送检。

【检验部门】体液室

【参考区间】阴性

【临床意义】脓性或黏液脓性痰中可见少量红细胞，血性痰液时可见大量红细胞。

（三）上皮细胞

【检验方法】显微镜检查

【检验标本】痰液

【送检要求】及时送检。

【检验部门】体液室

【参考区间】正常时，鳞状上皮细胞与纤毛上皮细胞偶见，圆形上皮细胞阴性。

【临床意义】鳞状上皮细胞增多见于急性喉炎、咽炎；纤毛柱状上皮细胞增多见于支气管哮喘、急性支气管炎；圆形上皮细胞增多见于肺部炎症，大量出现见于肺组织碎解。

（四）色素细胞

【检验方法】显微镜检查

【检验标本】痰液

【送检要求】及时送检。

【检验部门】体液室

【参考区间】阴性

【临床意义】色素细胞见于肺部长期淤血和心功能不全患者。大量出现见于特发性肺含铁血黄素沉着症患者。

（五）结晶

【检验方法】显微镜检查

【检验标本】痰液

【送检要求】及时送检。

【检验部门】体液室

【参考区间】阴性

【临床意义】夏科-雷登结晶见于支气管哮喘及肺吸虫病患者的痰液中。

（六）虫卵及原虫

【检验方法】显微镜检查

【检验标本】痰液

【送检要求】及时送检。

【检验部门】体液室

【参考区间】阴性

【临床意义】痰液中可见肺吸虫卵、溶组织阿米巴滋养体、肺泡囊虫等，在蛔虫病及钩虫病时偶可于痰中查到蛔虫及钩虫蚴。痰液检出虫卵或原虫可确诊相应的疾病。

（七）细菌染色检查

【检验方法】革兰染色或抗酸染色

【检验标本】痰液

【送检要求】及时送检。

【检验部门】微生物室

【参考区间】阴性

【临床意义】可检出肺炎链球菌、葡萄球菌、肺炎杆菌或抗酸杆菌，对诊断相应的疾病较有意义。尤其仅见单一的某种细菌时更有意义。

第十三章　临床免疫学检验

第一节　免疫球蛋白及补体

免疫球蛋白 G(IgG)

【检验方法】免疫比浊法

【检验标本】静脉血

【送检要求】抽取静脉血 2ml 注入干燥试管送检，可与 IgA、IgM 同测。

【检验部门】生化室

【参考区间】8～16g / L

【临床意义】

1．IgG 增高　见于 IgG 型多发性骨髓瘤、系统性红斑狼疮、类风湿关节炎、慢性活动性肝炎、某些感染性疾病。

2．IgG 减低见于非 IgG 型多发性骨髓瘤、重链病、轻链病、肾病综合征、某些肿瘤、某些白血病、原发性无丙种球蛋白血症、继发性免疫缺陷病。

免疫球蛋白 A(IgA)

【检验方法】免疫比浊法

【检验标本】静脉血

【送检要求】抽取静脉血 2ml 注入干燥试管送检，可与 IgG、IgM 同测。

【检验部门】生化室

【参考区间】0．5～3．38g/L

【临床意义】

1．IgA 增高见于 IgA 型多发性骨髓瘤、系统性红斑狼疮、类风湿关节炎、肝硬化、某些感染性疾病、湿疹等。

2. IgA 减低见于非 IgA 型多发性骨髓瘤、重链病、轻链病、自身免疫性疾病。

免疫球蛋白 M(IgM)

【检验方法】免疫比浊法

【检验标本】静脉血

【送检要求】抽取静脉血 2ml 注入干燥试管送检，可与 IgG、IgA 同测。

【检验部门】生化室

【参考区间】0．5～2．2g/L

【临床意义】

1. IgM 增高　见于多发性骨髓瘤、巨球蛋白血症、类风湿关节炎、肝脏病、某些感染，脐血中 IgM 升高是胎儿宫内感染的标志。

2. IgM 减低见于原发性无丙种球蛋白血症。

补体 C3 测定

【检验方法】免疫比浊法

【检验标本】静脉血

【送检要求】抽取静脉血 2ml 注入干燥试管送检，可与 C4 同测。

【检验部门】生化室

【参考区间】0．8～1．6g / L

【临床意义】

1. 补体 c3 增高　见于某些急性炎症或传染病早期，如疟疾、结核病、伤寒、麻疹、流行性脑脊髓膜炎、肿瘤、结缔组织病。

2. 补体 C3 减低见于急慢性肾小球肾炎、亚急性心内膜炎、系统性红斑狼疮、肝脏疾病。

补体 c4 测定

【检验方法】免疫比浊法

【检验标本】静脉血

【送检要求】抽取静脉血 2ml 注入干燥试管送检，可与 C3 同测。

【检验部门】生化室

【参考区间】0．1～0．4g／L

【临床意义】

1．补体 C4 增高见于多发性骨髓瘤（比正常值大 8 倍）、风湿热急性期、结节性动脉周围炎、皮肌炎、心肌梗死。

2．补体 C4 减低见于流行性出血热低血压期及少尿期（C4 下降程度反映病情轻重）、系统性红斑狼疮、类风湿关节炎等。

第二节　自身抗体测定类风湿因子（RF）

【检验方法】乳胶法

【检验标本】静脉血

【送检要求】抽取静脉血 2ml 注入干燥试管送检。

【检验部门】免疫室

【参考区间】阴性

【临床意义】RF 是一种以变性 IgG 为靶抗原的自身抗体。类风湿关节炎患者 RF 阳性率可达 80%，其他疾病如皮肌炎、硬皮病、恶性贫血、自身免疫性溶血性贫血、慢性活动性肝炎亦可出现 60%～80%的阳性率。故本试验的特异性诊断不理想，只可作为类风湿关节炎及自身免疫疾病的筛选。

抗链球菌溶血素 O 试验（ASO）

【检验方法】乳胶法

【检验标本】静脉血

【送检要求】抽取静脉血 2ml 注入干燥试管送检。

【检验部门】免疫室

【参考区间】<250U

【临床意义】ASO 升高见于风湿热、急性。肾小球肾炎、结节性红斑狼疮、猩红热、扁桃体炎等与溶血性链球菌感染有关的疾病。

抗双链 DNA 测定（Anti—dsDNA）

【检验方法】金标法

【检验标本】静脉血

【送检要求】抽取静脉血 2ml 注入干燥试管送检。

【检验部门】免疫室

【参考区间】阴性

【临床意义】双链 DNA（ds—DNA）是细胞核中许多抗原成分中的一种。由于抗双链 DNA 抗体对 SLE 有较高的敏感性，并且早于临床复发出现于血液循环中，因此抗 ds—DNA 抗体已成为 SLE 的诊断标准之一。在干燥综合征、混合性结缔组织病、进行性全身硬化症等自身免疫性疾病中也会出现 ds—DNA 抗体阳性。

抗 ENA 抗体

【检验方法】免疫斑点法

【检验标本】静脉血

【送检要求】抽取静脉血 2ml 注入干燥试管送检。

【检验部门】免疫室

【参考区间】阴性

【临床意义】ENA（extractable nucleal antigens）是可提取核抗原的总称，检测抗 ENA 抗体谱在协助诊断和鉴别诊断自身免疫性疾病方面具有重要的临床意义。

1. 抗 Sm 抗体和抗 ds—DNA 一样，对系统性红斑狼疮（SLE）有高度特异性，且不论是否为活动期，抗 Sm 均可阳性，可作为 SLE 的标志性抗体。但 SLE 患者中抗 Sm 阳性仅占 30%左右，故抗 Sm 阴性时不能排除 SLE 诊断。

2. 抗核 RNP（n RNP）自身抗体在多种风湿病患者血中均可检出，但抗体滴度通常较低，患者的阳性率为 30%～50%；进行性全身性硬化症（PSS）患者中其阳性率为 25%～30%。在混合性结缔组织病（MCTD）患者血中可检出高滴度的抗 ulnRNP 抗体，检出率可达 100%。

3. 抗 SS-A / Ro 抗体最常见于干燥综合征（SS），阳性率 40%～95%，也见于 SLE（20%～60%）及原发性胆汁性肝硬化（20%）。

4. 抗 SS—B / La 抗体几乎仅见于女性患者（男：女为 1：29），可出现在 SS（40%～90%）及 SLE（10%～20%）患者中。

5. 抗 Scl 一 70 抗体主要见于。PSS 的弥漫型，是该病的标志性抗体，其阳性率 25%～70%。

6. 抗 Jo-1 抗体是肺病相关肌炎的标志性抗体。

7. 抗 Rib 抗体主要见于 SEL 患者，阳性率为 10%～40%。

抗核抗体（ANA）

【检验方法】ELISA 法

【检验标本】静脉血

【送检要求】抽取静脉血 2ml 注入干燥试管，避免溶血，及时送检。

【检验部门】免疫室

【参考区间】阴性

【临床意义】ANA 是活动性 SLE 非常敏感的参数，阳性率>99%。ANA 阴性基本上可排除 SLE。但 ANA 并非 sLE 所特异的，在其他多种自身免疫性疾病中可查及，如系统性硬化症、药物性SLE、干燥综合征、风湿性关节炎等。

抗心磷脂抗体（ACA）

【检验方法】ELISA法

【检验标本】静脉血

【送检要求】抽取静脉血2ml注入干燥试管送检。

【检验部门】免疫室

【参考区间】阴性

【临床意义】正常人血液里无自身心磷脂的抗体。当它出现时，常见于某些因素引起的自身免疫性疾病，如多发性动脉血栓形成、习惯性流产、胎死宫内、神经精神症状、血小板减少等。急性期为IgM抗体，慢性期为IgG抗体。另外抗磷脂综合征患者服用肠溶阿司匹林治疗时，ACA可作为疗效观察指标。ACA也是心肌疾患的一个参考指标。

抗精子抗体（As—Ab）

【检验方法】ELISA法

【检验标本】血清、精液、宫颈黏液

【送检要求】抽取静脉血2ml注入干燥试管送检；收集精液小瓶内送检；或用棉拭子取宫颈黏液浸入0．5ml生理盐水中送检。

【检验部门】免疫室

【参考区间】阴性

【临床意义】抗精子抗体存在于男性精液、女性宫颈黏液或男女血液中。体内存在抗精子抗体可导致不育，因为As—Ab对精子有制动和细胞毒作用。治疗使其转阴后，有些患者可恢复生育能力。

抗甲状腺球蛋白抗体（TG—Ab）

【检验方法】金标法

【检验标本】静脉血

【送检要求】抽取静脉血 2ml 注入干燥试管送检。

【检验部门】免疫室

【参考区间】阴性

【临床意义】桥本甲状腺炎、原发性甲状腺功能减退症患者血清中均有高效价抗 TG 自体抗体，尤以甲状腺炎患者检出率为高，可达 90%～95%。甲状腺抗体的检测可以代替甲状腺活检，以区别桥本甲状腺炎和单纯性甲状腺肿、甲状腺瘤等非自身免疫性疾病。另有文献报道，40 岁以上妇女抗 TG 检出率可达 18%，并认为这可能是自身免疫性甲状腺病的早期反映。抗甲状腺微粒体抗体（TM—Ab）

【检验方法】金标法

【检验标本】静脉血

【送检要求】抽取静脉血 2ml 注入干燥试管送检。

【检验部门】免疫室

【参考区间】阴性

【临床意义】与 TG—Ab 大致相同，阳性者主要见于桥本甲状腺炎、原发性甲状腺功能减退症患者。某些患者 TG-Ab 阴性，但 TM-Ab 阳性，故两种抗体同时测定可提高甲状腺自身抗体检出水平。抗人绒毛膜促性腺激素抗体(HCG—Ab)

【检验方法】ELISA 法

【检验标本】血清、精液、宫颈黏液

【送检要求】抽取静脉血 2ml 注入干燥试管送检；收集精液小瓶内送检；或用棉拭子取宫颈黏液浸入 0．5ml 生理盐水中送检。

【检验部门】免疫室

【参考区间】阴性

【临床意义】某些不孕与患者体内出现的抗 HCG 抗体密切相关，HCG 在配子着床和维持妊娠中有重要作用，而抗 HCG 抗体可灭活 HCG，导致流产。抗 HCG 抗体可作为某些免疫不孕患者的一个辅助诊断指标。抗卵巢抗体（Ao-Ab）

【检验方法】ELISA 法

【检验标本】血清、宫颈黏液

【送检要求】抽取静脉血 2ml 注入干燥试管送检；或用棉拭子取宫颈黏液浸入 0．5ml 生理盐水中送检。

【检验部门】免疫室

【参考区间】阴性

【临床意义】抗卵巢抗体是位于卵巢颗粒细胞、卵母细胞、黄体细胞和种质细胞内的自身抗体。该类患者卵巢抗原作为卵巢抗体的靶抗原，发生抗原抗体反应，可引起卵母细胞变异和数量减少，加速卵泡闭锁和卵子退化，影响排卵和卵子质量，引起不孕。抗卵巢抗体还与自身免疫病理反应关系密切，它的存在还可以影响卵巢功能，有显著的抗生育效应。多次穿刺取卵患者、B 超监测无排卵者抗卵巢抗体多为阳性。

抗子宫内膜抗体（EmAb）

【检验方法】ELISA 法

【检验标本】血清、宫颈黏液

【送检要求】抽取静脉血 2ml 注入干燥试管送检；或用棉拭子取宫颈黏液浸入 0．5ml 生理盐水中送检。

【检验部门】免疫室

【参考区间】阴性

【临床意义】子宫内膜抗体是子宫内膜异位症患者受到异位内膜的刺激，或经血逆流等因素引起的免疫应答紊乱产生的一种自身抗体，并与子宫内膜中靶抗原结合，在补体参与下，引起子宫内膜免疫病理损伤，影响孕卵着床，也容易发生早期流产。该项目可为不孕及流产的免疫因素诊断提供一个特异性的参考指标。

抗卵子透明带抗体（AZP-Ab）

【检验方法】ELISA 法

【检验标本】静脉血

【送检要求】抽取静脉血 2ml 注入干燥试管送检。

【检验部门】免疫室

【参考区间】阴性

【临床意义】抗卵子透明带抗体可破坏包有透明带的卵子和受精卵；可遮盖透明带表面的精子受体，抑制精子吸附，阻止精子与卵子结合。阳性见于女性不孕症。

甲状腺过氧化物酶抗体（TPOAb）

【检验方法】化学发光法

【检验标本】静脉血

【送检要求】抽取静脉血 2ml 注入干燥试管送检。

【检验部门】免疫室

【参考区间】<34U／ml

【临床意义】血清中 TPO 抗体增高对许多甲状腺疾病的评估都十分有用。90％以上的桥本甲状腺炎病人 TPO 抗体增高，抗体增高的量与病情严重程度无相关性，增高的抗体随病程延长或药物治疗而转为阴性，如果抗体再度升高，有复发可能性。先天性甲状腺功能减退、产后甲状腺炎、萎缩性甲状腺炎及部分结节性甲状腺囊肿患者 TPO 抗体也有增高。

抗胰岛细胞抗体（ICA）

【检验方法】间接免疫荧光法

【检验标本】静脉血

【送检要求】抽取静脉血 2ml 注入干燥试管送检。

【检验部门】免疫室

【参考区间】阴性

【临床意义】ICA 检测对胰岛素依赖性糖尿病（IDDM）与非胰岛素依赖型糖尿病（NIDI）M）患者的鉴别诊断有一定价值，IDDM 血清中存在 ICA，早期 IDDM 患者（多为青少年）ICA 阳性率可达 85%。随病程的延长 ICA 检出率下降，病程达 10 年时该抗体阳性率不到 10%，NII)DM 患者阳性率仅为 6．2%。

抗胰岛素抗体（IAA）

【检验方法】ELISA 法

【检验标本】静脉血

【送检要求】抽取静脉血 2ml 注入干燥试管送检。

【检验部门】免疫室

【参考区间】阴性

【临床意义】20%～50%初诊及未经治疗的 1 型糖尿病患者存在 IAA，31%的胰岛细胞抗体（ICA）阳性个体能同时检测出 IAA，有 IAA 和 ICA 同时存在的个体很可能发展成 1 型糖尿病。因此，体外检测循环的抗胰岛素自身抗体可用于诊断 1 型糖尿病和预测 1 型糖尿病的危险性。

第三节　肿瘤相关检测

血清特异性生长因子（SGF）

【检验方法】免疫比浊

【检验标本】静脉血

【采样要求】用真空干燥管抽取静脉血 3ml 送检。

【检验部门】免疫室

【参考区间】阴性

【临床意义】SGF 是恶性病变组织在形成和生长早期由肿瘤细胞大量产生并分泌到患者血清中，它能破坏肿瘤周边的正常血管，从而促进肿瘤新生血管的生成，故又称促血管生成素-2(Ang-2)。SGF 是迄今为止发现的最为理想的肿瘤标志物。

用于恶性肿瘤的早期筛查诊断。SGF（Ang-2）能在胃癌、结肠癌、肺癌，食道癌、卵巢癌等多种恶性肿瘤组织中表达，对多种恶性肿瘤的检测具有高度的特异性，但对区别恶性肿瘤的组织类型及病变器官缺乏特异性，故 SGF 是一种广谱的恶性肿瘤标志物。它对多种恶性肿瘤的检测阳性率一般可达 70%～80%以上，与其他肿瘤标志物相比，SGF 的检测阳性率明显高于 CEA、CA125、CA153 及 CA199 等。

甲胎蛋白（AFP）

【检验方法】EL,ISA / 化学发光法

【检验标本】静脉血

【送检要求】抽取静脉血 2ml 注入干燥试管送检。

【检验部门】免疫室

【参考区间】<20ng / ml 或阴性（定性）；0～9μg / ml（定量）

【临床意义】检测 AFP 对原发性肝细胞癌有重要的辅助诊断价值（阳性率为 75%～80%），但并无特异性。其他恶性肿瘤如胚胎细胞瘤、胃癌、胆道癌、胰癌、肺癌，某些肝脏疾病如病毒性肝炎、新生儿肝炎、肝硬化等，患者的血清 AFP 含量也可升高。

妊娠期异常 AFP 升高，常提示胎儿有脊柱裂、无脑畸形、食管闭锁等。

癌胚抗原（CEA）

【检验方法】ELISAJ 化学发光法

【检验标本】静脉血

【送检要求】抽取静脉血 2ml 注入干燥试管送检。

【检验部门】免疫室

【参考区间】阴性（定性）；0～5μg/L（定量）

【临床意义】CEA 测定主要用于对结肠癌、直肠癌、胃癌、胰癌、肝细胞癌、肺癌、乳腺癌以及甲状腺髓质癌等患者的临床检测。

结肠癌、直肠癌患者 CEA 测定的敏感性高于其他肿瘤标志物，约 70%～90% 的病例 CEA 升高。

抗 EB 病毒衣壳抗体（VCA—IgA）

【检验方法】ELISA 法

【检验标本】静脉血

【送检要求】抽取静脉血 2ml 注入干燥试管送检。

【检验部门】免疫室

【参考区间】阴性

【临床意义】EB 病毒感染后，患者血清中均可出现 VCA 抗体（VCA-IgA），虽对鼻咽癌有较高的特异性，但仍需结合临床进行判断，本法可用于早期筛查鼻咽癌患者，并对判断疗效与预后有一定帮助。

前列腺特异性抗原（PSA）

【检验方法】金标法/化学发光法

【检验标本】静脉血

【送检要求】抽取静脉血 2ml 注入干燥试管送检。

【检验部门】免疫室

【参考区间】阴性（定性）；0～4μg／L（定量）

【临床意义】PSA 是一种主要由前列腺上皮细胞分泌的蛋白酶，当正常的腺管结构遭到良性、恶性肿瘤或炎症的破坏时，其血浆水平升高。目前，PSA 已较广泛地用于前列腺癌的筛查和诊断。

糖类抗原 125(CA125)

【检验方法】化学发光法

【检验标本】静脉血

【送检要求】抽取静脉血 2ml 注入干燥试管送检。

【检验部门】免疫室

【参考区间】<35U / ml

【临床意义】卵巢癌时 CA125 的检出率可达 70％～90％。适用于浆液性囊腺癌和未分化的卵巢癌。黏液性卵巢癌阳性率较低。检测结果不能用作卵巢癌是否存在的绝对评价，应结合临床其他检查综合分析。不宜用作卵巢癌筛查，也无早期诊断价值，可用于治疗效果的监测和判定有无复发与转移。

糖类抗原 153(CA153)

【检验方法】化学发光法

【检验标本】静脉血

【送检要求】抽取静脉血 2ml 注入干燥试管送检。

【检验部门】免疫室

【参考区间】<25U / ml

【临床意义】CA153 检测可用于乳腺癌患者治疗效果的监测和判定术后有无转移（有转移时 CA153 升高率可达 60～／0～80％），尤其是骨转移。CA153 水平不应作为有无恶性肿瘤的绝对评价。应结合临床和其他检查进行综合分析。亦不宜用作乳腺癌的筛查，无早期诊断价值。

糖类抗原199(CA199)

【检验方法】化学发光法

【检验标本】静脉血

【送检要求】抽取静脉血2ml注入干燥试管送检。

【检验部门】免疫室

【参考区间】<27U / ml

【临床意义】CA199检出率以胰腺癌和胆管癌最高（达85%～95%），大部分病例的测定水平可超过240U / L。结直肠的腺癌、黏液腺癌患者的CA199水平也较高，而乳头状腺癌和鳞癌较低。胰腺炎、梗阻性黄疸等患者可有轻度升高，并可随黄疸消退而恢复正常。

CA199不适合在人群中进行肿瘤的筛查，其血清水平也不能作为是否存在肿瘤的绝对证据，结果的判断应结合临床与其他检查。

鳞癌相关抗原（SCC）

【检验方法】ELISA法

【检验标本】静脉血

【送检要求】抽取静脉血2ml注入干燥试管送检。

【检验部门】免疫室

【参考区间】阴性

【临床意义】SCC主要用于监测宫颈、肺、食管、肛门和头颈部区域鳞状细胞癌患者的治疗效果和病程。SCC并不是鳞状细胞癌的特异性肿瘤标志物。由于缺乏临床敏感度和特异性，SCC不适合于疾病的筛选。神经元特异烯醇化酶测定（NSE）

【检验方法】EIJSA法

【检验标本】静脉血

【送检要求】抽取静脉血 2ml 注入干燥试管送检，避免溶血。

【检验部门】免疫室

【参考区间】12．5～25．0ng / ml

【临床意义】大多数小细胞肺癌（SCLC）患者血清 NSE 水平显著增高，且其水平与临床进程相平行。神经母细胞瘤患者 NSE 水平也明显升高。

第四节　感染性疾病的免疫学检验

甲型肝炎病毒抗体（HAV—IgM / IgG）

【检验方法】ELISA 法

【检验标本】静脉血

【送检要求】抽取静脉血 2ml 注入干燥试管送检。

【检验部门】免疫室

【参考区间】阴性

【临床意义】HAV—IgM 在急性 HAV 感染时出现较早，上升较快，但持续时间较短，为早期诊断甲型肝炎的依据。

HAV-IgG 阳性表明甲型肝炎感染或接种疫苗后机体获得对 HAV 免疫力。乙型肝炎病毒表面抗原定性（HBsAg）

【检验方法】ELISA 法

【检验标本】静脉血

【送检要求】抽取静脉血 3ml 注入干燥试管送检，一般与 HBsAb、HBeAg、HBeAb、HBcAb 同时测定。

【检验部门】免疫室

【参考区间】阴性

【临床意义】HBsAg 一般在感染 FBV 后 1～2 个月内出现于血清中，短时在

2周内即能检出，可维持数月、数年以至长期携带。HBsAg 虽然本身不具有传染性，但由于其常与 HBV 同时存在，因此，HBsAg 阳性常被用作传染性的标志之一。HBsAg 阳性见于乙肝潜伏期和急性期、慢性迁延性肝炎、慢性活动性肝炎、肝硬化、肝癌、慢性 HBsAg 携带者。

血清 HBsAg 仅为 HBV 感染的标志，不反映有无复制、复制程度、传染性强弱及预后等情况。乙型肝炎病毒表面抗体定性（HBsAb）

【检验方法】ELISA 法

【检验标本】静脉血

【送检要求】抽取静脉血 3ml 注入干燥试管送检，一般与 HBsAg、HBeAg、HBeAb、HBcAb 同时测定。

【检验部门】免疫室

【参考区间】阴性

【临床意义】HBsAb 是机体针对 HBsAg 产生的一种保护性抗体，表明对 HBV 具有一定的免疫力。HBsAb 阳性见于既往感染 HBV 现已恢复；接种乙肝疫苗后，仅出现单项 HBsAb 阳性，被动性获得 HBsAb。

乙型肝炎病毒 e 抗原定性（HBeAg）

【检验方法】ELISA 法

【检验标本】静脉血

【送检要求】抽取静脉血 3ml 注入干燥试管送检，一般与 HBsAg、HBsAb、HBeAb、HBcAb 同时测定。

【检验部门】免疫室

【参考区间】阴性

【临床意义】HBeAg 阳性常见于 HBsAg 阳性患者，患者血清中含有较多的 HBV 颗粒，由于 HBeAg 与 HBV—DNA 密切相关，因此是 HBV 复制活跃且有较强传染性的标志。急性 HBV 感染时，HBeAg 出现稍晚于 HBsAg，消失先于 HBsAg，长期存在提示病情趋于慢性化。

乙型肝炎病毒 e 抗体定性（HBeAb）

【检验方法】ELISA 法

【检验标本】静脉血

【送检要求】抽取静脉血 3ml 注入干燥试管送检，一般与 HBsAg、HBsAb、HBeAg、HBcAb 同时测定。

【检验部门】免疫室

【参考区间】阴性

【临床意义】HBeAb 是在 HBeAg 消失后，机体产生的一种非保护性抗体，HBeAb 阳转表示病毒复制多处于静止状态，但并不代表病毒复制停止或无传染性。HBeAb 出现的快慢与肝炎转归有关，在乙肝急性期出现 HBeAb，易发展为慢性肝炎。

乙型肝炎病毒核心抗体定性（HBcAb）

【检验方法】ELISA 法

【检验标本】静脉血

【送检要求】抽取静脉血 3ml 注入干燥试管送检，一般与 HBsAg、HBsAb、HlBeAg、HBeAb 同时测定。

【检验部门】免疫室

【参考区间】阴性

【临床意义】HBcAb 是针对 HBcAg 而产生的非保护性抗体，也是机体感染 HBV 后血清中最早出现的特异性抗体。急性期滴度升高，是诊断急性乙型肝炎与慢性活动性肝炎、判断病毒复制活跃及具有强传染性的指标。低滴度则表明既往感染，体内持续时间长，具有流行病学意义。

乙型肝炎病毒表面抗原确认试验（定量）（HBsAg）

【检验方法】时间分辨荧光法

【检验标本】静脉血

【送检要求】抽取静脉血 3ml 注入干燥试管送检。

【检验部门】免疫室

【参考区间】0～0．5ng／ml

【临床意义】HBsAg 升高见于乙型肝炎潜伏期和急性期、慢性 HBsAg 携带者、慢性活动性肝炎、慢性迁延性肝炎、肝硬化、肝癌等。

乙型肝炎病毒表面抗体确认试验（定量）（HBsAb）

【检验方法】时间分辨荧光法

【检验标本】静脉血

【送检要求】抽取静脉血 3ml 注入干燥试管送检。

【检验部门】免疫室

【参考区间】0～10mU／ml

【临床意义】升高见于既往感染 HBV，现已恢复，且对 HBV 有一定免疫力；接种乙肝疫苗后，免疫性获得抗体。

乙型肝炎病毒 e 抗原确认试验（定量）（HBeAg）

【检验方法】时间分辨荧光法

【检验标本】静脉血

【送检要求】抽取静脉血 3ml 注入干燥试管送检。

【检验部门】免疫室

【参考区间】0～0．03NCU／ml

【临床意义】升高见于 HBV 活跃复制期，传染性强，该指标持续升高者易转变为慢性肝炎，也可由患乙型肝炎的孕妇垂直传播给新生儿。

乙型肝炎病毒 e 抗体确认试验（定量）(HBeAb)

【检验方法】时间分辨荧光法

【检验标本】静脉血

【送检要求】抽取静脉血 3ml 注入干燥试管送检。

【检验部门】免疫室

【参考区间】0～1．5NCU／ml

【临床意义】升高见于急性感染恢复期，慢性乙肝。肝硬化、肝癌病人可检出。

乙型肝炎病毒核心抗体确认实验（定量）(HBcAb)

【检验方法】时间分辨荧光法

【检验标本】静脉血

【送检要求】抽取静脉血 3ml 注入干燥试管送检。

【检验部门】免疫室

【参考区间】0～0．1NCU／ml

【临床意义】高滴度表示患者正在感染乙型肝炎病毒，低滴度则为既往感染乙型肝炎病毒，具有流行病学意义。

乙型肝炎病毒前 s1 抗原（Pre—S1）

【检验方法】ELISA 法

【检验标本】静脉血

【送检要求】抽取静脉血 2ml 注入干燥试管送检。

【检验部门】免疫室

【参考区间】阴性

【临床意义】Pre-S1 可用于诊断乙型肝炎病毒的早期感染；在乙型肝炎病毒检测中,Pre—S1 与 HBeAg 及 HBV—DNA 高度相关是乙型肝炎病毒复制的标志；

Pre—S1 持续阳性，提示病程的慢性化；同时可以判断乙型肝炎的预后及药物疗效。

丙型肝炎病毒抗体（HCV—IgG）

【检验方法】ELISA 法

【检验标本】静脉血

【送检要求】抽取静脉血 2ml 注入干燥试管送检。

【检验部门】免疫室

【参考区间】阴性

【临床意义】HCV-IgG 阳性提示感染丙型肝炎病毒，但不能用以区分急、慢性感染或估测感染的活动状态。亦见于与乙型肝炎合并感染者，输血是主要传播形式。急性丙型肝炎约 40％～50％易转化为慢性肝炎、肝硬化，少数变为肝细胞癌。

丙型肝炎病毒核心抗原（HcVcAg）

【检验方法】ELISA 法

【检验标本】静脉血

【送检要求】抽取静脉血 2ml 注入干燥试管送检。

【检验部门】免疫室

【参考区间】阴性

【临床意义】

1．HCV 早期诊断（直接检测 HCV 抗原，从而大幅缩短目前普遍使用的抗体诊断试剂的 2～3 月“窗口期”，减少丙型肝炎病毒感染的漏检率）。

2．急、慢性丙型肝炎辅助诊断。

3．丙型肝炎患者治疗前后的 HCV 病毒血症监测。

4．血液安全筛查。

丁型肝炎病毒抗体（Anti—HDV）

【检验方法】ELISA 法

【检验标本】静脉血

【送检要求】抽取静脉血 2ml 注入干燥试管送检。

【检验部门】免疫室

【参考区间】阴性

【临床意义】抗一 HDV 阳性可诊断为丁型肝炎病毒感染。HDV 是一种缺陷性单股 RNA 病毒，表面被 HBV 包膜蛋白包裹。HDv 的致病性依赖 HBV，可与 HBV 重叠感染或共同感染，HDV 感染与急性重型肝炎、重症肝炎及肝硬化密切相关。

戊型肝炎病毒抗体（Anti—HEv）

【检验方法】ELISA 法

【检验标本】静脉血

【送检要求】抽取静脉血 2ml 注入干燥试管送检。

【检验部门】免疫室

【参考区间】阴性

【临床意义】抗 HEV 阳性可确诊为戊型肝炎病毒感染。戊型肝炎的临床症状和流行病学都与甲型肝炎相似，其急性肝炎的死亡率高（1%～2%），孕妇可达 20%。

抗呼吸道合胞病毒抗体（Anti—RSV）

【检验方法】ELISA 法

【检验标本】静脉血

【送检要求】抽取静脉血 2ml 注入干燥试管送检。

【检验部门】免疫室

【参考区间】阴性

【临床意义】Anti—RSV 阳性可确诊合胞病毒感染，婴幼儿感染后多表现为具有特征的喘息性细支气管炎，成人则表现为普通感冒。

抗流感病毒抗体

【检验方法】ELISA 法

【检验标本】静脉血

【送检要求】抽取静脉血 2ml 注入干燥试管送检。

【检验部门】免疫室

【参考区间】阴性

【临床意义】典型的流感是一种由呼吸道病毒感染的传染病。通常流感病毒血清抗体在疾病发作后 1～3 周出现。血清 IgA 滴度≥1：320 在流行病学上有意义。或分别测定急性期及两周后血清中的抗体（IgG），如抗体滴度有 4 倍以上的增长则为阳性。

抗副流感病毒抗体

【检验方法】ELISA 法

【检验标本】静脉血

【送检要求】抽取静脉血 2ml 注入干燥试管送检。

【检验部门】免疫室

【参考区间】阴性

【临床意义】引起流行性感冒样感染的副流感病毒血清抗体滴度（IgA）≥1：40 显示近期感染。见于呼吸道感染、鼻炎、咽炎、支气管炎等。

抗腺病毒抗体

【检验方法】ELISA 法

【检验标本】静脉血

【送检要求】抽取静脉血 2ml 注入干燥试管送检。

【检验部门】免疫室

【参考区间】阴性

【临床意义】腺病毒感染主要通过呼吸道、眼结膜或胃肠道传播，引起上呼吸道感染，急性眼结膜炎，流行性角膜结膜炎。40、41 型腺病毒能引起胃肠炎，在幼儿病毒感染中仅次于轮状病毒，占第二位。腺病毒也被认为是院内感染和交叉感染的传染源。判断双份血清抗体效价有 4 倍或以上升高，则具有诊断意义。

抗麻疹病毒抗体（MVAb）

【检验方法】ELISA 法

【检验标本】静脉血

【送检要求】抽取静脉血 2ml 注入干燥试管送检。

【检验部门】免疫室

【参考区间】阴性

【临床意义】麻疹病毒仅感染人类。经 10～14d 的潜伏期后，大多数病例疾病严重发展。临床症状是结膜炎、口腔黏膜出现麻疹口腔黏膜斑以及多少不等的典型皮疹。IgM 阳性显示（相对）新感染。IgM 在 2 周的潜伏期后的 1～3d 出现。

轮状病毒抗原（RVAg）

【检验方法】ELISA 法

【检验标本】大便

【送检要求】留取新鲜大便少许放入专用采样器内送检。

【检验部门】免疫室

【参考区间】阴性

【临床意义】在婴儿和幼龄儿童，轮状病毒是最常见的急性胃肠炎的病原体，经常引起体液和电解质的大量丧失。潜伏期1～3d，发病急，腹泻可持续一周左右，每天稀便次数可多达6次，粪便一般无血或脓性黏液，体温一般在38℃以上。轮状病毒也是重要的院内感染病毒。伤寒血清凝集试验(widal test)

【检验方法】凝集反应

【检验标本】静脉血

【送检要求】抽取静脉血2ml注入干燥试管送检。

【检验部门】免疫室

【参考区间】凝集效价H<1：160；O<1：80；A，B，C<1：80

【临床意义】

1．O，H效价增高伤寒病。

2．O，A，B，C效价增高副伤寒。

3. 仅H效价高可能是以往预防接种或非特异性回忆反应。

4. 仅O效价高　可能是感染早期或其他沙门菌感染引起的交叉反应。

注：此试验有时需做动态观察，如效价显著升高者，诊断意义更大，个别伤寒患者，可因多种原因出现阴性结果。

伤寒杆菌抗原检测

【检验方法】ELISA法

【检验标本】静脉血

【送检要求】抽取静脉血2ml注入干燥试管送检。

【检验部门】免疫室

【参考区间】阴性

【临床意义】用于检测病人和带菌者血清中伤寒杆菌及抗原，其特点为特异性强，与甲、乙、丙3种副伤寒杆菌无交叉反应；灵敏度高，具有对伤寒早期诊断价值，可在发病当日获得阳性结果。

甲、乙型副伤寒杆菌抗原检测

【检验方法】ELISA 法

【检验标本】静脉血

【送检要求】抽取静脉血 2ml 注入干燥试管送检。

【检验部门】免疫室

【参考区间】阴性

【临床意义】用于检测病人和带菌者血清中甲型 / 乙型副伤寒杆菌及抗原，其特点为特异性强、灵敏度高，能早期诊断甲型、乙型副伤寒病。

外斐反应（Weil-Felix test）

【检验方法】凝集反应

【检验标本】静脉血

【送检要求】抽取静脉血 2ml 注入干燥试管送检。

【检验部门】免疫室

【参考区间】OX19<1：40；OX2<1：40；OXK<1：40

【临床意义】效价增高见于流行性斑疹伤寒、地方性斑疹伤寒、恙虫病。

抗结核分枝杆菌抗体（TB—Ab）

【检验方法】金标法

【检验标本】血液、胸腹水

【送检要求】抽取静脉血或胸腹水 2ml 注入干燥试管送检。

【检验部门】免疫室

【参考区间】阴性

【临床意义】TB-Ab 检测用于诊断活动性结核病、抗结核疗效观察以及监测 BC 接种效果。

抗幽门螺杆菌抗体（HP—IgG）

【检验方法】金标法

【检验标本】静脉血

【送检要求】抽取静脉血 2ml 注入干燥试管送检。

【检验部门】免疫室

【参考区间】阴性

【临床意义】胃幽门螺杆菌是引起胃和十二指肠溃疡的主要原因之一。而用多种抗生素抑制或杀灭胃幽门螺杆菌有助于溃疡痊愈。

人类对胃幽门螺杆菌感染会产生特异性抗体，通过检测 HP-IgG 的存在，可确诊胃幽门螺杆菌的感染，有助医生选择有效的治疗方法。

抗钩端螺旋体抗体

【检验方法】ELISA 法

【检验标本】静脉血

【送检要求】抽取静脉血 2ml 注入干燥试管送检。

【检验部门】免疫室

【参考区间】阴性

【临床意义】人主要因接触感染动物的尿液、组织或含有钩端螺旋体的水源而感染钩端螺旋体病。病原体可由皮肤切口及损伤处或经眼和鼻咽黏膜进入体内。潜伏期为 1～2 周。新近感染时，在 2 周内抗体滴度即可增高，3～5 周可达峰值。

抗肺炎支原体抗体（MP-Ab）

【检验方法】ELISA 法

【检验标本】静脉血

【送检要求】抽取静脉血 2ml 注入干燥试管送检。

【检验部门】免疫室

【参考区间】阴性

【1 临床意义】肺炎支原体能引起呼吸道感染，是引起人类非典型性肺炎的病原体，多发于少年和儿童。感染 1 周血清抗体水平上升，3～4 周达高峰。

抗肺炎衣原体抗体

【检验方法】ELISA 法

【检验标本】静脉血

【送检要求】抽取静脉血 2ml 注入干燥试管送检。

【检验部门】免疫室

【参考区间】阴性

【临床意义】肺炎衣原体感染通常无症状或仅出现轻微呼吸道感染症状。在常规实验室条件下，肺炎衣原体特异性抗体检测为目前最佳的诊断手段。在初次肺炎衣原体感染，需 3 周时间才能检出 IgM 抗体；6 周后才能测到 IgG 抗体。在急性重复感染，IgM 抗体通常不能检测到，而 IgG 抗体滴度却可有所增高。

抗嗜肺军团菌抗体

【检验方法】ELISA 法

【检验标本】静脉血

【送检要求】抽取静脉血 2ml 注入干燥试管送检。

【检验部门】免疫室

【参考区间】阴性

【临床意义】嗜肺军团菌引起的肺炎，因缺乏特异的临床表现故诊断困难。抗嗜肺军团菌抗体阳性是诊断军团菌肺炎的重要依据。第二份血清（恢复期）较急性期（发病 1 周内）血清抗体滴度增长 4 倍并达到 128 或单份血清滴度达 256 均有诊断价值。

沙眼衣原体抗原检测（cT—Ag）

【检验方法】酶联免疫吸附法

【检验标本】眼结膜分泌物、尿道分泌物及尿液、阴道和宫颈分泌物等

【送检要求】　由专科医生取宫颈分泌物或尿道分泌物拭子，及时送检。

【检验部门】性病实验室

【参考区间】阴性

【临床意义】沙眼衣原体是性接触疾病中最常见的病原体，可引起泌尿生殖系感染、新生儿经产道分娩时感染以及其他并发症，主要有新生儿包涵体结膜炎、新生儿肺炎、非淋菌性尿道炎、附睾炎、前列腺炎、宫颈炎、输卵管炎、直肠炎等，女性可导致不孕和异位妊娠等严重后果。

第五节　性病的免疫学检验

梅毒快速血浆反应素试验（RPR）

【检验方法】间接凝集法

【检验标本】静脉血

【送检要求】抽取静脉血 2ml 注入干燥试管送检。

【检验部门】性病实验室

【参考区间】阴性

【临床意义】作为诊断梅毒的初筛试验。人体感染梅毒螺旋体后，除产生特异性的抗梅毒螺旋体抗体外，受损的宿主细胞可释放一种具抗原性的类脂质，它又能刺激机体产生抗类脂质的抗体，即反应素。RPR 为非梅毒螺旋体抗原试验，此试验敏感性很高，而特异性较差，一些非梅毒病人血清中可暂时或长期测出反应素，称为生物学假阳性（BFP）。故对结果的解释需结合临床具体分析。

甲苯胺红试验（TRusT）

【检验方法】间接凝集法

【检验标本】静脉血

【送检要求】抽取静脉血 2ml 注入干燥试管送检。

【检验部门】性病实验室

【参考区间】阴性

【临床意义】同 RPR 试验。

梅毒螺旋体血凝试验（TPHA）

【检验方法】间接血凝法

【检验标本】静脉血

【送检要求】抽取静脉血 2ml 注入干燥试管送检。

【检验部门】性病实验室

【参考区间】阴性

【临床意义】作为诊断梅毒的证实试验。本试验特异性虽高，但麻风、传染性单核细胞增多症及某些结缔组织病变可能导致生物学假阳性（BFP）。因此，作出梅毒诊断尚需结合临床症状。

梅毒螺旋体明胶凝集素试验（TPPA）

【检验方法】明胶凝集法

【检验标本】静脉血

【送检要求】抽取静脉血 2ml 注入干燥试管送检。

【检验部门】性病实验室

【参考区间】阴性

【临床意义】TPPA 试验敏感性高、特异性强，是梅毒诊断较好的确证试验。TPPA 试验阳性患者，即使经抗梅毒治疗也可终身阳性，因此不能作为治疗效果观察的指标。此类试验特异性强，很少出现假阳性。但据统计，也可有 1%生物假阳性存在，应结合临床症状综合分析。

荧光梅毒螺旋体抗体吸收试验（FTA—ABS）

【检验方法】荧光免疫法

【检验标本】静脉血

【送检要求】抽取静脉血 2ml 注入干燥试管送检。

【检验部门】性病实验室

【参考区间】阴性

【临床意义】FTA—ABS 试验被认为是梅毒诊断的“金标准”，特异性高、敏感性强，可用于各期梅毒的诊断（相对其他血清确证试验）。

人免疫缺陷病毒抗体（Anti—HIV Ⅰ/Ⅱ）

【检验方法】ELISA 法、胶体金快速法

【检验标本】静脉血

【送检要求】抽取静脉血 2ml 注入干燥试管送检。

【检验部门】性病实验室

【参考区间】阴性

【临床意义】作为 H1V 感染的筛查。获得性免疫缺陷综合征（AIDS）是由 HIV 引起的（1981 年发现），该病毒主要侵犯人体 T 细胞（尤其是 TH 细胞），使患者细胞免疫功能缺陷，最终因条件致病菌繁殖引起感染致死。HIV 有两个血清型：HIV-Ⅰ和 HIV-Ⅱ，后者少见。此试验阳性者应进一步做证实试验。

单纯疱疹病毒血清学检测（HSV—IgM / IgG）

【检验方法】酶联免疫吸附试验

【检验标本】静脉血

【送检要求】抽取静脉血 2ml 注入干燥试管内及时送检。

【检验部门】性病实验室

【参考区间】阴性

【临床意义】特异性 HSV-IgM 抗体在首次感染 4d 即可出现，持续 8 周左右，IgG 抗体在 2 周后出现高滴度。HSV 血清学检测适用于对培养或抗原检测等方法阴性者进行确认，诊断隐性病人，性伴侣为疱疹感染的人群筛查、婚检、孕妇及新生儿的筛查等。据报道，HSV-1 在 60%~85%的成人体内普遍存在，HSV-2 常为隐性感染，其中 90%为无症状带毒者，故此血清学检测阳性并不能认为现症感染，对结果解释需结合临床综合分析。

单纯疱疹病毒抗原检测（HSV—Ag）

【检验方法】酶联免疫吸附试验

【检验标本】水疱液，患处分泌物，痂皮。

【送检要求】取样最好在水疱出现早期。水疱：使用针头刺破水疱，用灭菌拭子蘸取疱液；溃疡：先用无菌拭子搽去多余的脓液，用灭菌拭子轻轻刮取样本；愈合期结痂：使用灭菌镊子将痂皮掀开，再用生理盐水湿润的灭菌拭子在痂的基底部取样。置无菌试管中及时送检。

【检验部门】性病实验室

【参考区间】阴性

【临床意义】单纯疱疹病毒（HSV）是人类最常见的病原体，人是其唯一的自然宿主，HSV 主要有两个血清型：HSV-1、HSV-2。ItSV-1 主要侵犯躯体腰以上部位，HSV-2 侵犯躯体腰以下部位，主要是生殖器，它是引起性病的主要病原体之一。健康人通过与患者直接密切接触和性接触而被感染；妊娠期胎儿可能通过胎盘传染，分娩时可经产道感染。病毒感染后以隐性感染最为常见。仅有 10%～20%的初次感染者出现症状，HSV 抗原检测适用于原发感染、有症状病人、有明显疱疹出现的患者。

肉芽肿荚膜杆菌

【检验方法】压片染色镜检

【检验标本】溃疡面分泌物

【送检要求】用生理盐水清洁溃疡面，直接在溃疡面上压片，立即送检。

【检验部门】性病实验室

【参考区间】阴性

【临床意义】找到杜诺凡小体可帮助确诊腹股沟肉芽肿。

梅毒螺旋体检查

【检验方法】暗视野显微镜检查法

【检验标本】硬下疳组织渗出液、淋巴结穿刺液、羊水

【送检要求】

1．皮肤黏膜损害部位取材　先在载玻片上加无菌生理盐水1滴，用无菌棉拭子擦去皮损部位污物，如有痂皮，可用钝刀除去，嘱患者用手挤压皮损周围，使组织渗出，用钝刀轻轻刮取组织液（避免出血），将组织渗出液与载玻片上无菌盐水混合，立即送检。

2．淋巴结取材用1ml注射器配12号针头，吸取0．25～0．5ml无菌生理盐水，按无菌操作穿刺淋巴结并注入盐水，再吸入注射器内，如此反复2～3次，抽取淋巴液立即送检。

3．羊膜穿刺　由妇科有经验医生行羊膜穿刺术抽取羊水，立即送检。

【检验部门】性病实验室

【参考区间】阴性

【临床意义】暗视野检查可作为梅毒诊断的确证试验，被认为是“金标准”，若发现梅毒螺旋体，即可确诊为梅毒感染，此法特别适用于血清学试验阴性的早期梅毒诊断。

杜克雷嗜血杆菌染色显微镜检查

【检验方法】革兰染色镜检

【检验标本】溃疡分泌物、淋巴结穿刺液

【送检要求】

1. 溃疡　用无菌拭子将溃疡表面的痂皮和污物擦去，再用另一拭子从溃疡基底部取材，置无菌试管立即送检。

2. 淋巴液用注射器按无菌操作，从肿大的淋巴结中抽取淋巴液。

【检验部门】性病实验室

【参考区间】阴性

【临床意义】发现典型的革兰阴性短杆菌，呈链状或鱼群状排列，结合临床资料可作初步诊断，但革兰染色检查敏感性低于50%，故未检出并不能排除杜克雷嗜血杆菌感染。

线索细胞检查

【检验方法】湿片法、干片革兰染色法

【检验标本】阴道分泌物

【送检要求】同白带常规

【检验部门】性病实验室

【参考区间】阴性

【临床意义】当线索细胞占全部上皮细胞的20%以上时一般认为可诊断细菌性阴道炎（BV）。湿片法诊断BV敏感性在80%以上，特异性在90%以上。革兰染色镜检观察阴道上皮细胞中线索细胞的敏感性和特异性高于湿片法，分别为89%和93%。

第六节　优生优育系列检测开展TORCH筛查的临床意义

TORCH是一组微生物，TO即Toxoplasma gondii（刚地弓形虫），R即Rubella

virus（风疹病毒），C即Cvtomegalo virus（巨细胞病毒），H即Helpes simplexvims Ⅰ、Ⅱ（单纯疱疹病毒Ⅰ型、Ⅱ型）。这组病原体引起的感染，在围产医学中称为TORCH综合征，受到全世界产科和儿科的重视。

孕期受到此组病原体中任何一种感染，都有可能造成严重后果。孕妇早期感染可致胎儿死亡、畸形或感染继续；孕中晚期可引起流产或早产；产时胎儿经产道感染可引起严重的新生儿疾病。

我国是一个人口众多的国家，残疾人的比例很高，全国达数千万。大量残疾、弱智人的存在，不仅给病人本身及其家庭带来痛苦，同时也给国家带来沉重的负担。在这些众多的残疾、智障者病人中，相当一部分人是由TORCH系列感染与某些先天代谢紊乱引起的。如孕妇被弓形虫（Toxo）感染后可导致胎儿小头畸形、大脑发育受损、不同程度智力障碍，还可出现精神症状，有的表现为脑膜脑炎，还能导致多种眼病以及发热、皮疹、肺炎、肝脾肿大、黄疸和消化道症状等；风疹病毒（R）对血管内皮细胞及胚胎细胞的损伤作用，导致先天性器官的缺损；先天性巨细胞病毒（CMV）感染不仅能使出生时具有症状的新生儿在出生后留下严重的并发症，而且使出生时无症状的新生儿呈进行性智力和功能的损害；单纯疱疹病毒（HSV）可通过胎盘感染胎儿，导致胎儿畸形、流产等。孕妇生殖道疱疹可于分娩时传染胎儿，引起新生儿疱疹。

近年来，世界许多先进国家已将TORCH作为孕期常规筛查项目，对未曾感染者作预防接种；对孕期感染者作进一步检查，了解是否有胎儿畸形；而对孕早期急性感染者，则建议放弃此次妊娠。

弓形虫抗体IgM(TOX-IgM)

【检验方法】EIJSA法

【检验标本】静脉血

【送检要求】抽取静脉血3ml注入干燥试管送检，一般与CMV—IgM、RV—

IgM、HSV Ⅰ/Ⅱ—IgM 同时测定。

【检验部门】免疫室

【参考区间】阴性

【临床意义】 弓形虫感染是一种人兽共患疾病，由猫及其他宠物感染人的可能性较大。后天感染轻型者常无症状，但血清中可查到抗体；重型者可引起各种症状（如高热、肌肉关节疼痛、淋巴结肿大等），通过胎盘宫内感染者，可引起死胎、早产，出生后可表现一系列中枢神经系统症状以及眼、内脏的先天损害。

抗弓形虫 IgM。抗体阳性提示近期感染。鉴于技术上的原因和生物学上的交叉反应，对阳性结果的意义应结合临床综合判断，不能仅以此结果作为孕妇终止妊娠的依据。

风疹病毒抗体 IgM(RV—IgM)

【检验方法】ELISA 法

【检验标本】静脉血

【送检要求】抽取静脉血 3ml 注入干燥试管送检，一般与 TOX-IgM、CMV-IgM、HSV Ⅰ/Ⅱ—IgM 同时测定。

【检验部门】免疫室

【参考区间】阴性

【临床意义】风疹病毒易感人群为 1～5 岁儿童和孕妇。据统计，孕妇感染风疹病毒者多在怀孕 1～6 周时（>50%），除可致流产、死胎、早产外，所生婴儿还可发生先天性风疹综合征。抗风疹病毒 IgM 抗体阳性提示有近期感染。

鉴于技术上的原因和生物学上的交叉反应，对阳性结果的意义应结合临床综合判断，孕妇不能仅以此抗体阳性作为终止妊娠的依据。

巨细胞病毒抗体 IgM(cMV-IgM)

【检验方法】ELISA 法

【检验标本】静脉血

【送检要求】抽取静脉血 3ml 注入干燥试管送检，一般与 TOX-IgM、RV—IgM、HSV Ⅰ/Ⅱ—IgM 同时测定。

【检验部门】免疫室

【参考区间】阴性

【临床意义】巨细胞病毒感染非常广泛。孕妇易发生感染，并通过胎盘侵袭胎儿，引起宫内感染。妊娠后期，CMV 可被激活而从泌尿道和宫颈排出。因此在分娩过程中，婴儿通过产道时，有可能受到 CMv 的感染。受感染的新生儿可于几年后发生多系统、多脏器受损，后果非常严重。CMV-IgM 阳性，提示患者近期有 CMV 感染。

鉴于技术上的原因和生物学上的交叉反应，对阳性结果的意义应结合临床综合分析，尤其是孕妇不应仅将抗 CMv-IgM 阳性作为终止妊娠的依据。

单纯疱疹病毒Ⅰ/Ⅱ型抗体 IgM(HSV Ⅰ/Ⅱ—IgM)

【检验方法】ELISA 法

【检验标本】静脉血

【送检要求】抽取静脉血 3ml 注入干燥试管送检，一般与 TOX—IgM、RV—IgM、CMV-IgM 同时测定。

【检验部门】免疫室

【参考区间】阴性

【临床意义】HSV 分 HSV-I 和 HSV-Ⅱ二型。HSV 主要引起疱疹性口炎、湿疹性疱疹、疱疹性角膜炎、新生儿疱疹、疱疹性外阴阴道炎等。生殖器官以外部位的 HSV 感染多由 HSV-I 型引起（占 95%），而生殖器的 HSV 感染主要由 HSV-Ⅱ型引起（占 78%）。HSV-IgM 阳性提示近期有 HSV 感染，但应结合临床综合判断，怀孕妇女不能仅以抗 HSV-IgM 阳性作为终止妊娠的依据。

唐氏综合征产前筛查

【检验方法】ELISA 法

【检验标本】静脉血

【送检要求】抽取静脉血 3ml 注入干燥试管送检。

【检验部门】免疫室

【参考区间】阴性

【临床意义】唐氏综合征是一种严重的先天性智力障碍，又称“先天性痴呆”“先天愚型”，是由于各种因素影响，导致母亲生殖细胞形成过程中第 21 号染色体变异成三体所致，本实验采用 Down's 一步法快速检测试剂盒检测孕妇在怀孕第十四五周或第十六七周血液中的 AFP 及。HCG 激素水平判断阳性或阴性结果，在其生产前筛查出患病胎儿并进行确诊，减少了残障儿的出生，进一步提高人口素质。

第七节　激素及内分泌的免疫学检验促甲状腺素（TSH）

【检验方法】化学发光法

【检验标本】静脉血

【送检要求】抽取静脉血 3ml 注入干燥试管送检，一般与 T4、T3 同时测定。

【检验部门】内分泌室

【参考区间】0．6～4．5ng / ml

【临床意义】增高见于原发性甲状腺功能减退，其增加值与甲状腺功能减退的程度成正比；亦可见于局限性垂体小腺瘤、缺碘性甲状腺肿及服用抗甲状腺药品（丙基硫脲嘧啶）。

总甲状腺素（T4）

【检验方法】化学发光法

【检验标本】静脉血

【送检要求】抽取静脉血 3ml 注入干燥试管送检，一般与 TSH、T3 同时测定。

【检验部门】内分泌室

【参考区间】78．38～157．4nmol / ml

【临床意义】

1．T4 增高　见于甲状腺功能亢进症、高 TBG（甲状腺结合球蛋白）血症、结节性毒性甲状腺肿、亚急性甲状腺炎、局限性垂体小腺瘤、妊娠。某些药物可导致升高，如雌激素、避孕药、右旋甲状腺素、促甲状腺激素等。

2．T4 减低见于甲状腺功能减退症、低 TBG 血症、垂体功能减退症、剧烈活动等。某些药物可导致减低，如苯妥英钠、睾酮、皮质类固醇。

总三碘甲状腺原氨酸（T3）

【检验方法】化学发光法

【检验标本】静脉血

【送检要求】抽取静脉血 3ml 注入干燥试管送检，一般与 TSH、T4 同时测定。

【检验部门】内分泌室

【参考区间】1．34～2．73nmol / ml

【临床意义】较 T4 更敏感，特别是对诊断 T3 性甲状腺功能亢进症有特异性。

1．T3 增高见于甲状腺功能亢进症、高 TBG 血症，服用甲状腺制剂可使结果增高。

2．T3 减低　见于甲状腺功能减退症、低 TBG 血症，服用普萘洛尔、肾上腺糖皮质激素、造影剂可使T3降低。

游离三碘甲状腺原氨酸（FT3）

【检验方法】化学发光法

【检验标本】静脉血

【送检要求】抽取静脉血2ml注入干燥试管送检，FT4同时测定。

【检验部门】内分泌室

【参考区间】3．67～10．43pmol／L

【临床意义】临床意义同T3，但较T3敏感且不受结合蛋白影响（血液循环中FT3占总T3的0．5%，是真正具有生物活性的部分）。

游离甲状腺素（FT4）

【检验方法】化学发光法

【检验标本】静脉血

【送检要求】抽取静脉血2ml注入干燥试管送检，FT3同时测定。

【检验部门】内分泌室

【参考区间】7．86～14．41pmol／L

【临床意义】临床意义与T4基本相同，但不受结合蛋白影响，且较T4敏感（血液循环中FT4占总T4的0．03%）。

促卵泡激素（FSH）

【检验方法】化学发光法

【检验标本】静脉血

【送检要求】抽取静脉血3ml注入干燥试管送检，一般与LH、PR_L、PTogesterone、E2、E3同时测定。

【检验部门】内分泌室

【参考区间】

男性：1．27～19．26U／L

正常月经女性：

卵泡期：3．85～8．78U/L

排卵期：4．54～22．51U／L

黄体期：1．79～5．12U／L

绝经期：16．7～113．6U／L

【临床意义】

1．FSH 增高 见于原发性性腺功能减退症、卵巢或睾丸发育不全、绝经后等。

2．FSH 减低见于腺垂体功能低下、不育等。

促黄体生成素（LH）

【检验方法】化学发光法

【检验标本】静脉血

【送检要求】抽取静脉血 3ml 注入干燥试管送检，一般与。FSH、PRL、Progesterone、E2、E3 同时测定。

【检验部门】内分泌室

【参考区间】

男性（50 岁）：1．24～8．52U／L

正常月经女性：

卵泡期：2．12～10．89U／L

排卵期：19．18～103．00U／L

黄体期：1．2～12．86U／L

多数绝经期：10．87～58．60U／L

【临床意义】

1．LH 增高　见于卵巢切除、提早绝经、卵巢发育不全、初期睾丸衰退、曲细精管发育不全、睾丸切除、无睾丸、睾丸发育不全等。

2．LH 减低见于腺垂体功能低下、黄体功能不全、口服避孕药后。

注：测定血清 LH 峰值是预测排卵的最有效方法，通常与 FSH 同时测定。

雌二醇（E2）

【检验方法】化学发光法

【检验标本】静脉血

【送检要求】抽取静脉血 3ml 注入干燥试管送检，一般与 FSH、LH、PRL、Progesterone、E3 同时测定。

【检验部门】内分泌室

【参考区间】

男性：20～75ng／L

正常月经女性：

卵泡期：24～114ng／L

黄体期：80～273ng/L

绝经期：20～88ng／L

【临床意义】

1．E2 升高妊娠、多胎妊娠、卵巢癌、男性乳房发育等。

2．E2 降低卵巢功能不全、绝经期综合征、服用避孕药。

雌三醇（E3）

【检验方法】化学发光法

【检验标本】静脉血

【送检要求】抽取静脉血 3ml 注入干燥试管送检，一般与 FSH、LH、PRL、Progesterone、E2 同时测定。

【检验部门】内分泌室

【参考区间】男性及未孕妇女<7nmol／L(2ng/ml)

【临床意义】主要用于高危妊娠监测，妊娠后3个月时血E3急剧减少30%～40%，提示胎盘功能减退；急剧减少50%以上，提示胎盘功能显著减退。

孕酮（Progesterone）

【检验方法】化学发光法

【检验标本】静脉血

【送检要求】抽取静脉血3ml注入干燥试管送检，一般与FSH、LH、PRL、E2、E3同时测定。

【检验部门】内分泌室

【参考区间】

男性：0．1～0．84μg／L

女性：

卵泡期：3．31～1．52μg／L

黄体期：5．16～18．56μg／L

绝经期：<0．1～0．78μg／L

【临床意义】

1．孕酮增高 见于先天性肾上腺皮质增生、库欣综合征、葡萄胎等。

2．孕酮减低见于流产、妊娠高血压综合征、无脑儿畸胎妊娠、胎儿宫内死亡、腺垂体功能低下、绒毛膜上皮癌、黄体功能不全等。

催乳素（PRL）

【检验方法】化学发光法

【检验标本】静脉血

【送检要求】抽取静脉血3ml注入干燥试管送检，与LH、FSH、Progesterone、

E2、E3 同时测定。

【检验部门】内分泌室

【参考区间】

男性：2．64～13．13μg／L

女性：

小于 50 岁：3．34～26．72μg／L；

大于 50 岁：2．74～19．64μg／L

【临床意义】

1．PRL 增高　见于妊娠、哺乳、恶性肿瘤（下丘脑垂体）、产后闭经泌乳综合征、甲状腺功能减退症、乳腺癌、多囊性卵巢、某些药物影响（雌激素、避孕药等）。

2．PRL 减低　见于垂体前叶功能减退症、单纯性 PRL 分泌缺乏症。

睾酮（Testosterone）

【检验方法】化学发光法

【检验标本】静脉血

【送检要求】抽取静脉血 3ml 注入干燥试管送检，与 LH、PRL、FSH、E2、E3 同时测定。

【检验部门】内分泌室

【参考区间】

男性：1．75～7．81μg／L

女性：<0．1～0．75μg／L

【临床意义】

1．睾酮增高　见于先天性肾上腺皮质增生、库欣综合征、睾丸或卵巢肿瘤、女性多毛症、应用雄性激素等。

2．睾酮减低见于腺垂体功能低下、先天性睾丸发育不良、阳痿等。

胰岛素（INS）

【检验方法】化学发光法

【检验标本】静脉血

【送检要求】抽取静脉血2ml注入干燥试管送检，一般与C-肽同时测定。

【检验部门】内分泌室

【参考区间】13～161pmol／L

【临床意义】

1．INs增高　见于胰岛细胞瘤、嗜铬细胞瘤、甲状腺功能亢进症、肥胖症、胰岛素自身免疫综合征。

2．INs降低见于糖尿病、胰腺炎、胰切除术后、垂体前叶功能减退等。

c-肽（cP）

【检验方法】化学发光法

【检验标本】静脉血

【送检要求】抽取静脉血2ml注入干燥试管送检，一般与INS同时测定。

【检验部门】内分泌室

【参考区间】2．5～10．5ng／ml

【临床意义】C一肽测定的临床意义同胰岛素，但其对糖尿病治疗措施的选择有参考价值。如非胰岛素依赖型糖尿病病人（NIDDM）是由于胰岛素受体不足，或亲和力降低，或存在胰岛素抗体等原因，则应用胰岛素并无效果，因为这种病人C一肽不降低（反映胰岛素分泌并不缺少）；若为胰岛素依赖型糖尿病病人（1DDM），则血浆C一肽含量降低，应用胰岛素治疗有效。

人绒毛膜促性腺激素（β-HCG）

【检验方法】化学发光法

【检验标本】静脉血

【送检要求】抽取静脉血 2ml 注入干燥试管送检。

【检验部门】内分泌室

【参考区间】正常男性：<0. 5～2. 67U／L

正常女性：<0. 5～2. 9U／L

妊娠妇女：

0. 2～1 周：5～50U／L

1～2 周：50～500U／L

2～3 周：100～5 000U／L

3～4 周：500～10 000U／L

4～5 周：1 000～50 000U／L

5～6 周：1 0000～100 000U／L

6～8 周：15 000～200 000U／L

8～12 周：10 000～100 000U／L

【临床意义】HCG 在月经延期 3 天左右即可检测出，孕期 9～12 周血中浓度达高峰，可高达 150 000U／L 以上，此后逐渐下降，18 周降至最低水平约 12 000～28 000U／L，直至分娩后 4 天达正常水平。因此可用以诊断早孕及宫外孕，进行先兆流产的动态观察及判断预后，还可作为孕期的监护观察指标。此外，也可用于绒癌、恶性葡萄胎等作为辅助诊断及治疗后随访的观察指标。男性非精原细胞的睾丸肿瘤患者血中 HCG 值也很高（升高率达 48%～86%），故测定 HCG 亦可作为睾丸肿瘤高危人群（隐睾、睾丸肿瘤患者单卵孪生兄弟）的筛查试验。

骨钙素（Osteocalcin）

【检验方法】放免法

【检验标本】静脉血

【送检要求】抽取静脉血 2ml 注入干燥试管送检，避免溶血。

【检验部门】内分泌室

【参考区间】1．8～8．4ng／ml

【临床意义】血清骨钙素是骨形成的标志物，当骨代谢活跃时，血清骨钙素升高，如甲状旁腺功能亢进症、肢端肥大症、Paget's 骨病、癌伴骨转移。在甲状腺功能减退和糖皮质激素治疗时，血清骨钙素降低。骨钙素测定还能用作骨质疏松症治疗疗效监测指标。

血清降钙素原（PcT）

【检验方法】免疫比浊法

【检验标本】静脉血

【送检要求】抽取静脉血 2ml 注入干燥试管送检。

【检验部门】生化室

【参考区间】<1．5μtg／L

【临床意义】降钙素原（PCT）是降钙素前提物，且无激素活性，含 116 个氨基酸残基，由 N 末端一降钙素-C 末端三部分组成。PCT 是细菌感染所致急性重症全身性炎症反应的良好指标，且不受体内激素水平的影响，在体内半衰期达 25～30h。在生理状态下，PCT 由甲状腺 C 细胞或其他内分泌细胞产生；在病理状态下（主要是细菌感染），产生 PCT 的主要部位在肝脏，外周血单核细胞、脾、肺或神经内分泌细胞也是产生 PCT 的主要场所。内毒素、细胞因子可直接刺激 PCT 释放。

PCT 作为一种新的、具有创新意义的严重细菌感染等疾病的实验指标，大大提高了临床诊断的准确性，为重症监护、放化疗、服用免疫制剂或器官移植等患者合并发热时提供了极其重要的鉴别诊断依据，为进一步的检查和治疗提供临床依据。

1．对脓毒症（败血症）做早期诊断，PCT 血清浓度与细菌感染和败血症严重程度成正比。

2．对系统或软组织严重感染（腹膜炎或软组织感染等）做早期诊断，在系统炎症情况下，PCT 浓度明显升高并持续上升。

3．细菌感染和非细菌性炎症反应的鉴别诊断，如自身免疫性疾病患者 PCT 血清浓度轻度升高，但并发感染的病人血清 PCT 浓度明显升高。

4．细菌感染和病毒感染的鉴别诊断（脑脊膜炎等）能够诊断性地区分细菌感染与病毒感染。

5．器官移植术后鉴别诊断，细菌、病毒、真菌感染是器官移植常见并发症。由于排斥反应的影响，使传统感染诊断出现困难，PCT 能特异性鉴别诊断器官移植感染。

6．对高危感染者进行连续监测（重症监护室、器官移植术后等）。

7．对上述疾病严重程度及其预后的判断和疗效评价。

甲状旁腺激素（PTH）

【检验方法】化学发光法

【检验标本】静脉血

【送检要求】抽取静脉血 2ml 注入干燥试管送检，避免溶血。

【检验部门】内分泌室

【参考区间】15～65pg/ml

【临床意义】PTH 是细胞外液钙浓度控制的主要因素，通过减少肾脏钙排出和加速骨骼贮存钙释放使血钙升高。血钙浓度升高会抑制 PTH 分泌。检测血清中 PTH 主要用于原发性甲状旁腺功能亢进症的诊断，由肾衰竭引起的继发性甲状旁腺功能亢进症的确诊，高钙血症的鉴别诊断，非甲状旁腺恶性肿瘤引起的高钙血症的鉴别诊断等。

第十四章　临床化学检验

第一节　电解质及微量元素测定

钾（K+）

【检验方法】ISE 法（离子选择电极法）

【检验标本】静脉血

【送检要求】抽取静脉血 2ml 注入干燥试管尽快送检，避免溶血。

【检验部门】生化室

【参考区间】35～53mmol / L

【临床意义】

1. 血钾浓度增高　见于肾上腺皮质功能减退症、急性或慢性肾衰竭、休克、组织挤压伤、重度溶血、口服或注射含钾液过多等。

2. 血钾浓度降低常见于严重腹泻、呕吐、肾上腺皮质功能亢进、服用利尿药、应用胰岛素等。家族性周期性瘫痪在发作时血清钾下降，可低至 25mmol / L 左右，但发作间歇期血清钾正常。

钠（Na+）

【检验方法】ISE 法

【检验标本】静脉血

【送检要求】抽取静脉血 2ml 注入干燥试管，尽快送检。

【检验部门】生化室

【参考区间】136～145mmol / L

【临床意义】

1. 血钠浓度增高　临床少见，可见于肾上腺皮质功能亢进、严重脱水、中枢性尿崩症等。

2. 血钠浓度减低见于胃肠道疾病引起的消化液丢失、严重肾盂肾炎、肾小球严重损害、肾上腺皮质功能不全、糖尿病、应用利尿药、大量出汗、大面积烧伤等。

氯（CT）

【检验方法】ISE 法

【检验标本】静脉血

【送检要求】抽取静脉血 2ml 注入干燥试管，尽快送检。

【检验部门】生化室

【参考区间】96～108mmol/L

【临床意义】

1. 血氯浓度增高　常见于高钠血症、失水大于失盐、高血氯性代谢性酸中毒、过量输入生理盐水等。

2. 血氯浓度减低临床上低氯血症较为多见，常见原因有胃肠疾病引起的消化液丢失、肾小管严重损害、肾上腺皮质功能不全、糖尿病、应用利尿药、低盐饮食等。

钙（Ca2+）

【检验方法】邻钾酚酞络合铜比色法

【检验标本】静脉血

【送检要求】抽取静脉血 2ml 注入干燥试管，尽快送检。或用肝素抗凝血浆标本，但不能用 EDTA-Na2 及草酸盐作抗凝药。

【检验部门】生化室

【参考区间】

儿童：2．23～2．80mmol/L

成人：2．08～2．60mmol / L

【临床意义】

1．血钙浓度增高　甲状旁腺功能亢进症、代谢性酸中毒、肾肿瘤、维生素D过多症等。

2．血钙浓度降低甲状旁腺功能减退症、佝偻病、软骨病、慢性肾小球肾炎、尿毒症、维生素D缺乏症等。

磷（P）

【检验方法】磷钼酸比色法

【检验标本】静脉血

【送检要求】抽取静脉血2ml注入干燥试管，尽快送检，溶血标本会使结果偏高，不宜采用。

【检验部门】生化室

【参考区间】

成人：0．96～1．62mmol / L

儿童：1．45～2．10mmol/L

【临床意义】

1．血磷浓度增高　甲状旁腺功能减退症、慢性肾小球肾炎晚期、维生素D过多症、多发性骨髓瘤及骨折愈合期。

2．血磷浓度减低　甲状旁腺功能亢进症、佝偻病或软骨病伴有继发性甲状旁腺增生、肾小管变性病变、肾小管重吸收磷功能发生障碍而致的血磷偏低（如范可尼综合征）。

镁（Mg2+）

【检验方法】甲基麝香草酚蓝比色法

【检验标本】静脉血

【送检要求】采样前避免大量使用维生素、利尿药等，此类药物可使血清镁降低。

【检验部门】生化室

【参考区间】0．67～1．1mmol／L

【临床意义】

1．血镁浓度增高①肾脏疾病；②内分泌疾病如甲状腺或甲状旁腺功能减退症、艾迪生病、长期服用皮质激素等；③其他疾病，如多发性骨髓瘤、原发性高血压、低温麻醉、脱水等。镁过高也可引起深部跟腱反射消失、房室传导阻滞、心动过速等。镁测定值>25mmol／L时应立即采取治疗措施，并应考虑可能有肾功能不全存在。

2．血镁浓度降低急性胰腺炎、急性心肌梗死、晚期肝硬化、肾盂肾炎、原发性醛固酮增多症、甲状腺或甲状旁腺功能亢进症、佝偻病、长期腹泻、婴儿肠切除术后等。镁测定值<0．6mmol／L可考虑低镁血症。

锌（zn）

【检验方法】吡啶偶氮酚显色法

【检验标本】血清

【送检要求】抽取静脉血2ml注入干燥试管，尽快送检，避免标本溶血。

【检验部门】生化室

【参考区间】9．0～20．7gmol／L。

【临床意义】

1．血锌浓度降低见于酒精中毒性肝硬化、肺癌、心肌梗死、慢性感染、营养不良、恶性贫血、胃肠吸收障碍、妊娠、肾病综合征及部分慢性肾衰竭患者。儿童缺锌可出现嗜睡、生长迟缓、食欲低下、男性性腺发育不全和皮肤改变。

2．血锌浓度增高　见于工业污染引起的急性锌中毒。

铜（Cu）

【检验方法】原子吸收分光法

【检验标本】静脉血

【送检要求】标本避免溶血。

【检验部门】生化室

【参考区间】

男性：11．0～22．0μmaol／L

女性：12．6～24．4μmol／L

儿童：12．6～29．9μmol／L

【临床意义】

1．血铜浓度增高　见于色素沉着症、肝硬化、霍奇金病、急慢性白血病、巨细胞性贫血和再生障碍性贫血、创伤、结核病、急性感染、结缔组织病、甲状腺功能亢进症等；妇女妊娠期、雌激素增高、口服避孕药，肾透析者也可引起铜增高。

2．血铜浓度降低见于婴儿贫血或中性粒细胞减少症、腹泻、骨骼改变及低血铜症。肝豆状核变性症以及一些低蛋白血症，如营养不良和肾病综合征等。

硒（se）

【检验方法】原子吸收分光法

【检验标本】全血

【送检要求】静脉血用 EDTA-K2 抗凝，及时送检。

【检验部门】生化室

【参考区间】全血 58～234μg/L；血清或血浆 46～143μg／L

【临床意义】

1．血硒浓度增高见于硒中毒。

2．血硒浓度降低见于克山病、心肌梗死、冠心病、肝炎、肝硬化、溶血性贫血、糖尿病性视网膜炎及白内障和消化道癌症。

铬（cr）

【检验方法】原子吸收分光法

【检验标本】静脉血

【送检要求】静脉血2ml注入干燥试管送检，避免溶血。

【检验部门】生化室

【参考区间】2．3～40．3nmol／L

【临床意义】铬的生理作用与胰岛素的功能有关，被称为“葡萄糖耐量因子”。增高见于铬中毒、肾透析患者。降低见于糖尿病、冠心病。缺铬可造成血脂与脂类增加，出现动脉硬化的改变。

碘（I）

【检验方法】化学比色法

【检验标本】静脉血

【送检要求】静脉血2ml注入干燥试管送检，避免溶血。

【检验部门】生化室

【参考区间】无机碘4．5～9．0μg／L

【临床意义】

1.血清碘浓度降低　主要见于长期碘摄入不足引起的一类疾病，如地方性甲状腺肿和地方性克汀病。

2.血清碘浓度增高　通常见于摄入含碘量高的食物，及在治疗甲状腺肿等疾病中使用过量的碘剂等，常见有高碘性甲状腺肿、高碘性甲状腺功能亢进等。

锰（Mn）

【检验方法】原子吸收分光法

【检验标本】全血

【送检要求】静脉血用 EDTA-K2 抗凝，及时送检。

【检验部门】生化室

【参考区间】全血 5．5～15μg／L

【临床意义】

1．血锰浓度增高　见于心肌梗死、急慢性肝炎、坏死性肝硬化、目光过敏症、急性白血病、骨髓瘤、锰中毒、孕妇等。其中心肌梗死锰升高最快，可作为早期诊断心肌梗死的可靠指标之一。

2．血锰浓度降低见于多发性硬化症、各种贫血、慢性淋巴细胞白血病、淋巴肉芽肿、软骨病、骨畸形等。

钼（Mo）

【检验方法】原子吸收分光法

【检验标本】静脉血或尿

【送检要求】静脉血 2ml 注入干燥试管送检。记录 24h 尿量并及时送检。

【检验部门】生化室

【参考区间】血清 4．8～5．9ng／ml；尿 296．9～3 19．0ng／24h。

【临床意义】

1．钼浓度增高见于白血病、缺铁性贫血。钼中毒在人类中相当罕见。

2．钼缺乏地区的人群中食管癌的发生率增加。癌症时血及尿钼减少。

镍（Ni）

【检验方法】原子吸收分光法

【检验标本】静脉血

【送检要求】静脉血 2ml 注入干燥试管，及时送检。

【检验部门】生化室

【参考区间】非职业接触者血清镍<5μg/L。

【临床意义】

1. 镍浓度增多　见于白血病，心肌梗死后血清镍显著增多，很有诊断价值。

2. 镍浓度降低见于各种贫血病人，降低程度与贫血严重程度有关。

铝（Al）

【检验方法】原子吸收分光法

【检验标本】静脉血

【送检要求】送检标本避免普遍存在的铝污染。

【检验部门】生化室

【参考区间】血清铝浓度2.1～4.3gg/L

【临床意义】血清铝浓度增高见于铝中毒，铝中毒时可干扰钙磷代谢，导致骨软化及骨萎缩，并对神经系统造成不良影响，导致精神及神经障碍。砷（As）

【检验方法】原子吸收分光法

【检验标本】全血或尿液

【送检要求】静脉血2ml注入干燥试管送检。尿液及时送检。

【检验部门】生化室

【参考区间】全血0.4～12μg/L；尿液2.3～31.0μg/L。

【临床意义】血砷浓度增高见于急、慢性砷中毒。

铅（Pb）

【检验方法】原子吸收分光法

【检验标本】全血

【送检要求】肝素抗凝

【检验部门】生化室

【参考区间】全血：儿童<1.45gmol/L；成人1.93～4.83μmol/L

【临床意义】

1．铅浓度增高见于铅中毒。铅中毒时可发生一系列临床反应，如腹痛、恶心、虚弱、感觉异常；儿童可发生呆滞、烦躁、呕吐等胃肠道及运动失调的症状。

2．铅浓度降低见于心肌梗死，可出现在发病后的几天内。

镉（Cd）

【检验方法】原子吸收分光法

【检验标本】静脉血

【送检要求】静脉血 2ml 注入干燥试管送检。

【检验部门】生化室

【参考区间】吸烟者〈1mg／L；不吸烟者<0．05mg／L。

【临床意义】镉浓度增高见于镉中毒，镉对机体各器官均有毒性作用，并且与。肾脏病、前列腺癌、高血压、贫血等密切相关，尤以肾脏最为明显，慢性中毒还可引起肺气肿及肺纤维化。

汞（Hg）

【检验方法】原子吸收分光法

【检验标本】全血或尿液

【送检要求】静脉血 2ml 注入 EDTA-K2 抗凝管混匀送检。

【检验部门】生化室

【参考区间】血液<1．5pmol／L；尿液＜0．25μmol／L。

【临床意义】汞对人体有害，过量汞进入人体可以破坏蛋白的结构和功能。其毒性作用主要是损害肾脏、脑组织、肝脏等。

第二节 蛋白质测定

血清总蛋白（TP）

【检验方法】双缩脲法

【检验标本】静脉血

【送检要求】抽取空腹静脉血 2ml 注入干燥试管送检。

【检验部门】生化室

【参考区间】健康人走动后血清总蛋白浓度为 64～83g / L；健康人静卧时，血清总蛋白浓度为 60～78g / L。

【临床意义】

1. TP 增高　常见于脱水和血液浓缩，多发性骨髓瘤（主要是球蛋白的增加，其量可超过 50g / L，总蛋白则可超过 100g / L）。

2. TP 减低常见于血浆水分增加（水钠潴留），肝功能障碍（蛋白质的合成减少，以白蛋白的下降最为显著），消耗性疾病（严重结核病、甲状腺功能亢进症和恶性肿瘤）、营养不良、广泛烧伤、肾病综合征、溃疡性结肠炎、大量反复放胸腔积液和腹水。人血白蛋白（Alb）

【检验方法】溴甲酚绿法

【检验标本】静脉血

【送检要求】抽取空腹静脉血 2ml 注入干燥试管送检。

【检验部门】生化室

【参考区间】健康成人血白蛋白浓度为 34～48g / L；4～14 岁儿童人血白蛋白浓度为 38～54g / L。

【临床意义】

1. 人血白蛋白增高见于脱水和血液浓缩。

2. 人血白蛋白减低见于急性大量出血或严重烫伤、肝脏合成白蛋白功能障碍、营养不良、消耗性疾病、腹腔恶性肿瘤、肾病综合征、妊娠晚期。

球蛋白（Bobulin,G）

【检验方法】公式计算法

【检验标本】静脉血

【送检要求】抽取空腹静脉血 2ml 注入干燥试管送检。

【检验部门】生化室

【参考区间】20～30g/L

【临床意义】

1．球蛋白增高

（1）感染性疾病：结核病、疟疾、血吸虫病等。

（2）自身免疫性疾病：系统性红斑狼疮、硬皮病、风湿热、类风湿关节炎等。

（3）多发性骨髓瘤，此时 γ 球蛋可增至 20～50g / L。

（4）慢性活动性肝炎、肝硬化。

2．球蛋白减低

（1）生理性降低：正常婴儿出生后至 3 岁内。

（2)长期应用。肾上腺皮质激素和其他免疫抑制药有抑制免疫功能的作用，会导致球蛋白的合成减少。

白蛋白 / 球蛋白比值（A / G）

【检验方法】计算法

【检验标本】静脉血

【送检要求】抽取空腹静脉血 2ml 注入干燥试管送检。

【检验部门】生化室

【参考区间】1．5～2．5：1

【临床意义】

1．比值增高　临床上少见，可能是白蛋白增多和球蛋白降低所致。

2．比值降低慢性活动性肝炎、肝硬化、肾病综合征、低蛋白血症。

血清黏蛋白

【检验方法】磷钨酸沉淀法

【检验标本】静脉血

【送检要求】抽取空腹静脉血 2ml 注入干燥试管送检。

【检验部门】生化室

【参考区间】健康成人血清黏蛋白含量以蛋白计为 0．75～1．35g／L；以酪氨酸计为 31．5～56．7mg／L。

【临床意义】

1．血清黏蛋白增高见于肿瘤、结核、肺炎、系统性红斑狼疮、风湿热、风湿性关节炎，各种急慢性炎症、坏死、增生及外伤等。

2．血清黏蛋白降低见于肝细胞损伤及某些内分泌功能失调。

连续测定对同一患者病程转归的判断有一定的参考价值。

血清前白蛋白（PA）

【检验方法】免疫比浊法

【检验标本】静脉血

【送检要求】抽取空腹静脉血 2ml 注入干燥试管，避免溶血及时送检。

【检验部门】生化室

【参考区间】170～420mg／L

【临床意义】前白蛋白是由肝脏细胞合成的糖蛋白，电泳时迁移在白蛋白之前，故名。

1．营养不良的诊断和监测　蛋白质营养不良患者，血清前白蛋白浓度会降低。

2．肝病的诊断　多数肝病患者前白蛋白下降至 50%以下，在坏死性肝硬化时几乎可降至零。作为早期肝功能损伤的指标比 ALT 特异，比白蛋白和转铁蛋白敏感。

血清蛋白电泳（SPE）

【检验方法】醋酸纤维膜电泳法

【检验标本】静脉血

【送检要求】抽取空腹静脉血 2ml 注入干燥试管，避免溶血及时送检。

【检验部门】生化室

【参考区间】白蛋白 57%～68%；α1 球蛋白 1%～5.7%；α2 球蛋白 4.9%～11.2%；β 球蛋白 7%～13%；γ 球蛋白 9.8%～18.2%

【临床意义】血清蛋白醋酸纤维膜电泳，通常可分离出 Alb、α1、α2、β、γ 球蛋白 5 个组分。以下几种疾病时电泳分析结果可有较显著的变化（表 14-1）。

表 14-1　血清蛋白电泳的临床意义

病名	白蛋白	球蛋白			
		α1	α2	β	γ
肾病	↓↓	↑	↑↑	↑	
弥漫性肝损害	↓↓	↑	↓	↓	
肝硬化	↓↓	↓	↓	β-γ 桥	
原发性肝癌	↓↓	AFP			↑
多发性骨髓瘤±	↓			↑	↑↑
慢性炎症	↓	↑	↑		↑
妊娠	↓			↑	↓
无丙种球蛋白血症					↓↓
双蛋白血症	双峰				

·异常球蛋白，可出现 M 区带

铜蓝蛋白（CP）

【检验方法】免疫比浊法

【检验标本】静脉血

【送检要求】抽取空腹静脉血 2ml 注入干燥试管，避免溶血及时送检。

【检验部门】生化室

【参考区间】180～450mg／L

【临床意义】CP 是一种由肝脏合成的具有酶活性的含铜糖蛋白，作为初级的铜转运蛋白，CP 还能激活补体系统，结合毒素，因而具有免疫调节作用。

1．cP 升高妊娠、服用雌激素和甲状腺素者、恶性肿瘤、硅肺等。

2．cP 降低肾病综合征、低蛋白血症、急性肝炎、肝豆状核变性（Wilson）患者明显减少。

血清肌钙蛋白 I(TnI)

【检验方法】金标法

【检验标本】静脉血

【送检要求】抽取空腹静脉血 2ml 注入干燥试管送检。

【检验部门】生化室

【参考区间】阴性

【临床意义】肌钙蛋白（Troponin）是一种控制肌肉收缩的蛋白质，它通常有三个亚型：TnT、TnI、TnC。研究表明，TnI 是心肌梗死特异的生化标记物，其敏感性和特异性明显高于 CK-Mb。一般于心肌梗死后 4～6h 在血液中出现，于 14h 达到高锋，持续升高约 190h。TnI 检测对于心肌梗死早期诊断和监视心肌梗死病人的预后十分有用。

血清肌红蛋白（MB）

【检验方法】化学发光法

【检验标本】静脉血

【送检要求】干燥试管，空腹取血 3ml，注意避免溶血。

【检验部门】免疫室

【参考区间】<72ng / ml

【临床意义】血清 MB 测定被用作急性心肌梗死的早期诊断指标，急性心肌梗死后 1～3h，血清 MB 开始升高，4～12h 达峰值，12h 开始下降，24h 后大部分恢复正常。血清 MB 升高的幅度和持续时间与梗死面积及心肌坏死程度呈正相关。连续检测 MB 对药物溶栓治疗后的效果诊断也有一定帮助。其他因素也会导致 MB 升高，故测定结果要结合临床分析。

脂蛋白 a[Lp(a)]

【检验方法】免疫比浊法

【检验标本】静脉血

【送检要求】干燥试管，空腹取血 3ml，注意避免溶血。

【检验部门】生化室

【参考区间】<300mg/L

【临床意义】

1. Lp（a）增高①生理性增高：妊娠时可明显升高；②病理性增高：见于动脉粥样硬化、脑梗死、脑动脉硬化、急性时相反应等。已有不少研究证明，血液中 Lp（a）水平持续增高与心绞痛、心肌梗死、脑出血密切相关。

2. Lp（a）降低见于严重肝病。

甲状腺球蛋白（TG）

【检验方法】化学发光法

【检验标本】静脉血

【送检要求】干燥试管，空腹取血 3mi，注意避免溶血。

【检验部门】免疫室

【参考区间】10～78mg／L

【临床意义】甲状腺滤泡状癌，TG 可明显升高；亚急性甲状腺炎、突眼性甲状腺肿，TG 可升高；甲状腺瘤、甲状腺囊肿、甲状腺功能亢进症、慢性淋巴细胞性甲状腺炎也可见 TG 升高。

糖化血红蛋白（HbAlc）

【检验方法】亲和层析法

【检验标本】静脉血（抗凝）

【送检要求】静脉血 2ml 注入 EDTA-K2 抗凝管混匀送检。

【检验部门】生化室

【参考区间】健康成人 4．2％～6．2％

【临床意义】用于评定糖尿病的控制程度，当病情失控时，糖化血红蛋白浓度可高至正常值的 2 倍以上。糖化血红蛋白的所占比率能反映测定前 1～2 个月内血糖的平均水平，可作为糖尿病较长时间控制的良好观察指标。

糖化血清蛋白

【试验方法】比色法

【检验标本】静脉血

【送检要求】抽取静脉血 2ml 注入干燥试管送检。

【检验部门】生化室

【参考区间】健康成人 1．9 至 0．25mmol／L

【临床意义】血清蛋白半衰期较短，不受临时血糖浓度波动的影响，可有效地反映患者过去 1～2 周内平均血糖水平。同一患者前后连续检测结果的比较更有价值。

α1-酸性糖蛋白（α1-AG）

【检验方法】比浊法

【检验标本】静脉血

【送检要求】抽取静脉血 2ml 注入干燥试管送检。

【检验部门】生化室

【参考区间】055～1．4g/L

【临床意义】α-酸性糖蛋白由肝脏及白细胞合成，是主要的急性时相反应蛋白。

1．α-AG 升高见于炎症、类风湿关节炎、SLE、恶性肿瘤（肝细胞癌）、手术病人及心肌梗死等。

2．α- AG 降低见于营养不良、妊娠、严重肝损害等情况。

结合珠蛋白（HP）

【检验方法】比浊法

【检验标本】静脉血

【送检要求】抽取静脉血 2ml 注入干燥试管送检。

【检验部门】生化室

【参考区间】0．5～2．2g / L。

【临床意义】结合珠蛋白又称触珠蛋白。

1．急性时相反应中血浆 HP 增高。有组织坏死时，12～24h 后，其含量升高，并在 72～96h 达峰值。烧伤和肾病综合征引起大量蛋白质丢失的情况下亦可见 HP 增加。

2．血管内溶血时，由于 HP 与血红蛋白结合，其含量明显下降。

3．严重肝病患者 HP 的合成降低。

α1-微球蛋白（α1-MG）

【检验方法】免疫比浊法

【检验标本】静脉血或尿液

【送检要求】抽取空腹静脉血 2ml 注入干燥试管送检，或随机中段尿 4ml，及时送检。

【检验部门】生化室

【参考区间】血清：10～30mg／L；尿液：0～12mg／L。

【临床意义】α-微球蛋白主要在淋巴细胞和肝脏中生成，广泛分布于体液及淋巴细胞表面。正常情况下，血液中游离α1-MG 可自由通过肾小球滤过膜，并在近曲小管被重吸收和代谢。

1．α1-MG 升高　见于原发性肾小球肾炎、糖尿病性肾病、狼疮性肾病、急慢性肾衰竭。

2．α1-MG 降低见于肝炎或肝硬化等肝实质性病变。

β2-微球蛋白（β2-MG）

【检验方法】免疫注射比浊法

【检验标本】静脉血或尿液

【送检要求】干燥试管，空腹取血 3ml，注意避免溶血，或随机中段尿 4ml，及时送检。

【检验部门】生化室

【参考区间】血清 0．7～2．0mg／L；尿<0．32mg／L。

【临床意义】

1．血清β2-MG 升高　肾功能是影响血清β2-微球蛋白浓度的主要因素，急性肾小球肾炎、慢性肾功能不全时升高；血液系统肿瘤、恶性实体瘤、自身免疫性疾病时亦升高。

2．尿β2-MG 升高用于肾小管性蛋白尿、上下尿路感染的鉴别诊断。肾移

植排斥反应出现时明显升高，连续检测有一定的预后价值。γ微球蛋白（γ-MG）

【检验方法】免疫注射比浊法

【检验标本】静脉血

【送检要求】干燥试管，空腹取血3ml，注意避免溶血。

【检验部门】生化室

【参考区间】血清0．64．～1．04mg/L

【临床意义】γ-微球蛋白是一种分泌性低分子量蛋白质。肾脏是清除血液循环中γ-微球蛋白的唯一器官，血清γ-微球蛋白浓度主要由肾小球滤过率（GFR）决定。所以，血清γ-微球蛋白的浓度是一种非常理想的反映GFR的内源性标志物。

超敏C反应蛋白（hs—CRP）

【检验方法】乳胶增强免疫散射比浊法

【检验标本】静脉血

【送检要求】干燥试管，空腹取血3ml，注意避免溶血。

【检验部门】生化室

【参考区间】<5mg / L

【临床意义】CRP作为一种急性时相蛋白，在各种急慢性感染、组织损伤、恶性肿瘤、心肌梗死、手术创伤、放射线损伤时，CRP在病后数小时迅速升高，病变好转时，又迅速降至正常。没有感染时，CRP的持续低浓度升高，与动脉血栓事件危险性的升高相关。

第三节　肾功能血清胱抑素C(Cys-c)

【检验方法】透射比浊法

【检验标本】静脉血

【送检要求】抽取静脉血2ml注入干燥试管送检，可与Urea、Cr同测。

【检验部门】生化室

【参考区间】0.55～1.55mg/L

【临床意义】胱抑素C（Cystain C,Cys-C）是一种非糖基化的碱性蛋白，相对分子量较小，包括木瓜蛋白酶家族中的组织蛋白、酶和钙离子激活蛋白酶家族中的钙离子激活蛋白。它能在细胞内肽类和蛋白质代谢特别是胶原代谢中起重要作用。Cys-C在所有粒细胞中均有表达，产生速率十分稳定，在体内唯一的代谢途径是通过肾小球滤过排泄，不被肾小管上皮细胞分泌，但在近曲小管有一定的重吸收，只是在重吸收后被完全分解代谢，所以不会再返回血液中，且不受炎症、胆红素、饮食、体重、溶血、三酰甘油、性别、年龄等影响，在临床上可作为评估肾小球滤过率（GFR）的重要指标。

1. Cys-c作为肾病诊断的标志物。

2. 评价老人肾功能状态的最佳指标。

3. 作为各种肾病（糖尿病、高血压、肾炎）早期预测标志物。

4. 用作监测。肾移植病人术后肾功能及疗效动态跟踪。

5. 用作评价肾小球滤过率（GFlR）的指标。

6. 肾小球损伤标志物，优于肌酐、尿酸、尿素氮等。血尿素氮（Urea）

【检验方法】尿素酶法

【检验标本】静脉血

【送检要求】抽取静脉血2ml注入干燥试管送检，可与Cr同测。

【检验部门】生化室

【参考区间】2.86～8.2mmol/L

【临床意义】

1. 血尿素氮增高各种原因引起脱水、休克、心功能衰竭的肾前性病理性增高，各种肾脏疾患所致肾功能不全或衰竭、尿路梗阻等。

2. 血尿素氮减少少见。主要见于严重肝病、肝坏死等。

注：血氯升高可使尿素氮测定结果偏高，溶血标本对测定有干扰；磺胺类药物、水合氯醛、呋塞米、大麻可使测定值增高。

血肌酐（Cr）

【检验方法】苦味酸法

【检验标本】静脉血

【送检要求】抽取静脉血 2ml 注入干燥试管送检。

【检验部门】生化室

【参考区间】

男性：53～97pmol / L

女性：44～80tamol / L

【临床意义】在肾脏疾病初期，血清肌酐值通常不升高，直至。肾脏实质性损害时，血清肌酐值才增高。在正常肾血流条件下，肌酐值如升高至 176～353μmol / L，提示为中度至严重的肾损害。所以血肌酐测定对晚期肾脏病临床意义较大。

血尿酸（uA）

【检验方法】尿酸氧化酶法

【检验标本】静脉血

【送检要求】抽取静脉血 2ml 注入干燥试管送检。

【检验部门】生化室

【参考区间】90～420pmol / L

【临床意义】

1. 尿酸测定对痛风诊断最有帮助，痛风患者血清中尿酸增高。

2．核酸代谢增加时，如白血病、多发性骨髓瘤、真性红细胞增多症等，血清尿酸常见增高。

3．在肾功能减退时，常伴有血清尿酸增高。

4．氯仿中毒、四氯化碳中毒及铅中毒、子痫、妊娠反应及食用富含核酸的食物等，均可引起血中尿酸含量增高。

第四节　肝胆功能总胆红素（T-Bili）

【检验方法】改良 J-G 法

【检验标本】静脉血

【送检要求】抽取静脉血 2ml 注入干燥试管避光及时送检，避免标本溶血。

【检验部门】生化室

【参考区间】3．4～17．1μmol/L

【临床意义】总胆红素是直接胆红素与间接胆红素的总和。总胆红素、直接胆红素同时测定可对胆红素的来源做鉴别。总胆红素增加的原因：胆道阻塞、肝炎、肝硬化、溶血性综合征等。

注：咖啡因、胆碱药物、维生素 C、维生素 A、吗啡等能使测定值增高。直接胆红素（D-Bili）

【检验方法】重氮法

【检验标本】静脉血

【送检要求】抽取静脉血 2ml 注入干燥试管避光及时送检，避免标本溶血。

【检验部门】生化室

【参考区间】0～3．4gmol / L

【临床意义】直接胆红素升高多属胆汁淤积性黄疸和肝细胞性黄疸，溶血性黄疸病人直接胆红素不变或稍高。结合间接胆红素（I-Bili）、尿胆红素和尿胆原定性等指标可进行黄疸类型的鉴别诊断。

间接胆红素（I-Bili）

【检验方法】计算法

【检验标本】静脉血

【送检要求】抽取静脉血 2ml 注入干燥试管避光及时送检，避免标本溶血。

【检验部门】生化室

【参考区间】3．4～13．7μmol/L

【临床意义】间接胆红素增高见于溶血性黄疸、肝细胞性黄疸。

血清总胆汁酸（TBA）

【检验方法】酶比色法

【检验标本】静脉血

【送检要求】抽取静脉血 2ml 注入干燥试管避光及时送检，避免标本溶血。

【检验部门】生化室

【参考区间】0～10gmol / L

【临床意义】升高见于急性肝炎、慢性肝炎、慢性活动性肝炎、肝硬化、酒精性肝脏疾病、中毒性肝脏疾病和肝癌患者；胆管阻塞、胆汁淤积性肝硬化、新生儿胆汁淤积、妊娠性胆汁淤积，血清 TBA 均可显著增高。

透明质酸（HA）

【检验方法】放射免疫法

【检验标本】血清

【送检要求】干燥试管，空腹取血 3ml，注意避免溶血。

【送检部门】免疫室

【参考区间】20～100ng / ml

【临床意义】在伴有肝硬化的肝癌患者中 HA 的含量明显地高于没有肝硬化

的肝癌患者。

血清III型前胶原肽（PIIINP）

【检验方法】放射免疫法

【检验标本】静脉血

【送检要求】干燥试管，空腹取血 3ml，注意避免溶血。

【送检部门】免疫室

【参考区间】7～12mg／L

【临床意义】增高见于原发性肝癌、肝硬化、慢性迁延性肝炎等。血清 PIIIP 含量可作为反映慢性肝病纤维化活动程度的指标。

血清Ⅳ型胶原（CⅣ）

【检验方法】放射免疫法

【检验标本】静脉血

【送检要求】干燥试管，空腹取血 4ml，注意避免溶血。

【送检部门】免疫室

【参考区间】86．9+23．9mg／L

【临床意义】　目前检测Ⅳ，型胶原主要是它在血清中的降解片段，该指标主要用于肝纤维化早期诊断参考，临床证明其与肝纤维化程度呈正相关，可用于药物疗效和预后观察的指标。除肝病之外，糖尿病合并。肾病、肾炎等亦有不同程度的升高。

血氨（BA）

【检验方法】谷氨酸脱氢酶法

【检验标本】静脉血

【送检要求】抽取静脉血 2ml 注入干燥试管送检。

【检验部门】生化室

【参考区间】10．63～47．57gmol／L

【临床意义】血氨增高见于肝性脑病、重型肝炎、尿毒症、消化道出血等。

第五节　酶类测定丙氨酸氨基转移酶（ALT）

【检验方法】连续监测法

【检验标本】静脉血

【送检要求】抽取空腹静脉血 2ml 置于干燥试管送检，避免标本溶血。

【送检部门】生化室

【参考区间】0～40U／L(37℃)

【临床意义】ALT 活性增高见于以下疾病。①肝脏疾病，如传染性肝炎、肝癌、肝硬化活动期、病毒性肝炎、脂肪肝、胆管炎和胆囊炎；②心脑血管疾病，如心肌梗死、心肌炎、心功能衰竭时的肝脏淤血、脑出血等；③药物和毒物，如氯丙嗪、异烟肼、奎宁、水杨酸制剂、乙醇、铅、汞、四氯化碳及有机磷等引起 ALT 活性增高。

天门冬氨酸氨基转移酶（AST）

【检验方法】连续监测法

【检验标本】静脉血

【送检要求】抽取空腹静脉血 2ml 置于干燥试管送检，避免标本溶血。

【送检部门】生化室

【参考区间】0～40U／L(37℃)

【临床意义】AST 在心肌细胞内含量较多，当心肌梗死时，血清中 AST 活性增高，在发病后 6～12h 内显著增高，在 48h 内达到高峰，约在 3～5d 恢复正常。血中 AST 也可来源于肝细胞，各种肝病可引起血清 AST 升高，有时可达 1200U／L，病毒性肝炎还可更高。

碱性磷酸酶（ALP／AKP）

【检验方法】连续监测法

【检验标本】静脉血

【送检要求】抽取空腹静脉血 2ml 置于干燥试管送检，或用肝素抗凝血浆标本，但不能用 ED11A-Na2 及草酸盐作抗凝药。

【送检部门】生化室

【参考区间】健康成人（37℃）

男性：1～12 岁<500U／L；12～15 岁<750U／L；25 岁以上 40～150U／L

女性：1～12 岁<500U／L；15 岁以上 40～150U／L

【临床意义】碱性磷酸酶活性测定常作为肝脏疾病和骨骼疾病的 I 临床辅助诊断指标。血清碱性磷酸酶活性增高可见于：①肝胆疾病，胆汁淤积性黄疸、急性或慢性黄疸型肝炎、肝癌等。②骨骼疾病，纤维性骨炎、成骨不全症、佝偻病、骨软化病、骨转移癌和骨折修复愈合期等。

酸性磷酸酶（ACP）

【检验方法】连续监测法

【检验标本】静脉血

【送检要求】抽取空腹静脉血 2ml 置于干燥试管送检，避免溶血。

【送检部门】生化室

【参考区间】0．5～1．9U／L(37℃)

【临床意义】前列腺癌，特别是有转移时，血清 ACP 可明显增高；溶血性疾病、骨骼疾病、肝胆疾病、急性尿潴留及近期做过前列腺按摩者等，ACP 可轻度增高。

乳酸脱氢酶（LDH）

【检验方法】连续监测法

【检验标本】静脉血

【送检要求】抽取空腹静脉血 2ml 置于干燥试管送检，或用肝素抗凝血浆标本，但不能用 EDTA-Na2 及草酸盐作抗凝药。

【送检部门】生化室

【参考区间】80～285U / L(37℃)

【临床意义】乳酸脱氢酶增高见于心肌梗死、肝炎、肺梗死、某些恶性肿瘤、白血病等。某些肿瘤转移所引起的腹水中乳酸脱氢酶活性往往升高。目前，常用于心肌梗死、肝病和某些恶性肿瘤的临床诊断。

乳酸脱氢酶同工酶

【检验方法】电泳法

【检验标本】静脉血

【送检要求】抽取空腹静脉血 2ml 置于干燥试管及时送检，避免溶血。

【送检部门】生化室

【参考区间】 健康成年人血清中乳酸脱氢酶同工酶有如下规律：LD2>LD1>LD3>LD4>LD5。

【临床意义】

1．LD1 和 LD2 增加伴有 LD3、LD4、LD5 绝对或相对减少，通常见于：①组织损伤如急性心肌梗死、心肌炎、心肌缺氧和肾梗死；②涉及溶血的疾病。

2．5 种同工酶都增加，但 LD。相对地增加最大，可见于：①肝损伤、肝炎或肝外胆汁淤积；②骨骼肌损伤如外伤、手术及肌营养不良等。

3．LD2、LD3、LD4 明显增加见于：①肺、胰、淋巴结和唾液腺坏死和炎症；②血小板增多。

4．LD 增加的同时 LD5 也明显增加，见于心肝同时受累的疾患，如充血性心力衰竭。

脂肪酶（LPs）

【检验方法】比浊法

【检验标本】静脉血

【送检要求】抽取空腹静脉血 2ml 置于干燥试管及时送检。

【送检部门】生化室

【参考区间】0～190U / L

【临床意义】胰腺是人体 LPs 最主要来源。血清 LPS 增高最常见于急性胰腺炎及胰腺癌，偶见于慢性胰腺炎。急性胰腺炎时，血清淀粉酶增加的时间较短，而血清 LPS 活性上升可持续 10～15d。胆总管结石或癌、肠梗阻、十二指肠穿孔等，LPS 有时亦可增高。

α-羟丁酸脱氢酶（α-HBD）

【检验方法】连续监测法

【检验标本】静脉血

【送检要求】抽取空腹静脉血 2ml 置于干燥试管送检。

【送检部门】生化室

【参考区间】72～182U / L(37℃)

【临床意义】HBD 与 LD、AST、CK 及 CK-MB 一起组成心肌酶谱，对诊断心肌梗死有重要意义。心肌梗死患者，血清 HBD 活性增高。此外，活动性风湿性心肌炎、急性病毒性心肌炎、溶血性贫血等，因 LD1 活性增高，故 HBD 活性亦增高。

γ-L-谷氨酰转肽酶（γ-GT）

【检验方法】连续监测法

【检验标本】静脉血

【送检要求】抽取空腹静脉血 2ml 置于干燥试管送检。

【送检部门】生化室

【参考区间】

（37℃）男性 11～50U/L

女性 7～32U / L

【临床意义】轻度和中度增高见于病毒性肝炎、肝硬化、胰腺炎等。明显增高者见于原发或继发性肝癌、梗阻性黄疸、胆汁性肝硬化、胆管炎、胰头癌、肝外胆道癌等。嗜酒或长期接受某些药物如苯巴比妥、苯妥英钠等，血清γ-GT活性升高，口服避孕药也会使γ-GT 活性升高。

α-L-岩藻糖苷酶（AFu）

【检验方法】连续监测法

【检验标本】静脉血

【送检要求】抽取空腹静脉血 2ml 置于干燥试管送检，注意避免溶血。

【送检部门】生化室

【参考区间】10～35U / L(37℃)

【临床意义】

1_AFU 是原发性肝癌（PHC）的标志物和诊断指标。原发性肝癌时 AFu 活性不仅显著高于正常对照组，而且也显著高于转移性肝癌、胆管细胞癌、恶性间皮癌、恶性血管内皮细胞瘤、肝硬化、先天性肝囊肿和其他良性肝占位性病变。

2．AFU 的敏感性高于甲胎蛋白（AFP），特异性则差于 AFP；AFU 与 AFP 无明显相关，二者联合测定可提高肝癌的检出率，特别是对 AFP 阴性和小细胞肝癌的诊断价值更大。

3．慢性肝炎和肝硬化患者血清 AFU 亦增高，但一般轻度升高，且随疾病的治愈和好转而下降。PHC 患者血清 AFU 持续升高，幅度较大，有助于鉴别诊断。

4．血清 AFU 活性与转移性肝癌患者原病灶是否在消化道，PHC 患者肿瘤转移与否及分化程度无关。

5. 血清 AFu 还可作为 PHC 术后监测、追踪观察的较理想指标，其变化与病情严重程度相平行，且早于临床表现 1～2 个月，故可作为 PHC 疗效和预后判断的指标。

6_AFU 随妊娠周数的增加而增加，在自然分娩后或人工终止妊娠后，迅速下降，5d 后降至正常水平。β-N-乙酰氨基葡萄糖苷酶（NAG）

【检验方法】连续监测法

【检验标本】静脉血、尿液

【送检要求】抽取空腹静脉血 2ml 置于干燥试管送检，尿液及时送检。

【送检部门】生化室

【参考区间】

血清：15～27U／L(37℃)

尿液：639±3．19U／g 肌酐

【临床意义】

1. 肝硬化和慢性活动性肝炎晚期，肝组织有纤维化倾向者，血清 NAG 活性升高；中晚期妊娠血清 NAG 活性亦见升高。

2. 尿液 NAG 水平升高见于急慢性肾小球肾炎、慢性肾衰竭、狼疮肾炎、肾病综合征、肾移植术后排斥反应、中毒性肾病、流行性出血热、肝硬化晚期等。

腺苷脱氨酶（ADA）

【检验方法】速率法

【检验标本】静脉血、胸腹水、脑脊液

【采样要求】采静脉血、胸腹水或脑脊液 2～3ml 注入干燥试管送检。

【送检部门】生化室

【参考区间】血清：4~24U／L；胸腹水：0~35U／L：脑脊液：0~6U／L

【临床意义】

1．血清活性升高，常见于肝炎、肝硬化、血色素沉着症。肿瘤引起的梗阻性黄疸、前列腺和膀胱癌、溶血性贫血、风湿热、伤寒、痛风、重症地中海贫血、骨髓性白血病、结核、自身免疫性疾病、传染性单核细胞增多症和心力衰竭等也可以引起ADA升高。

2．ADA在良恶性难辨的渗出液鉴别诊断上有重要价值。ADA对诊断结核性渗出液的特异性和敏感性明显优于活检和细菌学检查。结核性胸腹水ADA活性显著增高，癌性胸腹水不增高，但血清ADA活性二者无显著差别。

3．脑脊液ADA检测可作为中枢神经系统疾病诊断和鉴别诊断的重要指标。结核性脑膜炎显著增高，病毒性脑膜炎不增高，颅内肿瘤及中枢神经系统白血病稍增高。

淀粉酶（AMS）

【检验方法】EPS速率法

【检验标本】静脉血、尿液

【送检要求】抽取空腹静脉血2ml置于干燥试管送检；留取约5ml尿液送检。

【送检部门】生化室

【参考区间】

血清：AMS(37˜C)0˜220U／L

尿液：AMS(37˜C)0～1 200U／L

【临床意义】

1．急性胰腺炎时，血和尿中AMS活性显著升高。急性胰腺炎发病后8～12h血清AMS开始升高，12～24h达高峰，2～5d下降至正常；尿中AMS升高和下降均比血清AMS慢，急性胰腺炎后期测定尿AMS更有价值。流行性腮腺炎、胰腺癌、胰腺外伤、慢性胰腺炎、急性阑尾炎、溃疡病穿孔等，AMS 也可升高，但常低于 500U/L。

2. 血清及尿中 AMS 减低见于肝病。

胆碱酯酶（ChE）

【检验方法】速率法

【检验标本】静脉血

【送检要求】抽取空腹静脉血 2ml 置于干燥试管送检。

【送检部门】生化室

【参考区间】5 000~12 000U / L(37℃)

【临床意义】血清胆碱酯酶测定的临床意义在于酶活性降低。肝脏合成 ChE，故肝实质细胞损害时降低。有机磷毒剂是 ChE 的强烈抑制药，测定血清 ChE 是协助有机磷中毒诊断及预后估计的重要手段。

肌酸激酶（cK）

【检验方法】酶耦联测定法

【检验标本】静脉血

【送检要求】抽取空腹静脉血 2ml 置于干燥试管送检。

【送检部门】生化室

【参考区间】

男性：38～174U / L(37℃)

女性：26～140U / L(37℃)

【临床意义】急性心肌梗死后 2～4h 就开始增高，可高达正常上限 10～20 倍 oCK 对诊断心肌梗死较 AST、LDH 的特异性高，但此酶增高持续时间短，2～4d 就恢复正常。病毒性心肌炎时也明显升高，对诊断及预后有参考价值。

肌酸激酶同工酶（CK-MB）

【检验方法】免疫抑制法

【检验标本】静脉血

【送检要求】抽取空腹静脉血 2ml 置于干燥试管送检。

【送检部门】生化室

【参考区间】<25U / L

【临床意义】血清中 CK-MB 升高是公认的诊断急性心肌梗死和确定有无心肌坏死的重要指标。特别是心电图无 Q 波的急性心肌梗死和再发性心肌梗死，血清中 CK-MB 升高具有决定性诊断的作用。急性心肌梗死 3～4h CK-MB 开始升高，12～24h 达峰值，3d 后回复至正常。若梗死再次发生，已趋于下降的 CK-MB 会再次升高。

第六节　糖及代谢产物

葡萄糖（GLU）

【检验方法】葡萄糖氧化酶法

【检验标本】静脉血

【送检要求】空腹抽取 2ml 静脉血，注入干燥管内，1h 内送检。

【送检部门】生化室

【参考区间】3．89～6．11mmol / L

【临床意义】

1．血糖升高①生理性增高：饭后 1～2h；摄入高糖食物后；情绪紧张，肾上腺分泌增加时；②病理性增高：原发性糖尿病、颅外伤、颅内出血、脑膜炎引起的颅内高压；脱水引起的高血糖；急慢性胰腺炎、肝功能障碍等。

2．血糖降低①生理性低血糖：饥饿和剧烈运动后；②病理性低血糖：高胰岛素血症、糖原贮积症、自身免疫性疾病、半乳糖血症及肝肾疾病等。

口服葡萄糖耐量试验（OGTT）

【检验方法】葡萄糖氧化酶法

【检验标本】静脉血

【送检要求】空腹抽取 2ml 静脉血，口服 75g 葡萄糖后，分别于 0. 5h、1h、2h、3h 各抽静脉血 1 ml，抽血后 1h 内送检。

【送检部门】生化室

【参考区间】正常糖耐量：空腹血糖（FPG）≤6. 1mmol / L，且 2h 血糖（2hPG）≤7. 8mmol / L。

结果判断：

空腹血糖受损（IFG）：FPG≥6. 1mmol / L，FPG<7. 8mmol/L，2hPG<7. 8mmol / L。

糖耐量受损（IGT）：FPG<7. 0mmol / L 和 2hPG≥7. 8mmol / L，2hPG<11. 1mmol/L。

糖尿病（diabetes）：FPG>7. 0mmol / L 和（或）GT-T2hPG>11. 1mmol / L。

【临床意义】糖尿病患者空腹血糖超过正常值，服糖后更高，2h. PG>11. 1mmol / L。肝病患者服糖 1h 左右血糖急剧增高，显示糖耐量降低。内分泌疾病患者，空腹血糖低于正常水平，服糖后血糖无明显增高，糖耐量曲线偏低，尿糖为阴性。

乳酸

【检验方法】比色法

【检验标本】静脉血

【送检要求】抽取空腹静脉血 2ml 置于干燥试管，30min 内送检，尽快分离血清及时检测。

【送检部门】生化室

【参考区间】0．5～1．6mmol／L

【临床意义】①血中乳酸生理性升高见于剧烈运动或脱水；②血中乳酸病理性升高见于休克、心力衰竭等引起的低氧血症，糖尿病，肝脏疾病，恶性肿瘤，甲醇或酒精中毒，维生素B1缺乏。

β-羟丁酸（β-HB）

【检验方法】酶法

【检验标本】静脉血

【送检要求】抽取空腹静脉血2ml置于干燥试管，30min内送检，尽快分离血清及时检测。

【送检部门】生化室

【参考区间】0．03～0．30mmol／L

【临床意义】乙酰乙酸、B一羟丁酸和丙酮总称为酮体，一般情况下78%为β-羟丁酸，20%为乙酰乙酸和2%为丙酮。β-羟丁酸测定，对酮症酸中毒鉴别诊断和监护很有帮助。

丙酮酸

【检验方法】速率法

【检验标本】静脉血

【送检要求】抽取空腹静脉血2ml置于干燥试管，30min内送检，尽快分离血清及时检测。

【送检部门】生化室

【参考区间】<0．1mmol／L

【临床意义】

1．组织严重缺氧可导致三羧酸循环中丙酮酸需氧氧化障碍，丙酮酸还原成乳酸的酵解作用增强，血中乳酸与丙酮酸值增高。测定丙酮酸浓度并计算丙酮酸/乳酸比值，可推测出循环衰竭的严重程度。

2．丙酮酸测定主要用于维生素B1缺乏的诊断。维生素B1缺乏时，体内丙酮酸的氧化发生障碍，使丙酮酸的含量增加。

同型半胱氨酸（Hcy）

【检验方法】特异性酶转换法

【检验标本】静脉血

【送检要求】抽取空腹静脉血2ml置于干燥试管送检。

【送检部门】生化室

【参考区间】5．5～16．5μmol/L

【临床意义】同型半胱氨酸（Hey）的代谢与心血管疾病和卒中有着密切的关联。Hcy是一种含硫的氨基酸，系由甲硫氨酸代谢生成的中间代谢物。在体内Hcy多数以氧化形式与一般蛋白结合，并在血液中循环。健康人体内的Hcy浓度非常低，Hcy的代谢途径有二，其一是叶酸和维生素B12：需求性的甲硫氨酸合成酶代谢合成甲硫氨酸，其二是经维生素B6辅助生成半胱氨酸。当这些代谢途径损坏时，Hcy就会累积并释放到血液中。近年来，过量的Hcy被视为心脏病发作的独立致病因子。统计发现在正常范围内高值的前5%人群相对于低值的10%人群，其引发心血管疾病的概率高达3倍。因此经常监测Hcy的浓度，比降低胆固醇对预防心血管疾病更为重要。

参考文献

[1] 汪琪,李玉斌.慢性肾脏病诊断及防治研究进展[J].基层医学论坛,2019,23(04):569-571.

[2] 周洁,丁益群.慢性阻塞性肺疾病患者血气分析指标及炎症指标检测的价值[J].中国医学创新,2024,21(30):142-145.

[3] 吴燕丹,治桂茹,王臣.多指标综合检测在2型糖尿病肾病早期诊断和治疗中的指导作用[J].深圳中西医结合杂志,2021,31(06):92-93.

[4] 陈湘东.2型糖尿病肾病的致病因素、早期诊断与治疗进展[J].糖尿病新世界,2017,20(03):189-192.

[5] 何传辉,李姚娜,杨慧宇.冠状动脉非阻塞性心肌梗死的诊断及治疗进展[J].中国动脉硬化杂志,2024,32(03):271-276.

[6] 张小新,黄荣道,陆超灵,等.慢性心力衰竭药物治疗的新进展[J].中国社区医师,2019,35(08):18-19.

[7] 何艳.原发性高血压的临床诊断与治疗研究[J].中西医结合心血管病电子杂志,2015,3(17):75+77.

[8] 陈幽兰,唐志鹏.慢性萎缩性胃炎伴肠化生的诊断和治疗[J].中国中西医结合消化杂志,2017,25(10):796-800.

[9] 曹劲松.慢性胃炎的临床治疗分析[J].中国继续医学教育,2016,8(08):80-81.

[10] 周恩,夏童欣,芮明忠.ARB联合SGLT2抑制剂治疗慢性肾小球肾炎的效果观察[J].中国医学创新,2024,21(22):90-93.

[11] 裴玲琪,周怡宏,林世德.甲状腺功能亢进症合并肝损伤的病因诊断及治疗进展[J].海南医学,2022,33(07):922-925.

[12] 赵贺红,钱娇,刘涛,等.COPD合并肺部感染病原菌及NLR、MIP-1 α、HMGB1的诊断价值[J/OL].中华医院感染学杂志,2024,(23):3537-3541.

[13] 周洁,丁益群.慢性阻塞性肺疾病患者血气分析指标及炎症指标检测的价值[J].中国医学创新,2024,21(30):142-145.

[14] 贾恩霞,刘伟,刘惠荣,等.长期家庭氧疗对慢性肺源性心脏病的作用——评《肺心病的诊断与治疗》[J].世界中医药,2024,19(16):2536.

[15] 刘月梅.肺心病的诊断与治疗[J].大家健康(学术版),2013,7(17):58-59.

[16] 都渝.UCG在急性心肌梗死手术与介入治疗中的价值与体会[J].智慧健康,2021,7(17):58-60.

[17] 靳华锋,陈晓琦,李静.血清TFF2、PGRN、hs-CRP水平在胃溃疡患者疗程中的变化及临床价值[J].中国疗养医学,2024,33(10):94-97.

[18] 黄玉梅,陈建康.射血分数保留的心力衰竭研究进展[J].创伤与急诊电子杂志,2024,12(01):74-84.

[19] 唐婷婷,廖玉华.2023 ESC急性和慢性心力衰竭诊断和治疗指南更新要点解读[J].临床心血管病杂志,2023,39(10):749-752.

[20] 龚旭淳.急性心肌梗死在心血管内科的诊断及药物治疗方法分析[J].中西医结合心血管病电子杂志,2023,11(11):27-29.